HUMAN BODY A CHILDREN'S ENCYCLOPEDIA

儿童人体百科全书

刘宝江 编著

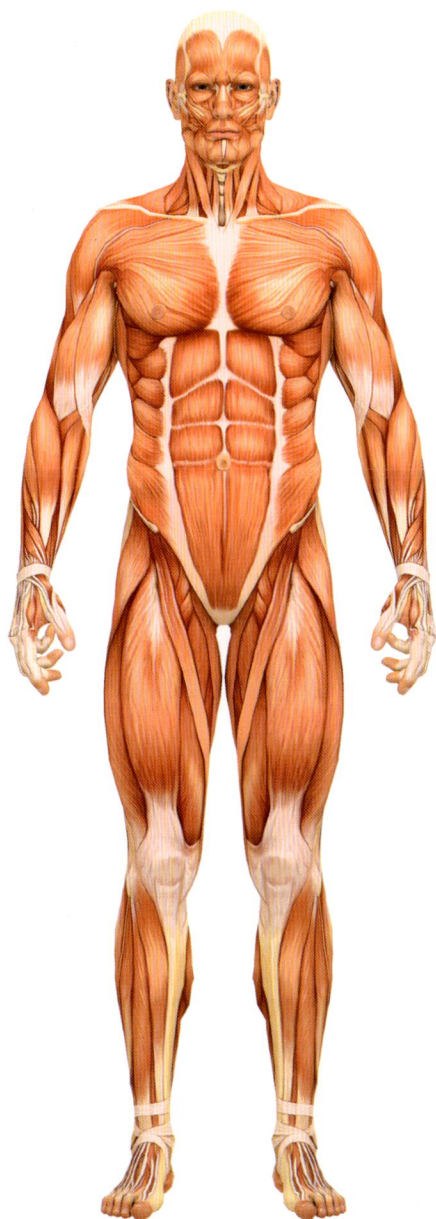

北京工艺美术出版社

图书在版编目（CIP）数据

儿童人体百科全书/刘宝江编著. — 北京：北京工艺美术出版社，2021.8
（儿童百科全书）
ISBN 978-7-5140-2223-0

Ⅰ.①儿…　Ⅱ.①刘…　Ⅲ.①人体－儿童读物
Ⅳ.①R32-49

中国版本图书馆CIP数据核字（2021）第037230号

出　版　人：陈高潮
责任编辑：赵震环　赵　微
封面设计：李　荣
装帧设计：孙志强
责任印制：高　岩

法律顾问：北京恒理律师事务所　丁　玲　张馨瑜

儿童百科全书
儿童人体百科全书
刘宝江　编著

出　版　北京工艺美术出版社
发　行　北京美联京工图书有限公司
地　址　北京市朝阳区焦化路甲18号
　　　　中国北京出版创意产业基地先导区
邮　编　100124
电　话　（010）84255105（总编室）
　　　　（010）64283630（编辑室）
　　　　（010）64280045（发　行）
传　真　（010）64280045/84255105
网　址　www.gmcbs.cn
经　销　全国新华书店
印　刷　天津联城印刷有限公司
开　本　889毫米×1194毫米　1/16
印　张　16
版　次　2021年8月第1版
印　次　2021年8月第1次印刷
印　数　1～10000
书　号　ISBN 978-7-5140-2223-0
定　价　198.00元

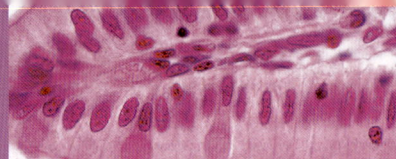
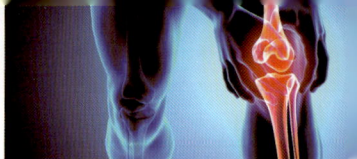

目录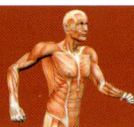

奇妙的五官

灵活的身躯

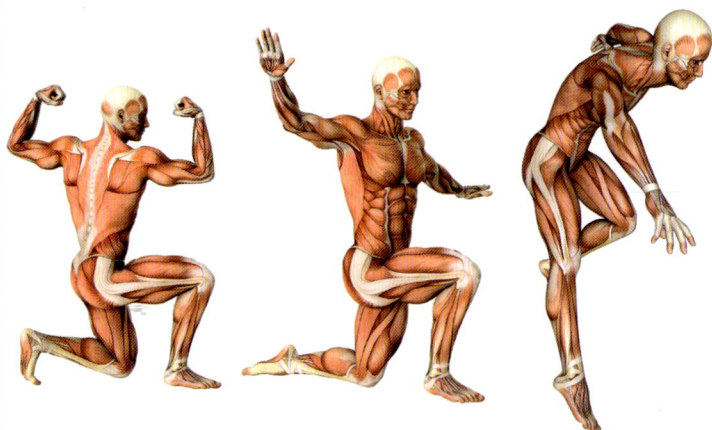

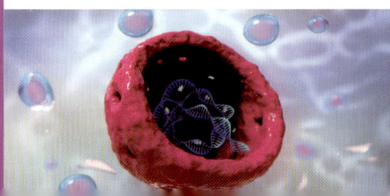
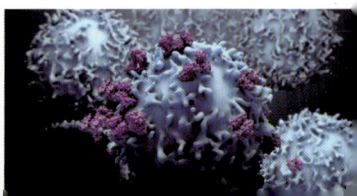

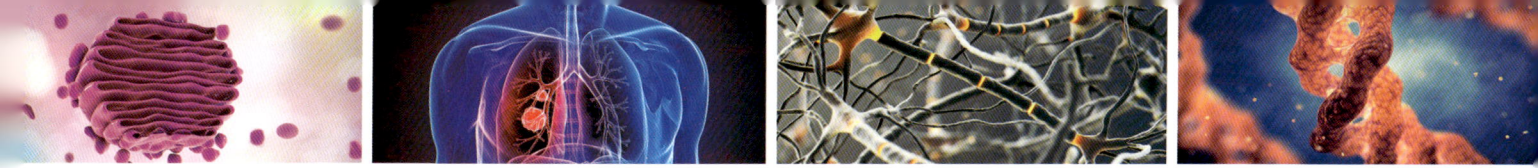

神奇的结构

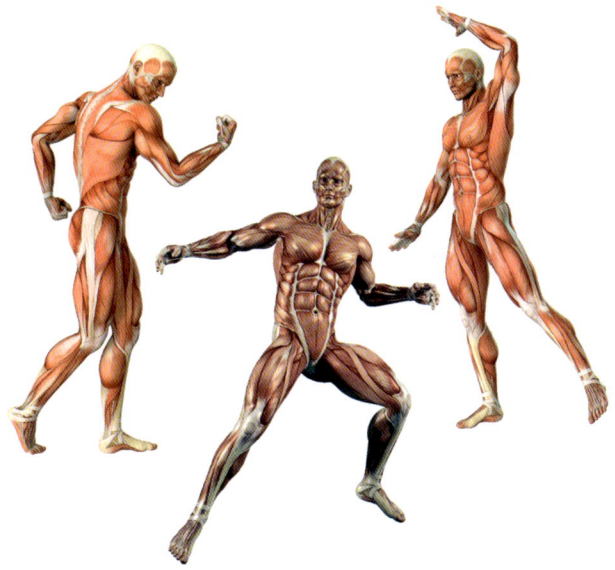

完善的系统

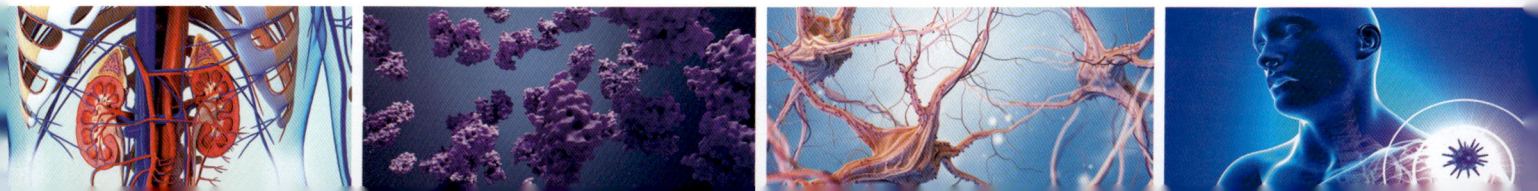

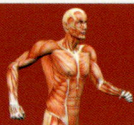

为什么你能自由地跑跳？为什么你能感觉到周围环境是冷还是热？我们每天都在吃饭，那么吃进肚子里的食物又到哪儿去了呢？……这些疑问不是凭想象就可以解答的，必须通过学习来了解。《儿童人体百科全书》就是这样一本人体知识科普读物，我们希望通过本书，带领孩子们迈出了解自身的第一步。

本书可以让小读者体验一次奇妙有趣的人体之旅。这里有人体的基础生命单元——细胞，有用手可以摸到的硬硬的骨头，也有神秘的大脑神经网络，从永远在路上的血液到再自然不过的呼吸，应有尽有。看似熟悉的人体器官摇身一变，成了人体科学的展览馆。

本书从基本的人体知识讲起，让孩子们对人体有一个大概的认识。这些基础知识包括人的五官、人的身躯、人体结构、人体系统四个大的单元，并告诉孩子们，正是这四个单元的相互配合、相辅相成，构成了这部超级机器——我们的身体！

全书精心策划了1500多个知识点，从现象到本质，从整体到局部，以生动活泼、浅显易懂的语言，向孩子们讲解了他们最关心的人体知识。此外，我们精心选配了上千幅精美图片，这些图片生动直观地向孩子们展示了人的身体结构、内部组织等，能帮助孩子们轻松了解奇妙的人体，并在此基础上树立科学的人体观念，更好地学习与成长。

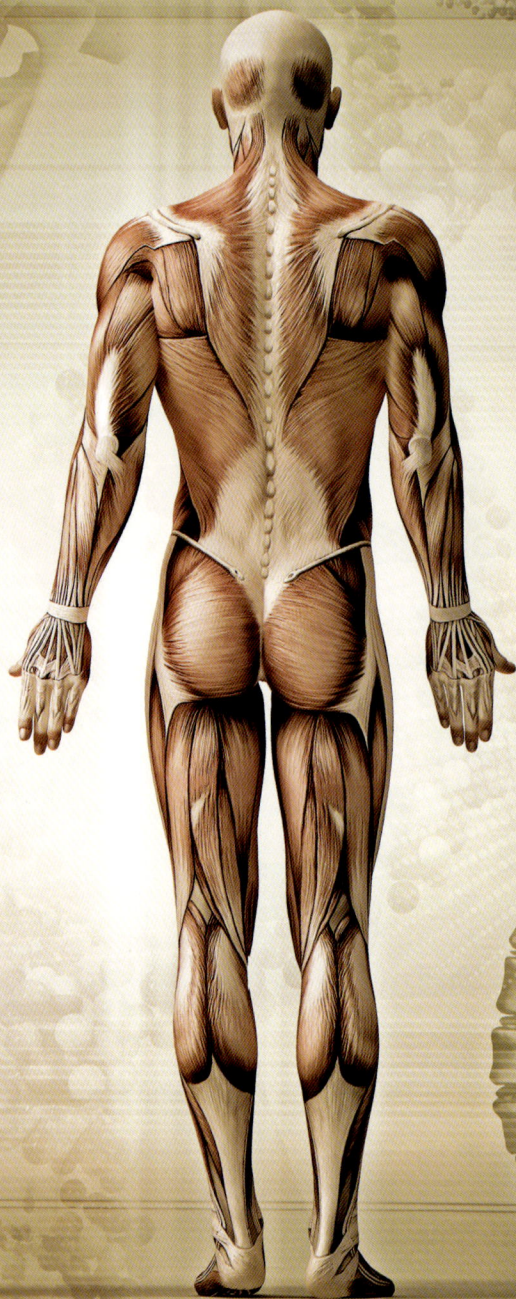

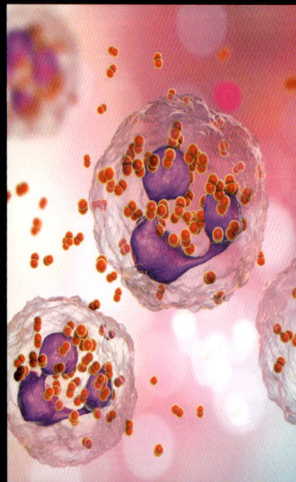

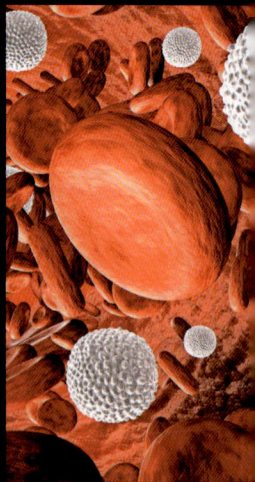

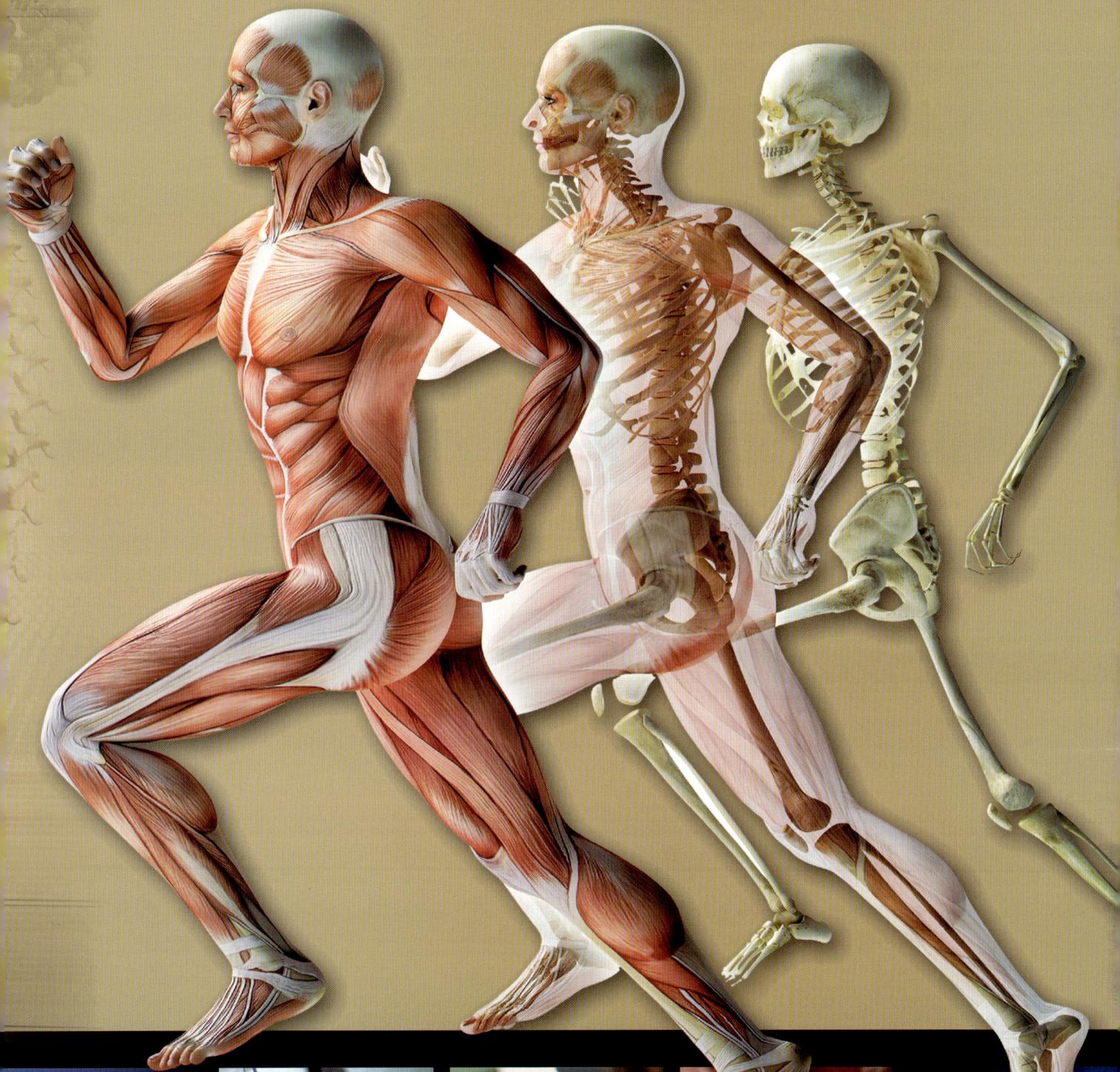

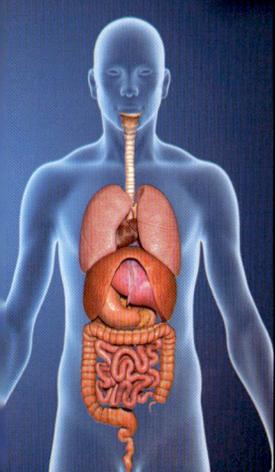

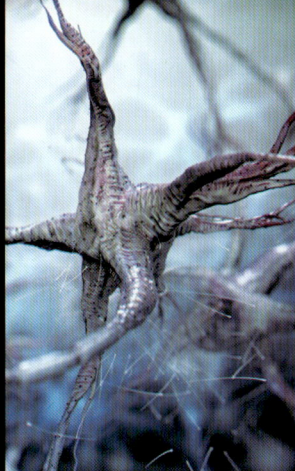

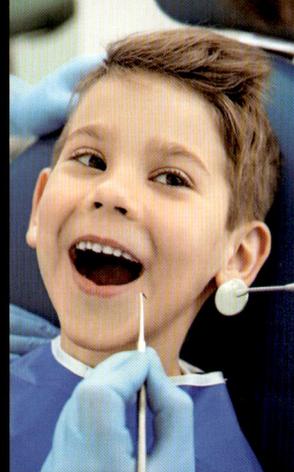

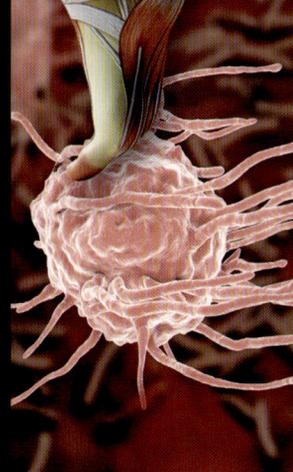

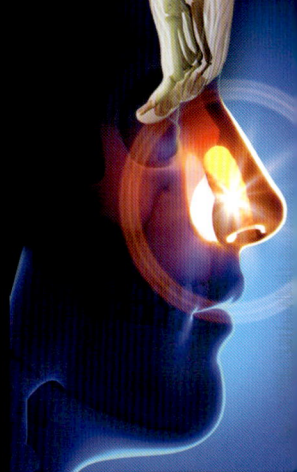

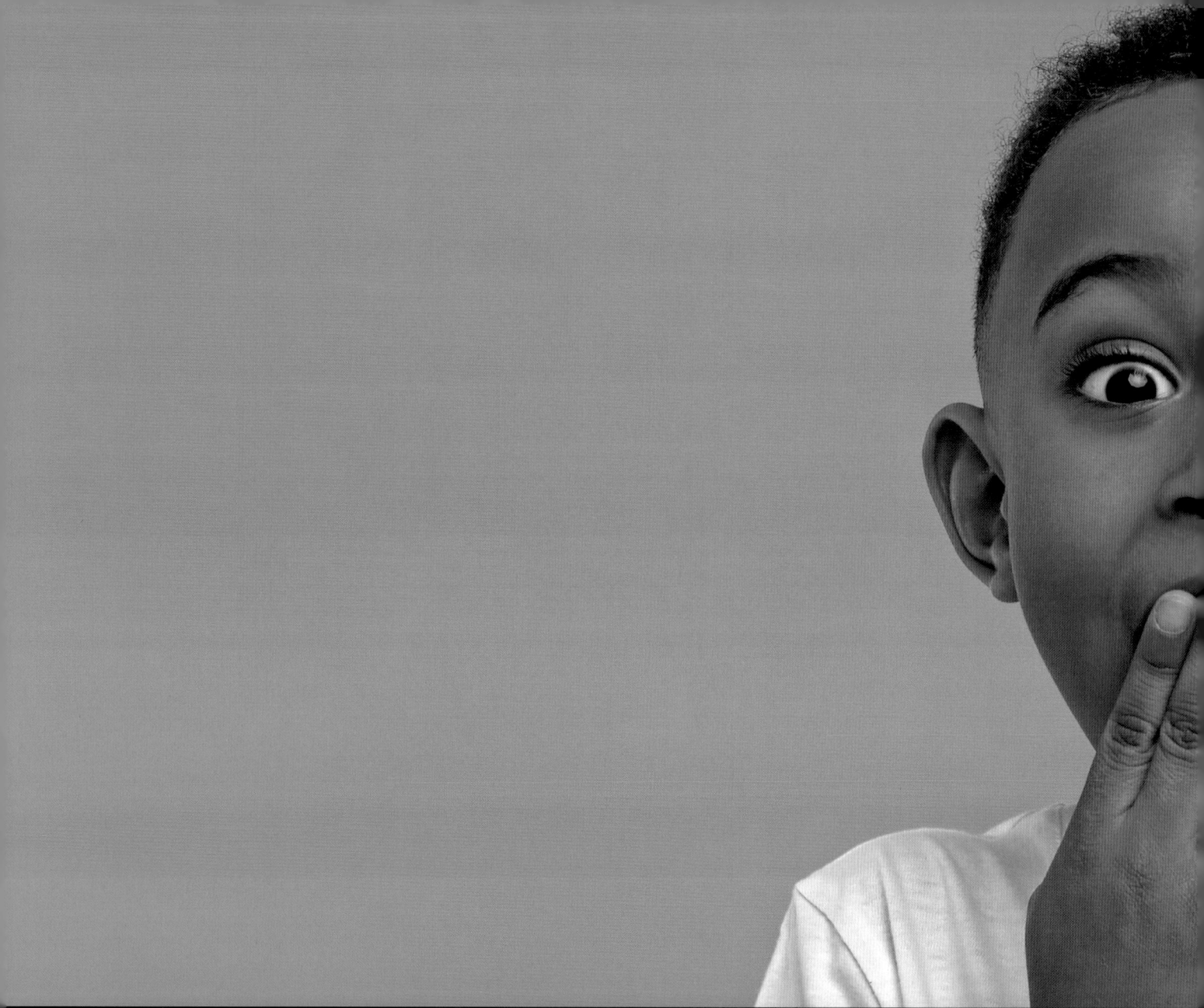

奇妙的五官

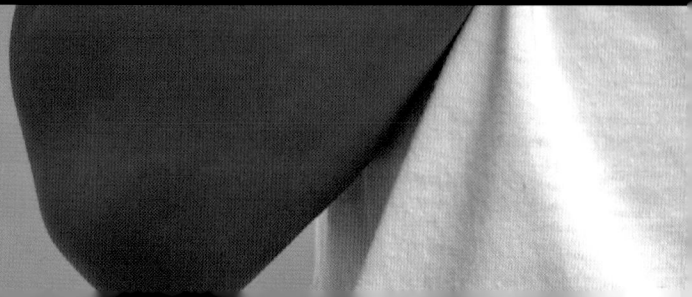

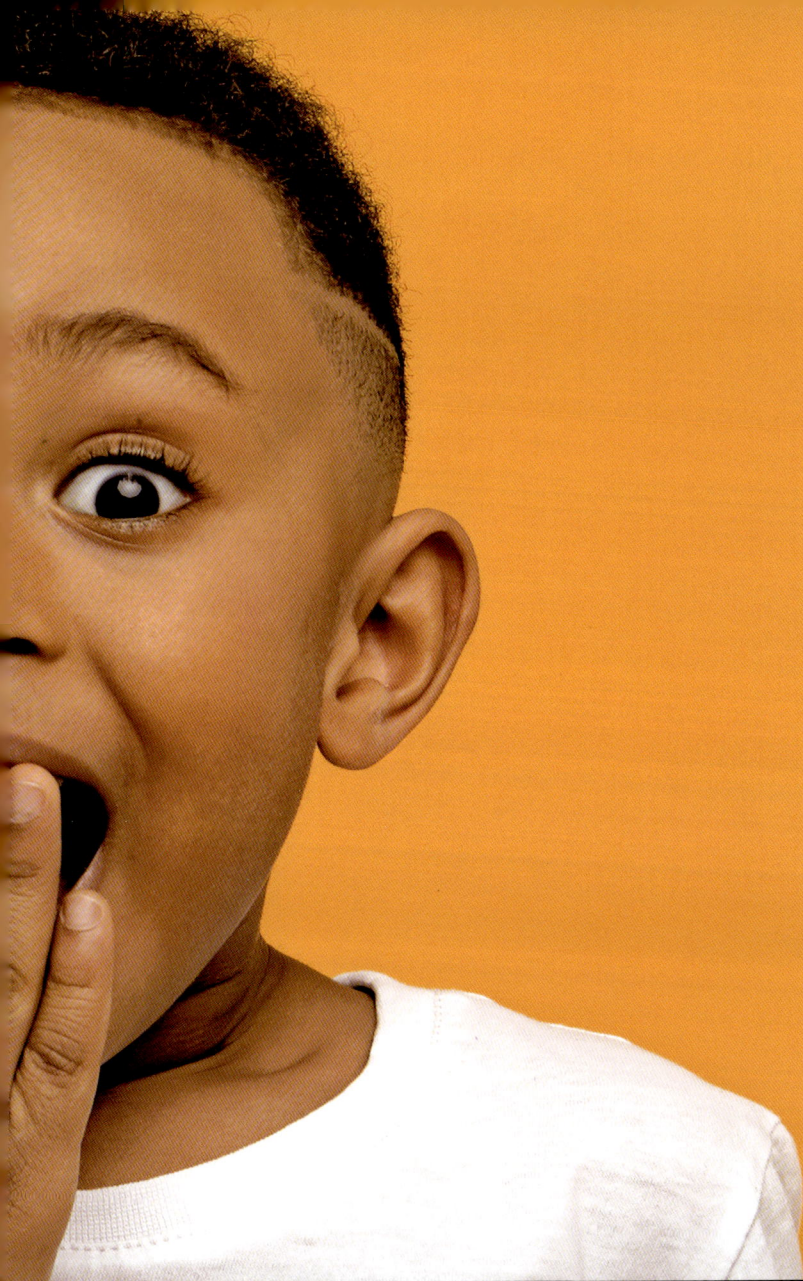

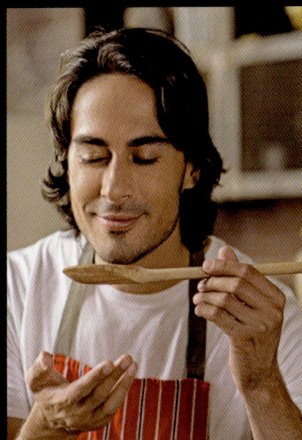

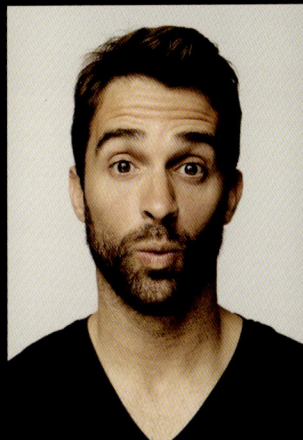

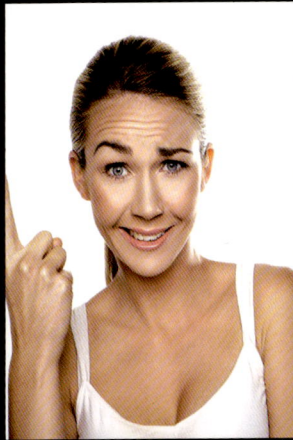

"眉、眼、鼻、口、耳"合称五官。五官对于一个人的容貌起着决定性作用，同时又因各部位功能的不同而分别或共同帮助人们进行正常的生命活动。

眉毛与情绪

　　介于眼睛和额头之间的毛发就是眉毛。眉毛的生长期约两个月，休止期约九个月，最后自行脱落。好看的眉毛可以提升一个人的气质。

眉毛

　　眉头、眉峰和眉尾是眉毛的三个构成部分。以鼻翼和内眼角作为两点延伸画线，与眉毛交界的位置即眉头；从鼻翼到瞳孔中心延伸画线，与眉毛的交界处即眉峰；以鼻翼和外眼角为两点延伸画线，与眉毛的交界处即眉尾。

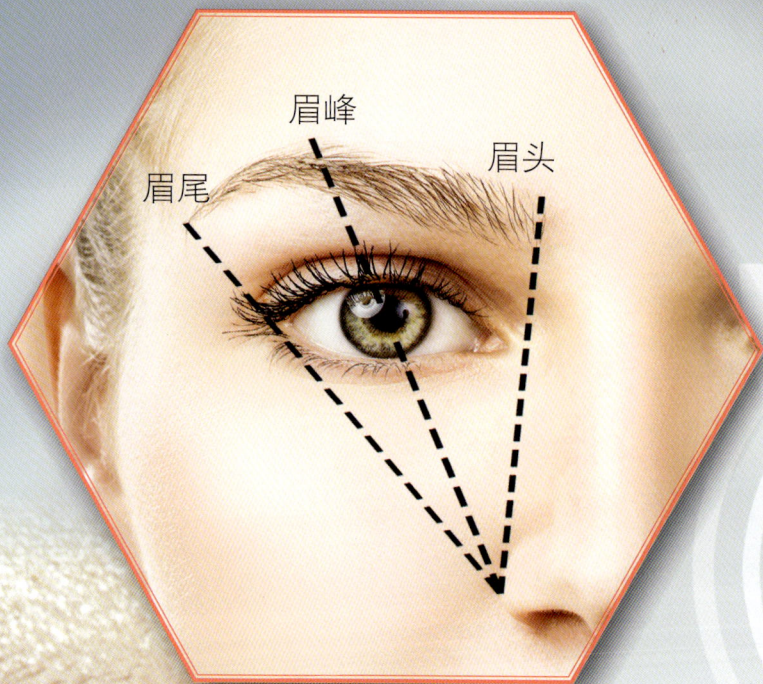

眉峰　　眉尾　　眉头

眉毛的功能

　　眉毛的末端边缘弯曲，眉尖向外分散，可以促使汗、水及其他液体污物从鼻子上和鼻子两侧流过而不会伤害到眼睛，还可防止微小头皮屑及其他细屑掉入眼中。

黛石

又称石黛、画眉石，是一种柔性的、墨黑色矿物材料，古人用它来描画眉毛。

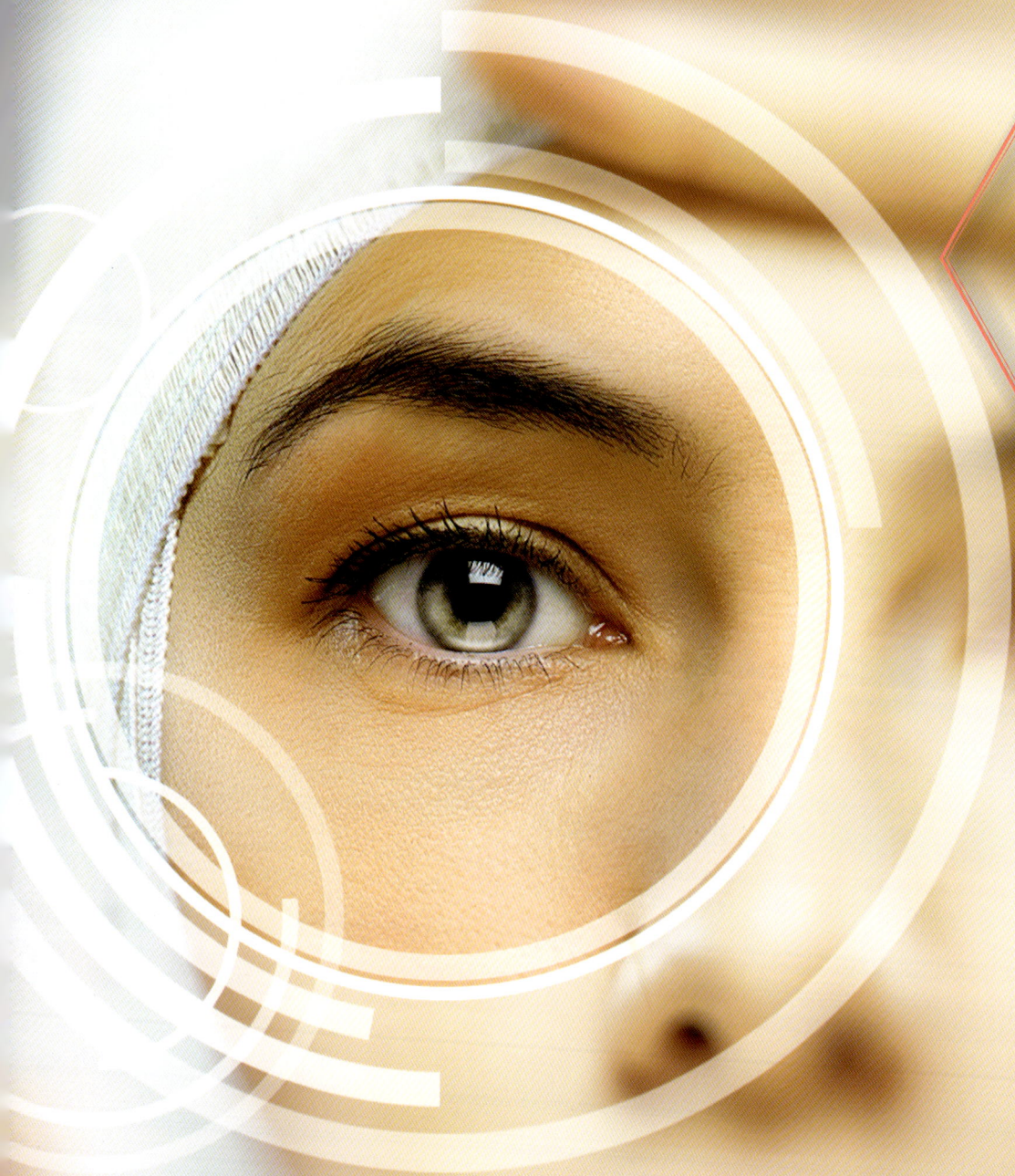

眉毛的形状

常见的眉形主要有柳叶眉（眉毛两头尖，呈柳叶形）、一字眉（状如正楷"一"字）、标准眉（眉峰在眉头至眉尾的三分之二处）、剑眉（俗称倒八字眉）等。不同的眉形给人以不同的视觉印象，因此根据不同的脸型打造匹配的眉形尤为重要。

眉毛情绪

眉毛是表达情绪的窗口。当人们的心情发生变化时，表情也会随之发生变化，眉毛的形状也会相应改变，一般称之为"眉毛情绪"。想把眉毛的变化伪装起来很难，因此观察眉毛的形状，我们更能清楚地知道人们的情绪，不同的眉毛变化代表着不同的情绪。

眉毛的动作

　　眉毛的细微变化往往是一个人内心活动的外显，注意观察眉毛的细微动作，就能快速并清晰地解读对方的心思，让社交变得主动。

皱眉

　　皱眉是指双眉紧蹙的情况。人皱眉的原因有两种，一种可能是为了保护眼睛免受外界伤害，如遇到强光时会本能皱眉，这属于生理现象，与情绪无关。另外一种是指人讨厌、反感、不赞成某种现象或者看法时会皱眉，常见的皱眉往往被理解为这种情绪。

挑眉

　　挑眉是指一条眉毛上扬、一条眉毛不动或者下降的情况。挑眉是当人在某种情境下内心受到某种触动时下意识做出的一个动作，或者对某件事、某个人有疑惑，微微侧头表示探寻时，就会用挑眉来表达情绪。当对某人做的事情非常赞同或者对某人有很大的好感时，人们也常常上挑眉毛。

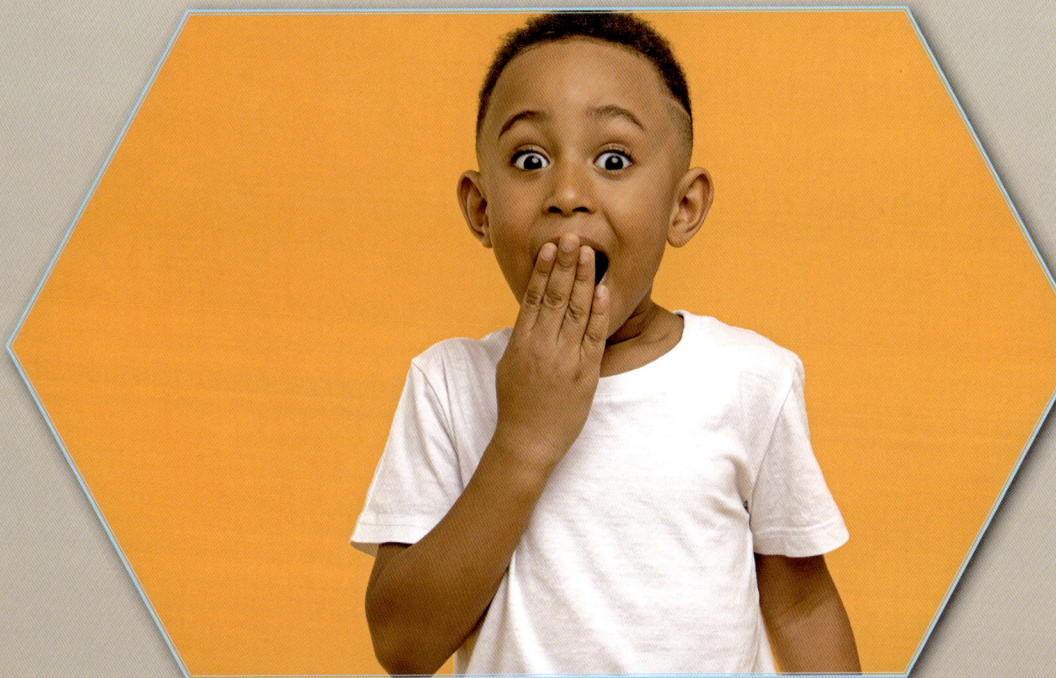

耸眉

眉毛首先扬起，经过短暂停顿，最后再降下来的过程称为耸眉。耸眉表示的意义很多，一种是一个人做出耸眉动作的同时牵动嘴角下垂，表示人无可奈何，没有办法合理处理某些事情。另外一种是人用耸眉来强调自己所说的话的重要性。还有一种情况是人看到一些不会引起愉悦感的事物或者人物而感到惊奇，下意识地耸眉。

扬眉

扬眉是指眉毛扬起，停留时间略长的情况。扬眉代表的含义很多，常见的一种是人的情绪比较高昂，处于欣喜等状态下，同时还伴有高声说话等表现，类似我们平时所说的"扬眉吐气"。

眉毛和健康

眉毛可作为诊断某种疾病的参考。眉毛呈下垂状，多为面部神经麻痹；眉毛呈粗密状的男性，多气血旺盛，但若发生在女性身上，则疑似肾上腺皮质功能亢进；眉毛呈倾倒状则多为胆腑病变；而眉毛冲竖者，则需紧急就医；眉尾处直而干枯的男性一般患有神经系统性疾病，而女性则多为月经不调，若是孩子，则需要加强饮食调节。

眼睛与视觉

眼睛是人类的心灵之窗，我们所获得的信息大部分来自眼睛。它既能使我们看清周围的景物百态，也能反映出我们内心的喜怒哀乐。

眼睛

眼球及其附属器官构成了眼睛，其中眼球所占比重最大。眼睛作为视觉器官，在我们的日常生活中作用非常大。

人眼是一套精准而微妙的光学系统，而望远镜的发明放大了远处物体的张角，也让超于人眼瞳孔的光束更多汇集到眼中，使得观察到的物体更加细节化、清晰化。

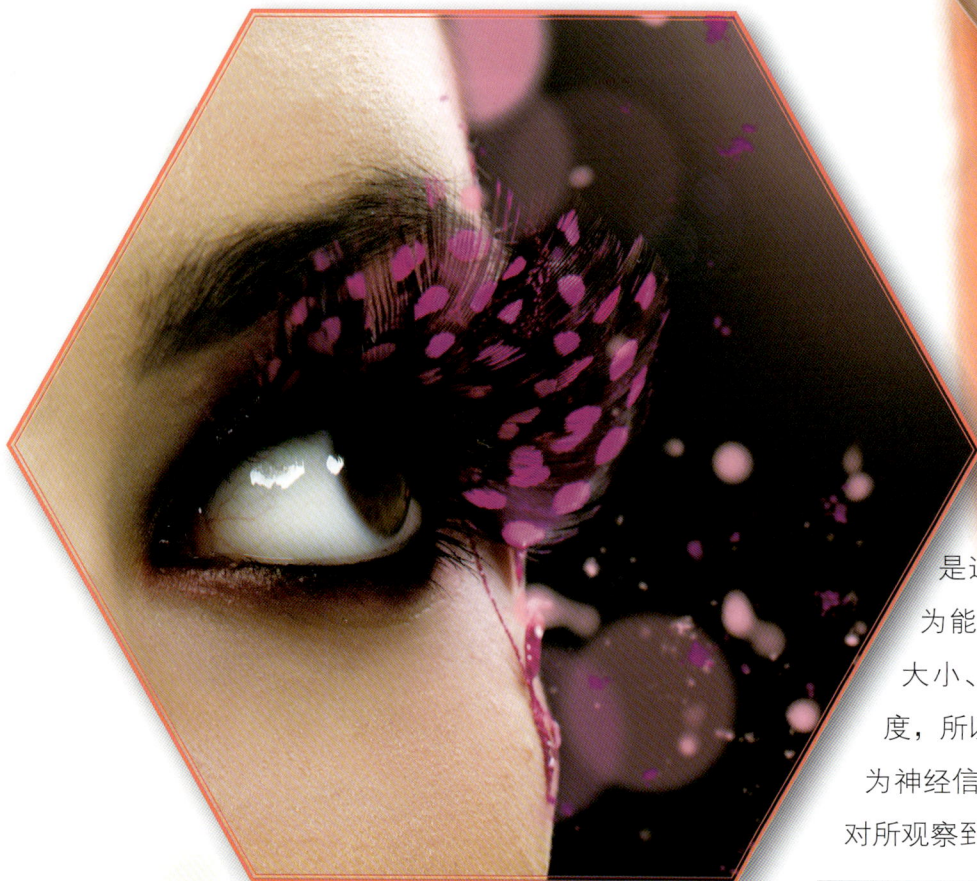

人类绝大部分的信息获取都是通过视觉完成的。眼睛正是因为能分辨不同的颜色，观察物体的大小、动静状态以及光线的不同强度，所以才有可能将相关信息统一转变为神经信号，传送给大脑，最后由大脑对所观察到的对象做出相应的反应。

眼球是眼睛的主要部分，前后径为24至25毫米。眼球将光的刺激瞬间转变为神经冲动，最后传至大脑，视觉便产生了。

眼球壁和透明的内容物构成了眼球。内容物包括房水、晶状体和玻璃体；眼球壁由外膜、中膜和内膜组成。

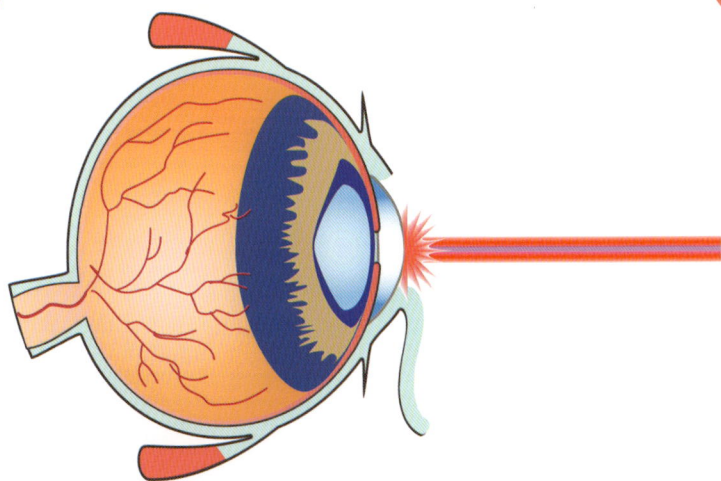

外膜为眼球纤维膜，是眼球的外罩，由角膜和巩膜组成；中膜是眼球血管膜，从后向前依次是脉络膜、睫状体和虹膜；内膜为视网膜，在眼球壁最靠内一层。

角膜位于眼睛最前方，颜色透明，与空气直接接触，是人眼折光系统中折光能力最强的。角膜的最重要作用就是提供足够的屈光力，连同晶状体的屈光力，光线便可在视网膜上聚焦影像。

眼球纤维膜

眼球纤维膜是由非常强韧的纤维结缔组织构成的，作为眼球壁的外层，具有保护和维持眼球形状的功能。

我能让你看见这个世界上的所有东西，如果我受伤了，你的视力就会下降，甚至还会失明啊！

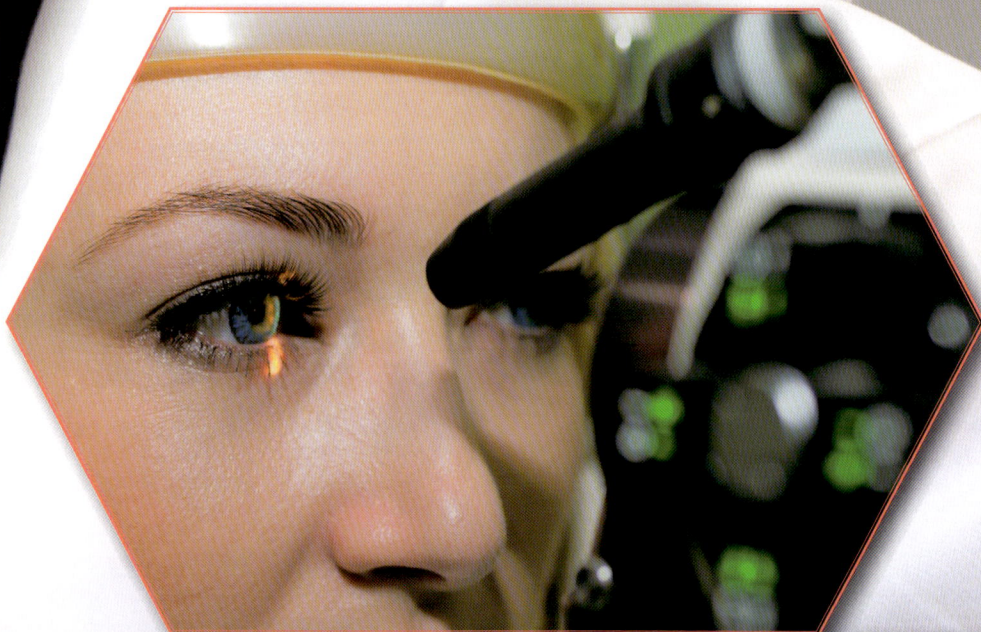

角膜

很容易看到黑眼球的表面上附着一层薄膜，形状像横着的椭圆形，它就是角膜。

角膜没有血管，但它的神经末梢超级敏感，一旦有异物接触便会触发眼睑闭合，以保护眼睛避免受损。

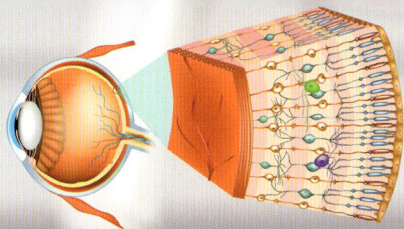

眼睛运动

眼睛内的6条肌肉把眼球聚在眼窝内，牵引眼球转向各方，两眼的肌肉协同收缩，确保双眼转向同一个方向。看着移动的物体时，眼睛随物体移动的方向转动。凝视时，眼球仍在快速、短暂地活动，把周围的一切收入眼里。

巩膜

巩膜在眼球壁的最外层，不透明，血管也很少，颜色呈瓷白色。它由胶原和弹力纤维构成，所以对眼内组织具有保护作用。

眼球血管膜

占眼球血管膜的后三分之二左右的脉络膜，含有非常丰富的色素细胞和血管，有为眼球内组织提供营养和吸收眼内分散光线的功能。睫状体是眼球虹膜后外侧的环形增厚的部分，它内部的睫状肌受到副交感神经支配，可以通过收缩与舒张调节晶状体的屈光度。虹膜位于血管膜的最前部，中间是瞳孔。

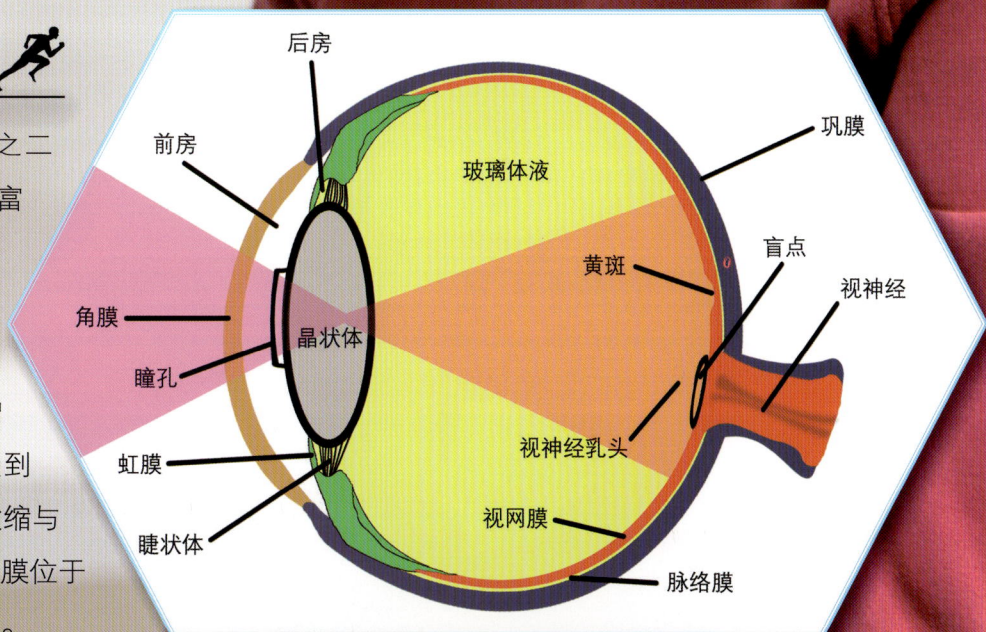

后房
前房
角膜
瞳孔
虹膜
睫状体
晶状体
玻璃体液
巩膜
黄斑
盲点
视神经
视神经乳头
视网膜
脉络膜

11

瞳 孔

眼睛内虹膜中心的小圆孔即瞳孔，肉眼可见。我们不规则地用手电筒的光晃向眼球时，可以看见瞳孔会随之不断地发生开合变化，这是因为瞳孔括约肌在发生作用。

瞳孔可以随光线的变化而对应调整变化。如果发现瞳孔反射异常或消散，意味着眼部神经系统的调节功能存在问题。

自然光下，正常成年人的瞳孔直径在2.5毫米至4.0毫米之间，瞳孔呈圆形，黑色透明，用手电筒照射任何一只眼睛时，双侧瞳孔均会迅速缩小。若出现畏光现象，也意味着存在眼部隐患。

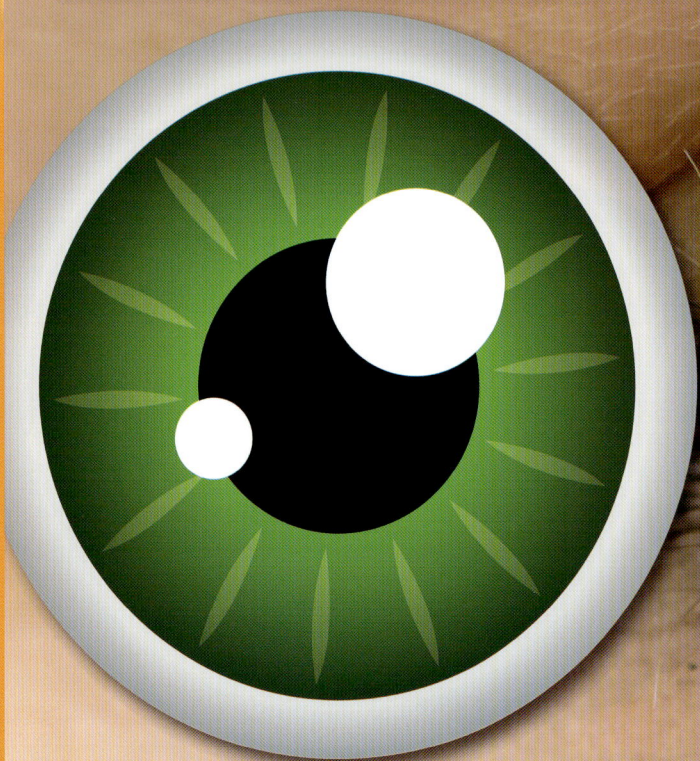

虹膜

虹膜位于角膜和晶状体之间，颜色为黑色，因此透过角膜很容易看到，也因此我们将虹膜称为"黑眼球"。虹膜与人类的指纹一样，具备独一无二属性，因此通过虹膜扫描来确认身份即将成为可能。

虹膜从构造上分为丝状、亚麻布状、网状等几种。虹膜的颜色主要有蓝色和褐色，其他颜色都是多色混合而成。

虹膜的颜色通常与种族有关，对于欧美人来说，虹膜实质中缺少色素细胞，而虹膜后方的色素上皮细胞的色素却是正常的，所以他们的虹膜为蓝色。白化病人的虹膜实质及色素上皮层均缺少色素细胞，所以他们的虹膜为粉红色，这些其实是眼底反射映衬的结果。我国人的虹膜富有色素，为棕褐色。

眼内腔

眼内腔是人眼结构之一，包括前房、后房和玻璃体腔。前房是由角膜、虹膜、瞳孔区晶状体、睫状体前部共同围成的一个腔隙，主要成分是房水，容积约为0.2毫升。虹膜后面，晶状体前面、玻璃体前面和睫状体内面所围成的不规则腔隙被称为后房，容积约为0.06毫升。玻璃体腔指位于眼球后五分之四部分的空腔，容积为4.5毫升，腔内充满着无色透明的胶质体，就是玻璃体。

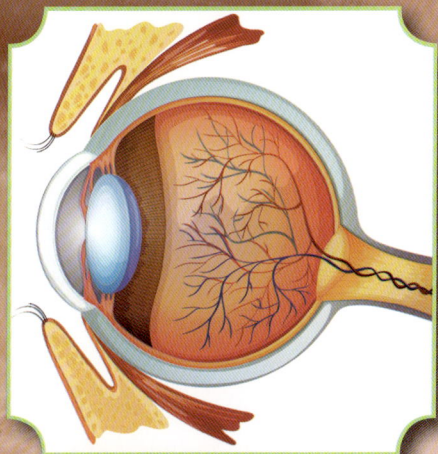

13

视网膜

　　视网膜内有对光刺激有感受的感受细胞。视网膜是受到光刺激后，视觉形成的神经信息传递的首站。视网膜由虹膜部、睫状体部和视部构成，前面两部无感光作用，是盲部，而后面有感光作用，是视部。

　　视网膜视部附于脉络膜内面，后连视神经，前达锯齿缘，与盲部相接，是神经组织膜，有感光作用。视网膜视部的神经部视细胞层中含有视细胞。

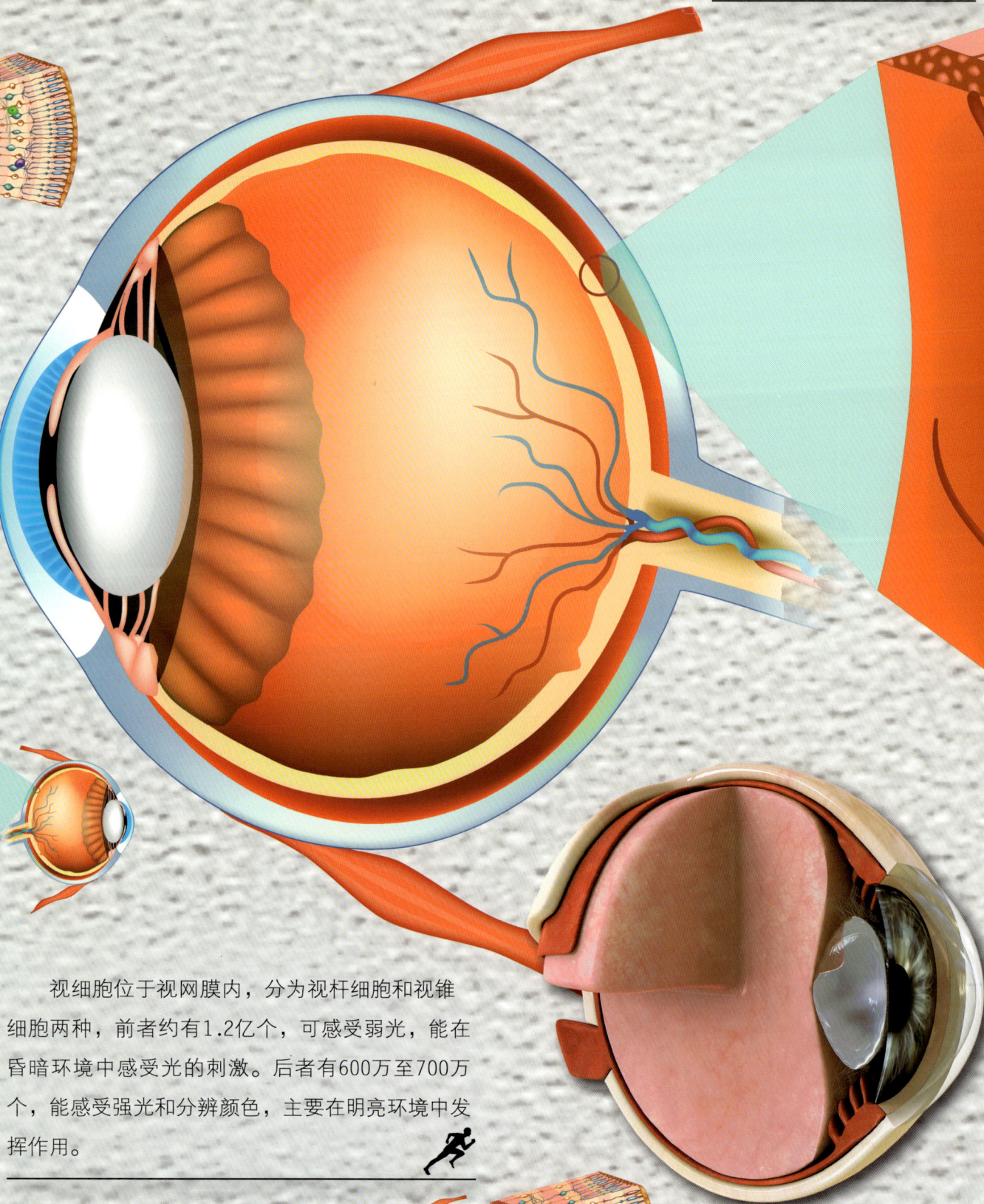

　　视细胞位于视网膜内，分为视杆细胞和视锥细胞两种，前者约有1.2亿个，可感受弱光，能在昏暗环境中感受光的刺激。后者有600万至700万个，能感受强光和分辨颜色，主要在明亮环境中发挥作用。

供给角膜、晶状体所必需的养分和氧气，顺带排出眼部组织的代谢产物，是房水的主要功能之一。因此，确保房水的透明性对于维持角膜和晶体的正常功用，意义重大。

玻璃体腔内含有透明的玻璃体，能够帮助维持眼球的正常容积和压力。高度近视眼或眼球萎缩者的玻璃体腔容积会相应地扩大或缩小。

晶状体在玻璃体前方位置，四周由晶状体悬韧带与睫状体相互连接，呈双凸透镜状，富有极强的弹性。晶状体是眼球屈光系统的非常重要的结构，也是唯一拥有调节功能的屈光间质，其调节能力通常会随着年龄的增长而慢慢降低，最后会形成老视状态。

内容物

房水、晶状体、玻璃体构成了眼球的内容物，它们与角膜共同组成眼的屈光间质，外界光线由此得以射入视网膜。

1	20/200
2	20/100
3	20/70
4	20/50
5	20/40
6	20/30
7	20/25
8	20/20
9	
10	
11	

一束平行光通过角膜进入眼睛，经过房水、晶状体、玻璃体等自然曲折作用后，远处的物体未能在视网膜汇聚，而在视网膜之前形成焦点，观察者此时产生物体模糊不清之感，我们称其为近视。

近视一般分为屈光性和轴性两种。若近视眼的眼球前后径比正常眼的前后径长，但是屈光能力又正常的，称作轴性近视；反之，若眼球前后径正常，而屈光系统能力不正常的，则为屈光性近视。

你们要好好保护眼睛哦，不然你会越来越看不清远处的东西呢！

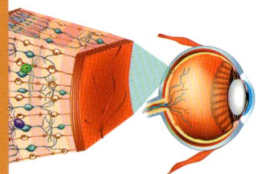

近视的形成与遗传因素密切相关，但阅读、写作等姿势不当，以及环境的昏暗、长时间的用眼疲劳等因素，也很容易导致近视。

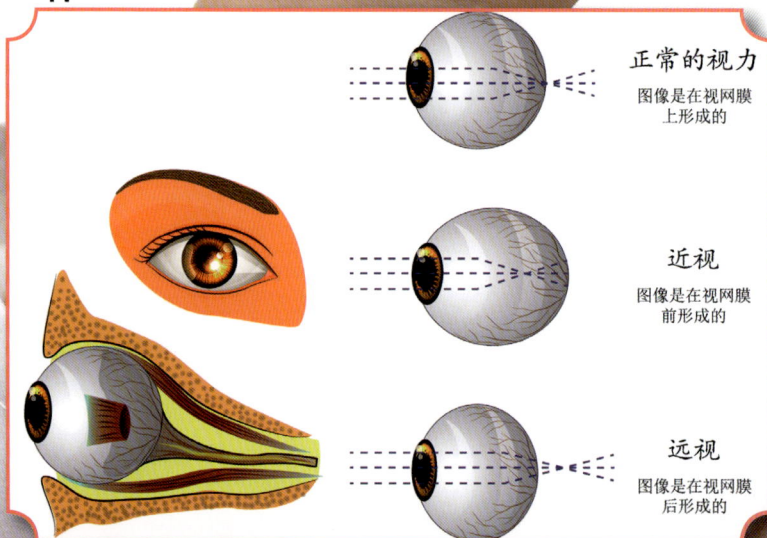

正常的视力
图像是在视网膜上形成的

近视
图像是在视网膜前形成的

远视
图像是在视网膜后形成的

儿童人体百科全书

16

远视

　　当平行光线进入眼内在视网膜之后形成焦点，就成了远视。外界物体在视网膜上不能形成清晰的影像，病人主观感觉看远处模糊，看近处更加模糊，一般用凸透镜矫正远视。

　　轻度的远视如果发生在儿童时期，随着眼球的逐步发育，远视度数会逐步趋于正常。但老年人因眼球的屈光力会逐步下降，因此可调节性相对较差。

色盲

　　眼睛一旦完全失去或缺乏辨别色彩的能力，即称为色盲。人的视网膜上的视锥细胞可以感受红、绿、蓝三种感光色素，若是某一种色素缺乏的话，往往会产生对相应的颜色的感觉障碍，即表现为色盲或色弱。全色盲对所有颜色都有辨别障碍，只剩下明暗之分。

　　如果是全色盲，你只能知道什么是黑色，所有事物都是一个颜色，单调极了！

　　单色盲只是一种原色辨别力丧失。单色盲中的红色盲居多，因此称为第一色盲。绿色盲略少些，被称为第二色盲。蓝色盲最少，因此称为第三色盲。

　　色盲有先天性和后天性两种，先天性由遗传而来，需要后天自我学习来适应；后天性因眼疾所致，会随着病情好转而康复。

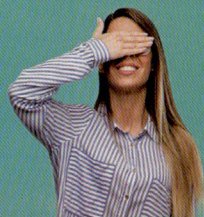

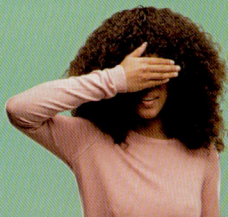

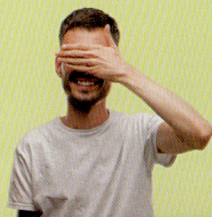

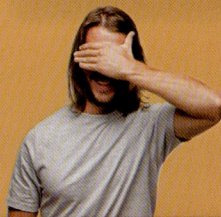

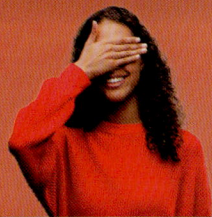

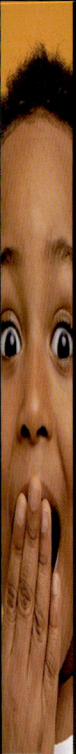

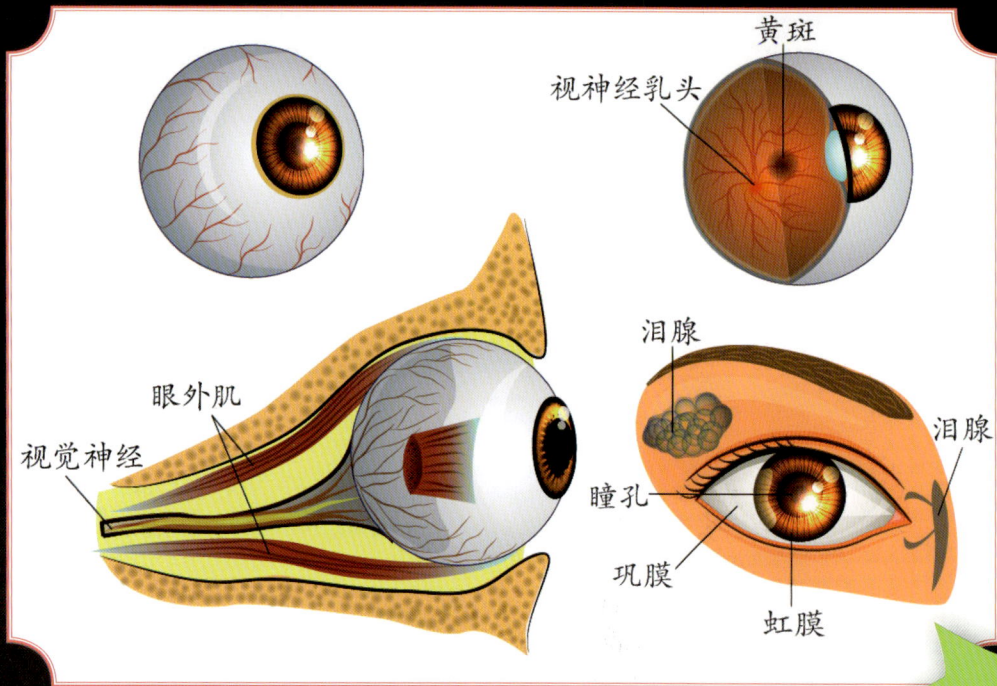

黄斑

视神经乳头

泪腺

眼外肌

视觉神经

瞳孔

巩膜

虹膜

泪腺

泪腺区域可以用手触摸到，因为它的位置就在眼眶外上方处的泪腺窝那里，我们的眼泪就是由它来分泌形成的。

我就是眼泪的家，眼泪不从眼睛流出来的时候就在我这里休息哦！

泪腺的工作只在白天进行，夜晚则随着人的休息而停止。泪腺分泌出泪液，以此来润滑眼球的结膜和角膜。我们的双眼看上去水汪汪的，就是因为泪腺在努力工作。

泪腺由上、下两个部分构成，上部比下部稍大。泪腺之上布有排泄管，用来排泄泪液。

视觉

视觉是指物体的影像刺激视网膜产生的感觉，光作用于视觉器官，使其感受细胞兴奋，其信息经视觉神经系统加工后便产生视觉。

人类通过视觉来感知外界物体的形体大小、明暗关系、颜色深浅、动静状态，由此采集对机体生存产生作用的各种信息。

通常来说，流眼泪不但有助于排出人体的部分毒素，而且还可以释放负面情绪，从而利于我们保持良好的心理状态。

眼泪

眼泪是一种液体，成分基本以水为主，还含有极少的无机盐、蛋白质和溶菌酶等。当人的情绪低落到某种程度或过于激动时，带有咸味的眼泪就会流出。

眼泪成分中的酶，具有高效的杀菌作用，可以有效确保与外界空气接触的角膜免受细菌感染。眼泪起着营养和保护眼浅表组织的作用。

睫毛

睫毛生长于上下睑缘前端，短而弯曲，一般各有两三行。上睑睫毛数量有一百余根，一般为下睑睫毛数量的两倍，长度也比下睑睫毛略长。

睫毛的寿命仅有不到半年的时间，但它的生长速度很快。一根发育的睫毛，经过10周时间，就能长到正常长度。

睫毛生发周期分为生长期、消退期和静止期三个阶段。当睫毛的毛囊受损或发生炎症时，睫毛会因此脱落而不再生。

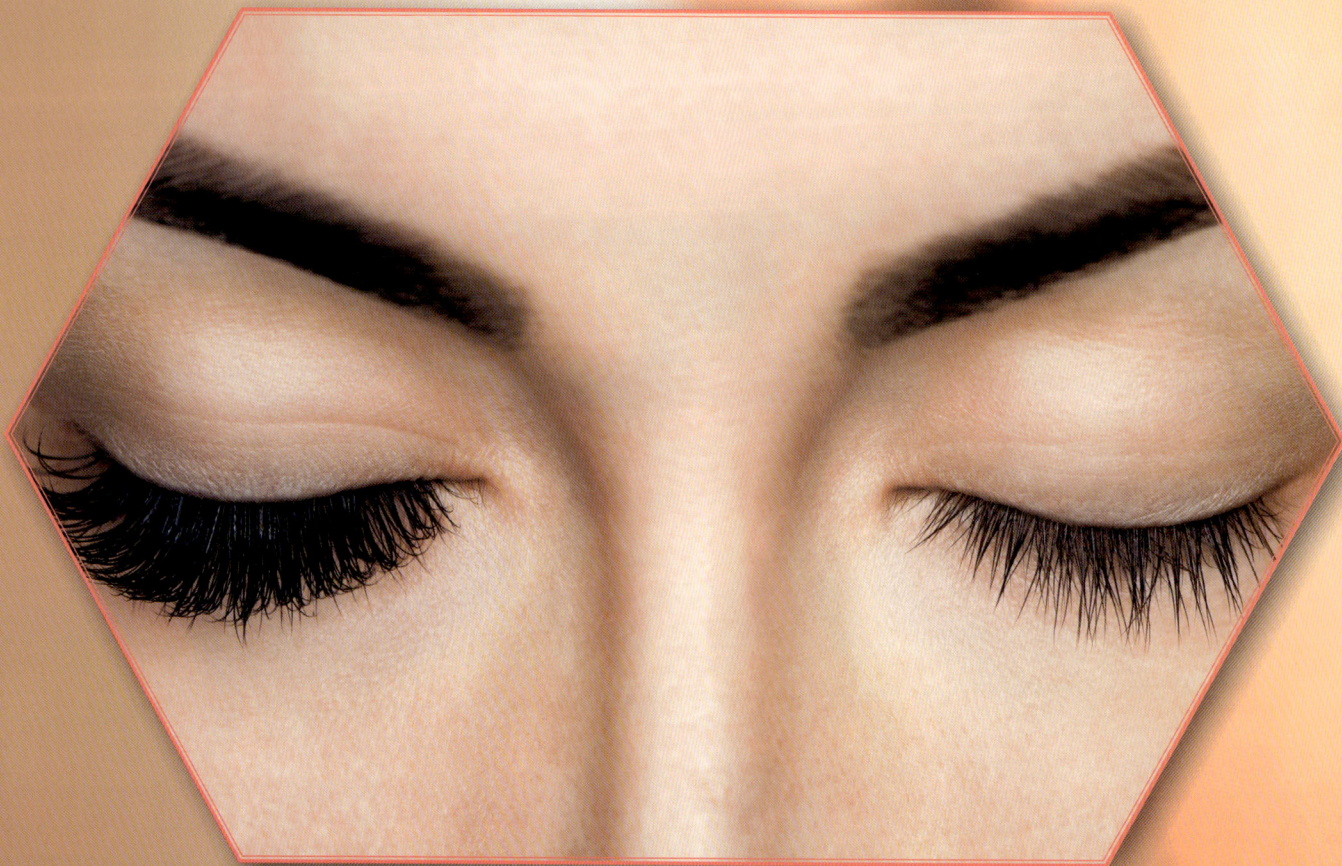

睫毛可让整个眼部显得更有韵味。一个人长有长长的睫毛，看上去更容易让人心生亲近之感，因此有好的睫毛排列可以提升自身的魅力。

我告诉你一个秘密，我不会像头发一样随着年龄的增大而变白呢！如果我变成了白色，你可能患上了白化病啊！

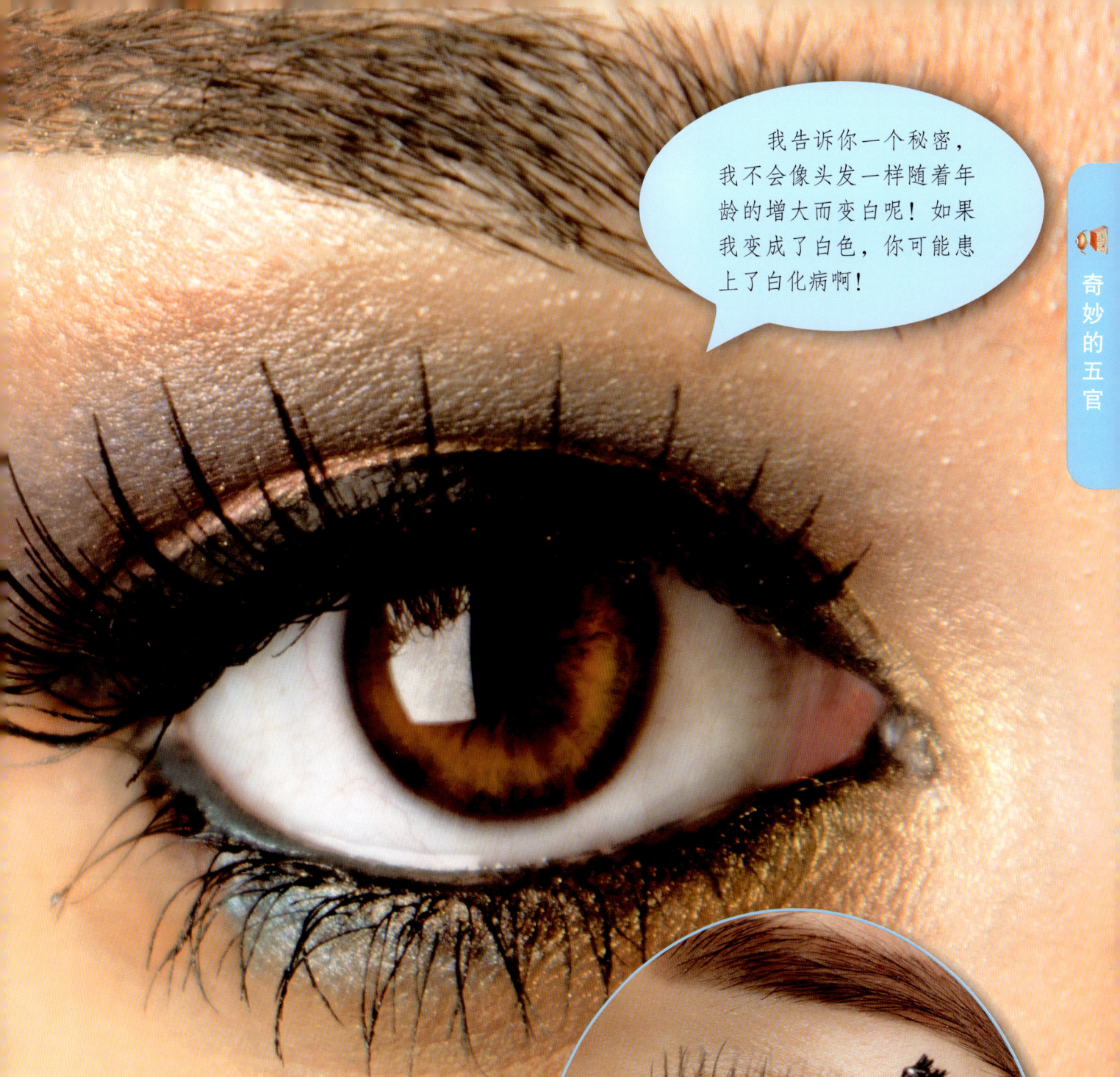

睫毛的作用

　　排列紧密有致的上下睑缘睫毛能够在异物触碰时，迅速引发闭眼反射，进而起到保护眼球的作用。

　　太阳光中的紫外线对人眼中的角膜和晶状体具有一定的伤害性，睫毛还具有防止紫外线伤害眼球的作用。

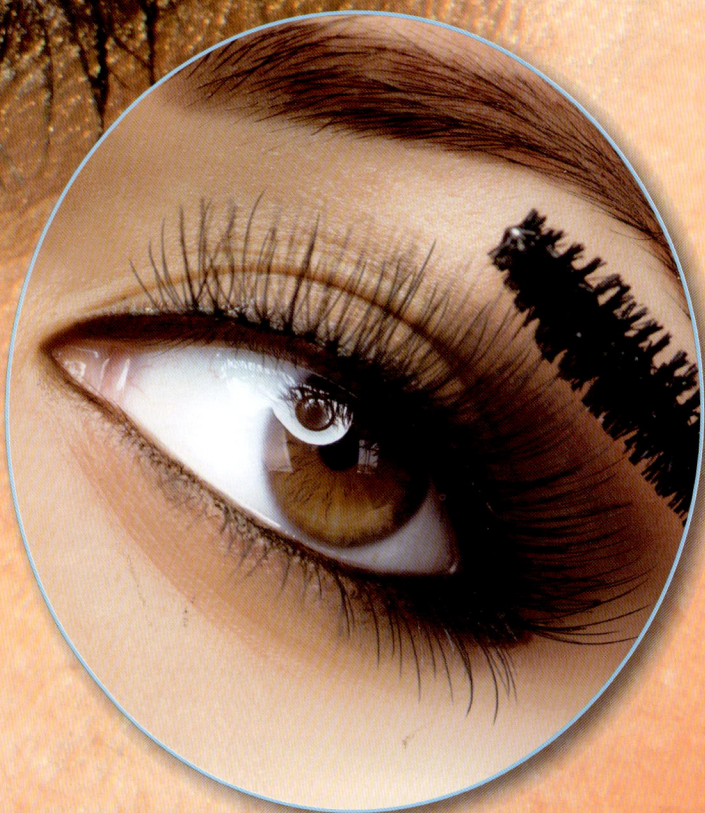

眼皮乱跳

日常生活中经常发生眼皮乱跳的事情，尽管这是常见现象，但因为与精神紧张、眼睛疲劳、身体虚弱等因素有关，所以还是要适当引起注意。除此之外，并无大碍，一般很快可以自行缓解。

瞬目反射通常有两种，一种是不自主地眨眼，一种是反射性闭眼。这个动作可以使角膜始终保持湿润的状态，同时还能防止异物进入眼内。

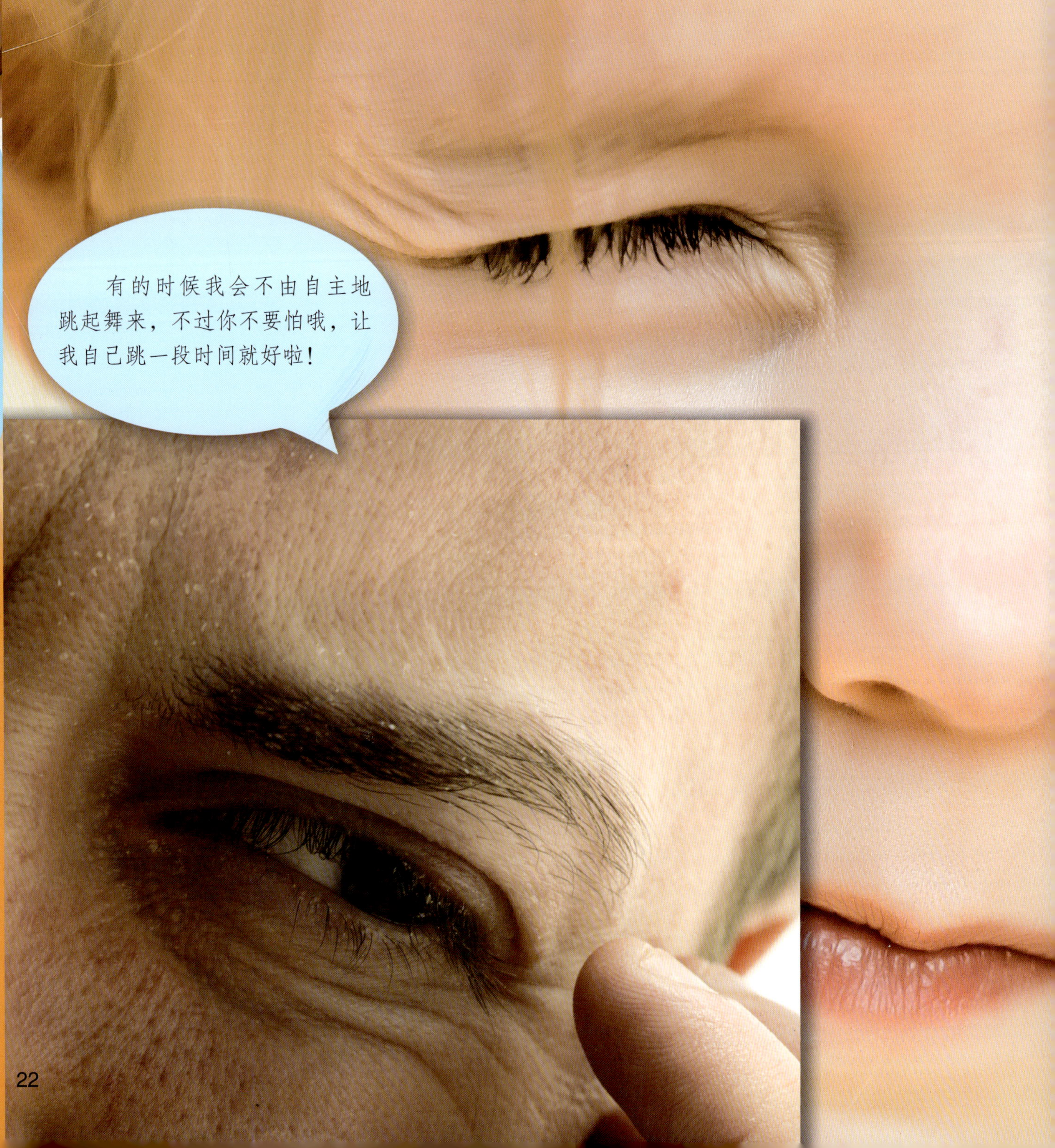

有的时候我会不由自主地跳起舞来，不过你不要怕哦，让我自己跳一段时间就好啦！

儿童人体百科全书

22

瞬目反射

瞬目反射是由于外部刺激而引发的本能防御反射,是对眼球的一种自我保护。我们常见的快速眨眼,实际上就是这种条件反射。

正常人平均每分钟要眨眼十几次,通常2秒至6秒就要眨眼一次,每次眨眼要用0.2秒至0.4秒。不算睡眠时间,一天平均眨眼1万次。

有意识地进行快速眨眼训练,能够很快缓解眼睛疲劳,是锻炼眼肌的有效方法之一。日常可以在任何时间进行这样的训练,方便而高效。

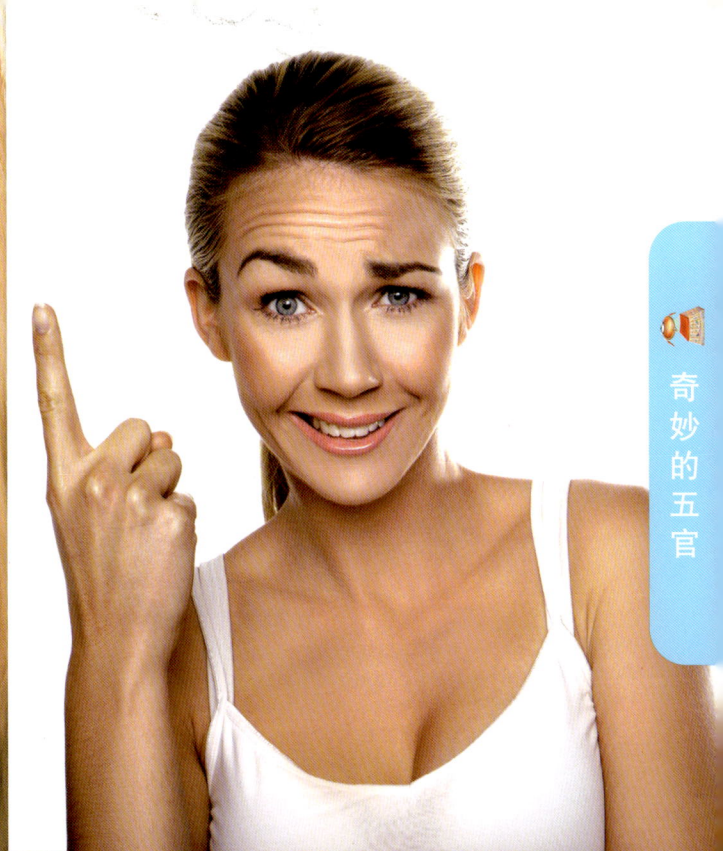

瞬目反射和人的情绪也有关系,当一个人处于警觉、厌烦、焦虑、专心致志等不同状态时,眨眼速率及持续时间明显不同。相同的是,眨眼恰好发生在停止观察和开始思考的瞬间。

趣味小链接

有研究发现,睡梦中的人眼珠转动,则表明他很大程度上在做梦,而且梦境越不平静,眼珠转动得越快。

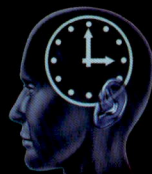

耳朵与听觉

耳朵能收集各类来自自然和环境的声音，能分辨各类自然与生物现象，也就自然能够因此而保持人体平衡。

外耳道

外耳道是一条从外耳门到鼓膜的"S"形管道，长度因人而异，一般为两三厘米。三分之一的外面部分为软骨部，三分之二的内侧部分为骨性部。

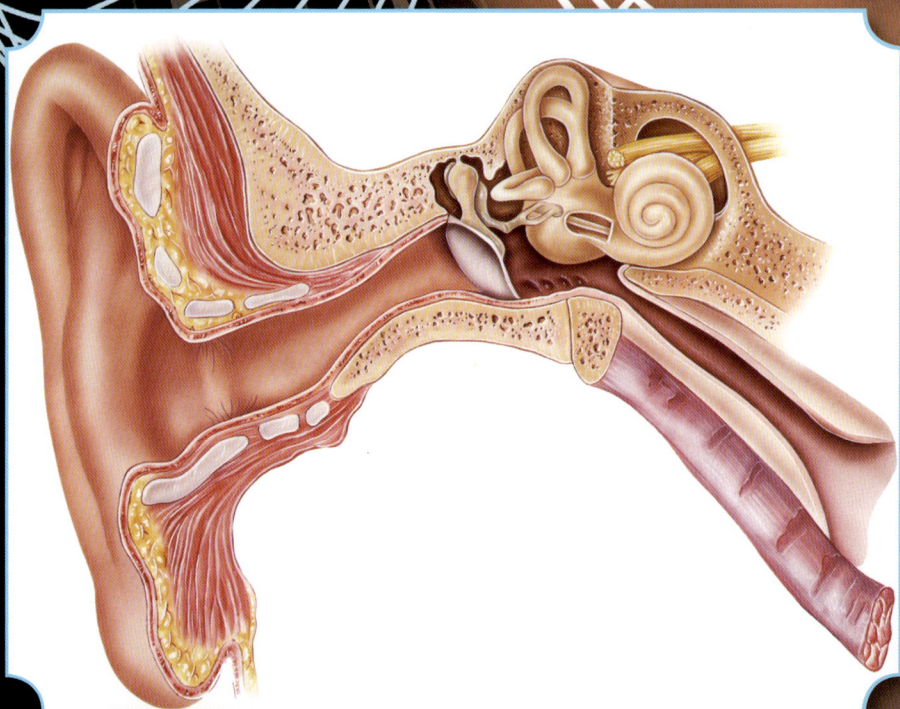

覆在外耳道内表面的皮肤非常薄，与下方的软骨膜及骨膜紧密相连。皮肤内的感觉神经末梢很丰富，发炎红肿时，疼痛感很强。

耳朵

耳朵具有辨别振动的功能。我们之所以能听到声音，正是因为声音传到耳朵里引起鼓膜振动，然后耳朵将振动发出的声音转换成神经信号，传输给大脑，最后经过大脑的分析，我们就能理解不同语义、分辨各类声音。

耳朵又称位听器，由外耳、中耳和内耳三部分构成。听觉感受器和位觉感受器都位于内耳中，自然地，外耳和中耳就被称作位听器的附属器。

耳郭

耳郭在头部两侧，仅以弹性软骨为支架，因此很容易受损。耳郭下端有个明显的下垂部分，摸上去柔软无骨，这就是耳垂，常作为临床采血部位。因耳郭呈漏斗状，所以便于声波的收集。

我会收集所有的声音，把它传递给我的主人哦！这样你就能听见各种各样的声音啦！

耳郭和外耳道构成了外耳。在外耳道的皮肤上有耳毛和腺体，而腺体的分泌物和耳毛联合作用，可抵御异物侵入。

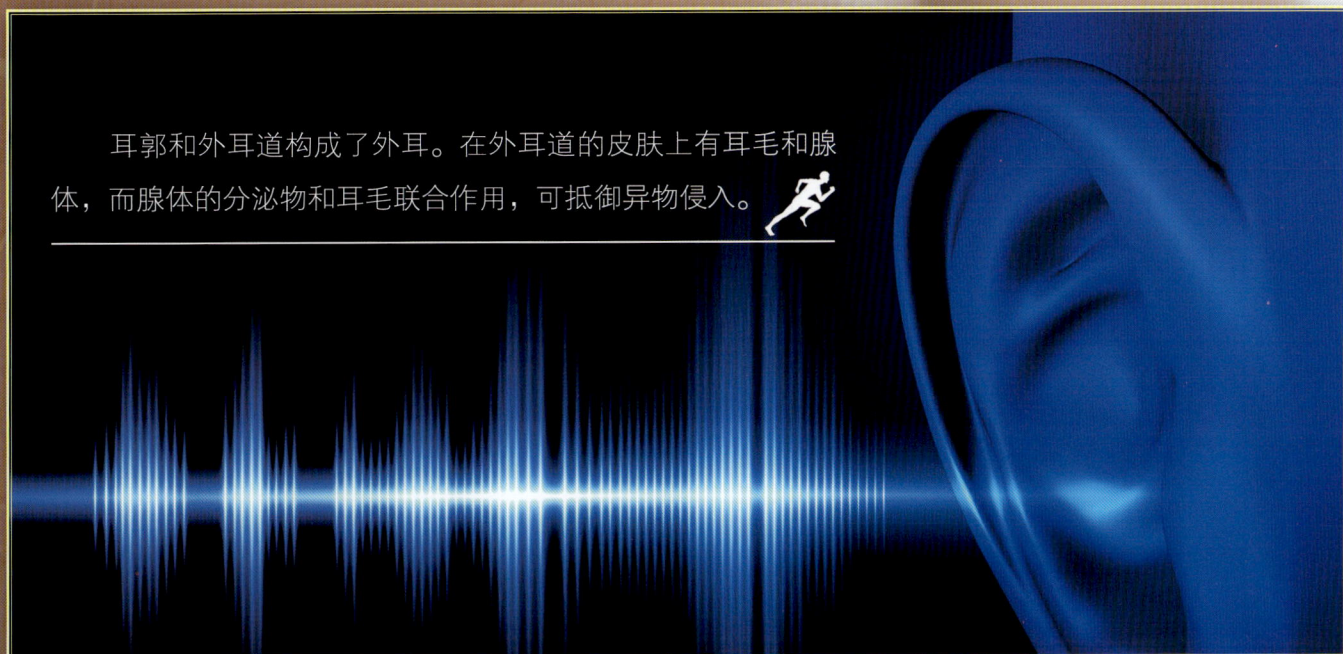

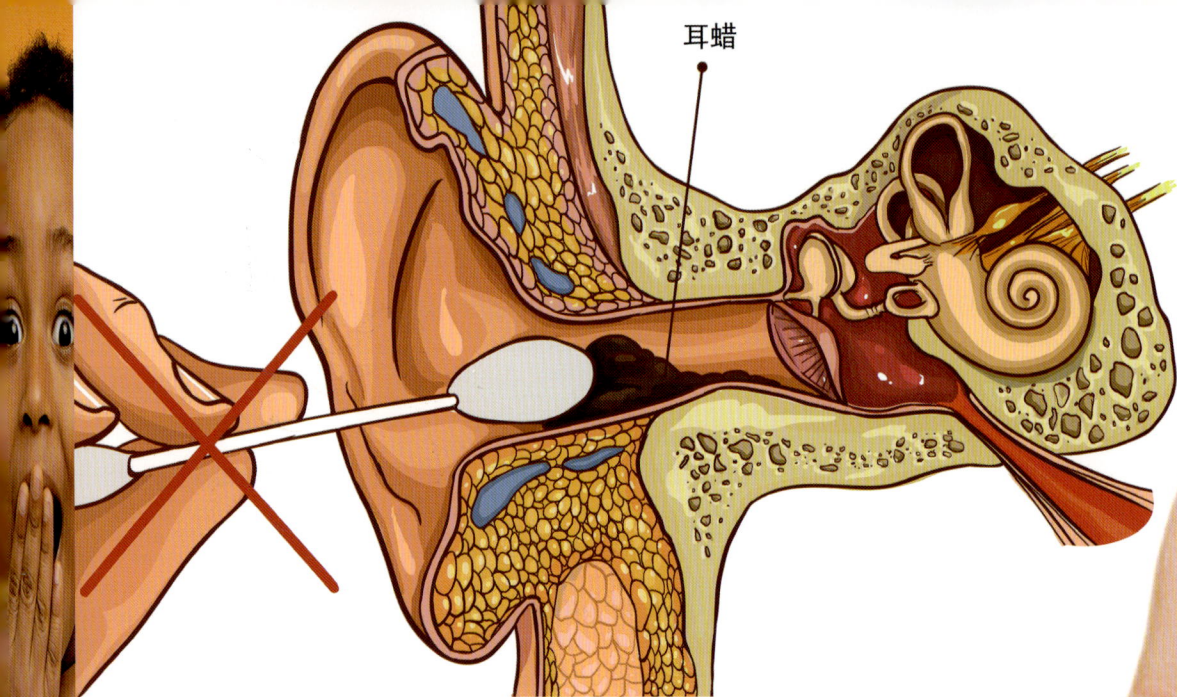

耳蜡

内耳

由于结构极为复杂，因此内耳也被称为迷路。位置在鼓室与内耳道底部中间部分，由膜迷路和骨迷路构成。膜迷路内嵌于骨迷路内，两者形状几乎一致。在膜迷路内有膜半规管、椭圆囊、球囊、蜗管四个部分。骨迷路由前庭、耳蜗和半规管三个部分构成。

前庭是指位居骨迷路中部的空腔，内部包括膜迷路的椭圆囊和球囊。作为人体对自身运动状态和头在空间位置的感受器，前庭能够感受头部位置变动的具体情况，它与维持身体平衡是密不可分的。

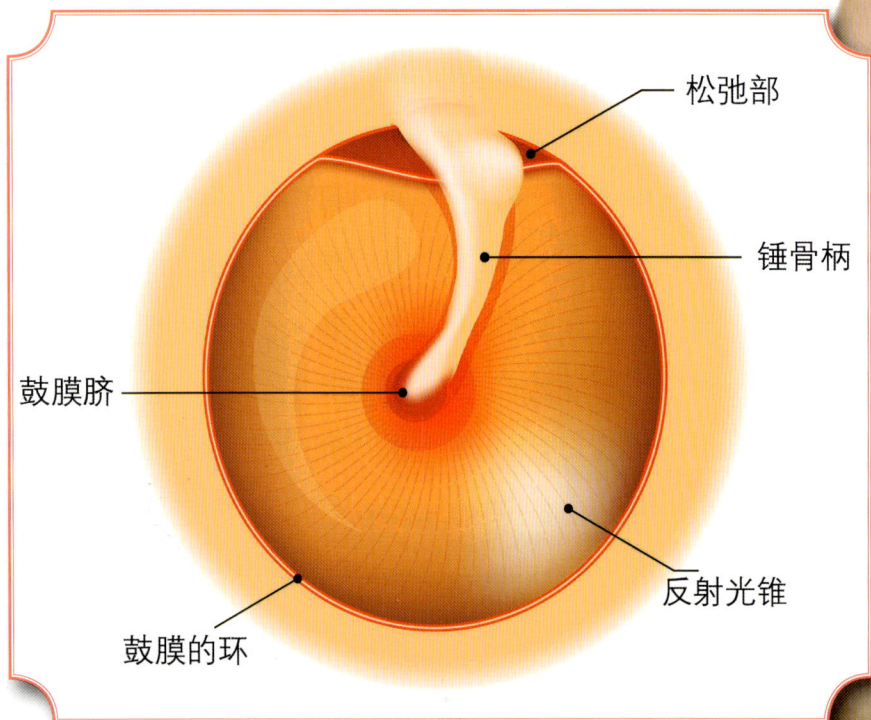

松弛部

锤骨柄

鼓膜脐

反射光锥

鼓膜的环

鼓膜

鼓膜位于外耳道内侧，直径约为2厘米，是一层薄薄的椭圆形半透明膜，是外耳道和中耳的分界。鼓膜能够感应到外耳道传入的声波并产生振动，将声波的刺激传入中耳，它还能防止外来的水和异物的进入，起到保护中耳和内耳的作用。

耳蜗位于前庭的前方，形如蜗牛壳，是一条围绕骨质轴的螺旋形骨质管道。耳蜗能够使声波由振动形式转换成电活动形式，经过神经传入脑内产生听觉。

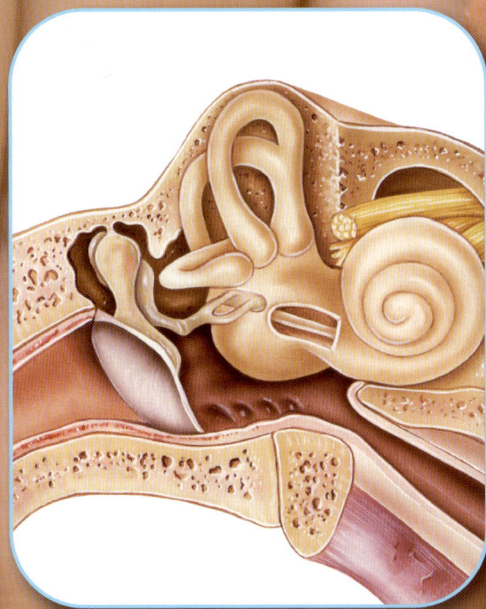

我能够把外界的声音成倍放大，让你听得更加清楚哦！

中耳

中耳在内耳和外耳之间，包含鼓室、咽鼓管、鼓窦和乳突四个组成部分。鼓室是一个不规则的微小气腔，在鼓室内还有锤骨、砧骨和镫骨三块听小骨。咽鼓管将中耳与咽喉部通连起来。

因为咽鼓管与鼻咽部相通，一旦咽部感染、病变，极易引起中耳炎。咽鼓管可以平衡中耳内外压力，将鼓室分泌物引流，使得我们吞咽、张嘴、打哈欠等动作没有障碍。

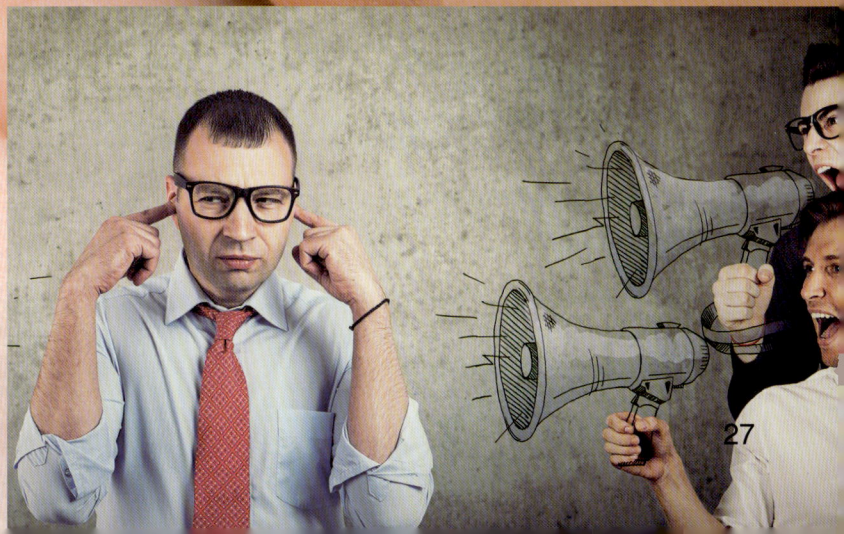

中耳的功能是传导声波，将声波引起的空气振动转变成内耳淋巴液的振动。中耳还通过利用鼓膜的面积远大于镫骨底板的面积以及听骨链的杠杆作用将声音强度放大20倍左右，相当于27分贝的声强。所以，患中耳炎后听力会有所下降。

听觉

听觉是声音通过听觉系统的感知引起的感觉。听觉使我们可以感知周遭的实际状况。听觉是由耳神经、听神经和听觉中枢共同作用的结果。听觉是仅次于视觉的重要感觉，在生活中有着重要的作用。

人耳能感受的声波频率范围是16至20000赫兹，以1000至3000赫兹最为敏感。除了视分析器，听分析器是人的最重要的远距离分析器。

噪声

噪声是一种由无规则振动生成的声音。日常生活中，噪声的源头很多，交通工具运行时会产生噪声，生产劳动过程中会产生噪声，商业集会、娱乐比赛同样也会产生噪声。

我的威力巨大，甚至能让你完全听不见声音，你一定要小心保护自己的耳朵啊！

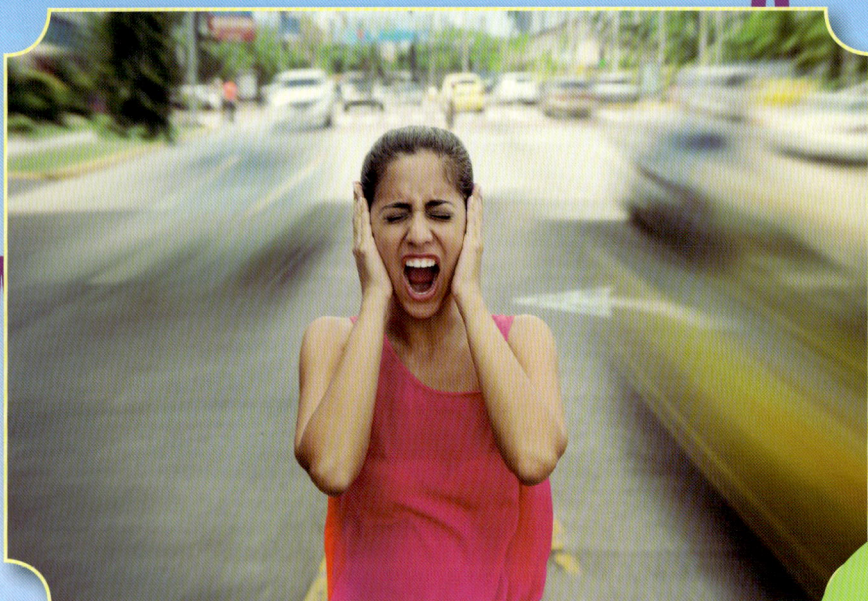

噪声属于感觉公害，与其他公害完全不同。它不会在传播中留下任何有形物质，也不会因为传播的停止而长时间保留，传播的距离也有一定的限度。

强烈的噪声对人听觉的伤害极为严重，若将一个人突然放置在噪声极高的环境当中，其听觉器官很快会受到损伤，鼓膜瞬间破裂出血，甚至彻底丧失听觉能力，形成爆震性耳聋。

噪声严重危害听觉能力，甚至会破坏视觉细胞的敏感性。儿童长期生活在噪声环境中，其心脑功能的正常发育会受到影响。人长期在噪声环境中工作，内耳器官会有破损，形成噪声性耳聋。

耳鸣

耳鸣是一种在没有外界刺激的条件下，当事人耳内或颅内有声音的感觉。其原因是听神经自身的自发性活动过于活跃，所以说，耳鸣是症非病。

有人说自己耳朵里有单一的虫鸣或哨声等，但在现实世界却没有相应的声源，时间久了就会影响正常的生活和工作。此外，很多血压不稳定的相关患者也会有耳鸣现象发生。

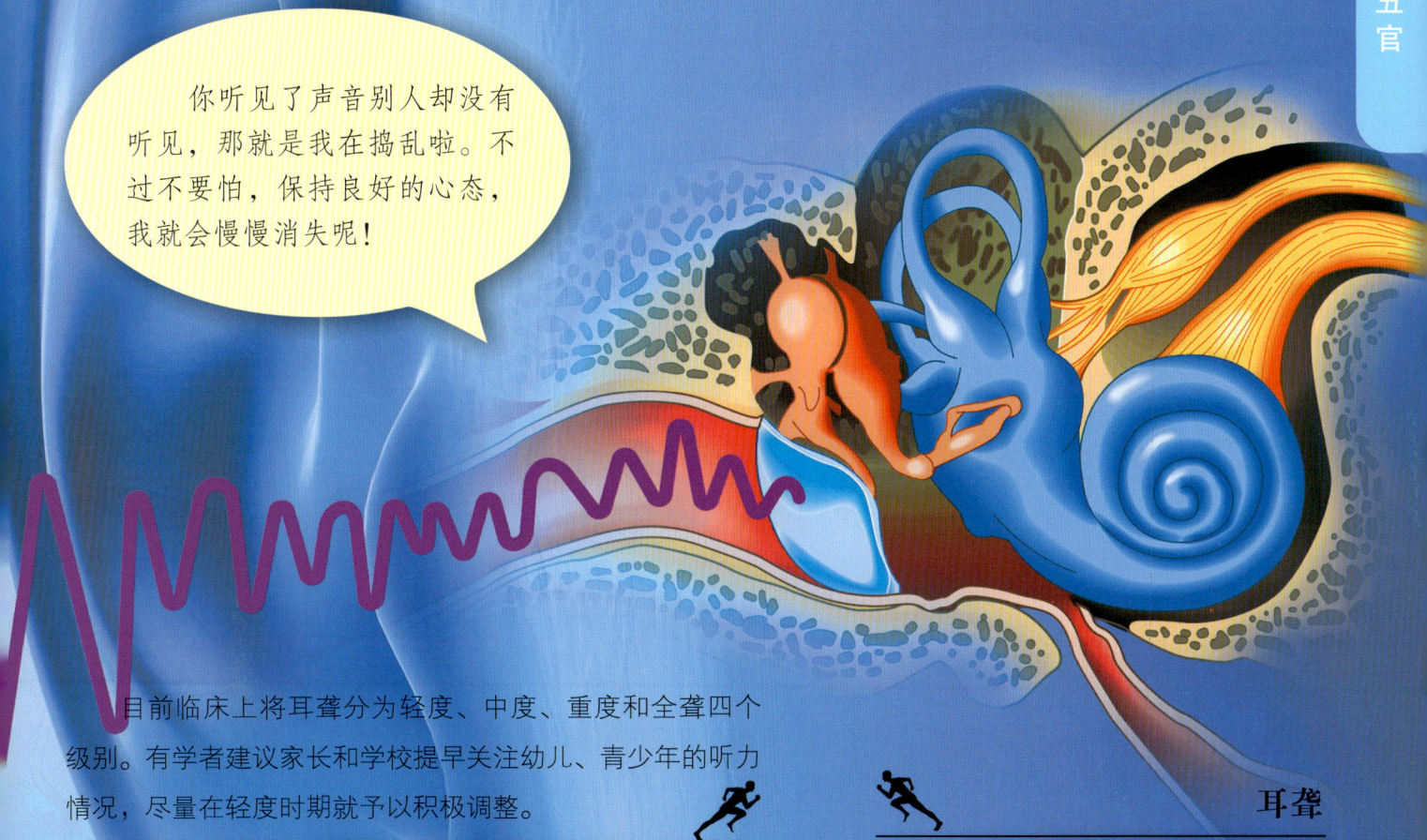

你听见了声音别人却没有听见，那就是我在捣乱啦。不过不要怕，保持良好的心态，我就会慢慢消失呢！

目前临床上将耳聋分为轻度、中度、重度和全聋四个级别。有学者建议家长和学校提早关注幼儿、青少年的听力情况，尽量在轻度时期就予以积极调整。

耳聋

耳聋是听觉传导通路发生病变，从而导致听力受损的总称，是听觉障碍的一种表现。耳聋与耳部自身疾病、药物和环境等因素都有关系。

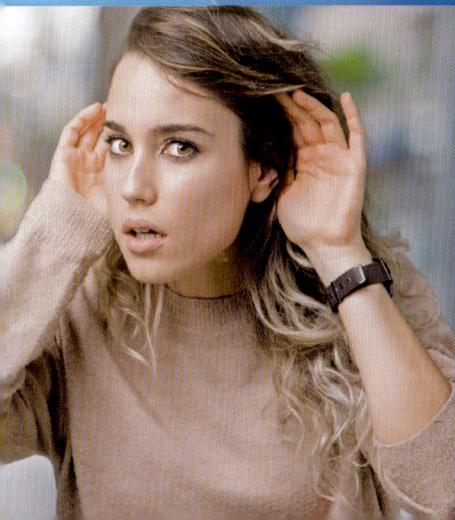

耳聋按病变的时间分为先天性耳聋和后天性耳聋两类；按病变部位及性质可分为四类：传导性聋、感音神经性聋、混合性聋、中枢性聋。

趣味小链接

在自然界，很多动物的耳朵可以较为自由地转动方向，以便收集特殊区域的声音，这对它们的生存起着至关重要的作用。而实现这一功能的，就是长在耳后的那块动耳肌。现实生活中，很多人的动耳肌发达，耳朵转动的灵活性也非常强，但有些人则因为不经常使用动耳肌，所以这一功能也就慢慢退化了。

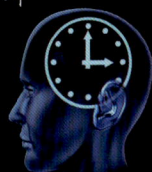

鼻子与嗅觉

在自然界中，动物依靠嗅觉保证自己的生存。经过漫长的进化，人类的嗅觉有了惊人的气味感知、气味记忆和学习能力。嗅觉和视觉、听觉一样，也是一种感觉，有了嗅觉，花草的芳香才会沁人心脾。

鼻子

鼻子是最重要的嗅觉器官，包括外鼻、鼻腔和鼻旁窦三部分。鼻子有两个鼻孔，鼻孔后边是鼻腔，鼻子的嗅觉中枢深藏在鼻腔之内。每边的鼻腔顶部都有一个嗅觉区，空气中的微粒与嗅细胞接触，让人闻到气味。

外鼻

外鼻是我们的眼睛容易看到的那个部分，形状像个三边锥体，位于面部中央，明显高于其他面部器官，而下端隆起向前的部分就是鼻尖。外鼻骨干主要由骨和软骨在做支撑，外面是皮肤。

鼻骨是构成外鼻的骨部支架之一，是左右成对的长方形微小骨片，上窄下宽，易受外伤而骨折，但其血管丰富，因此也容易愈合。

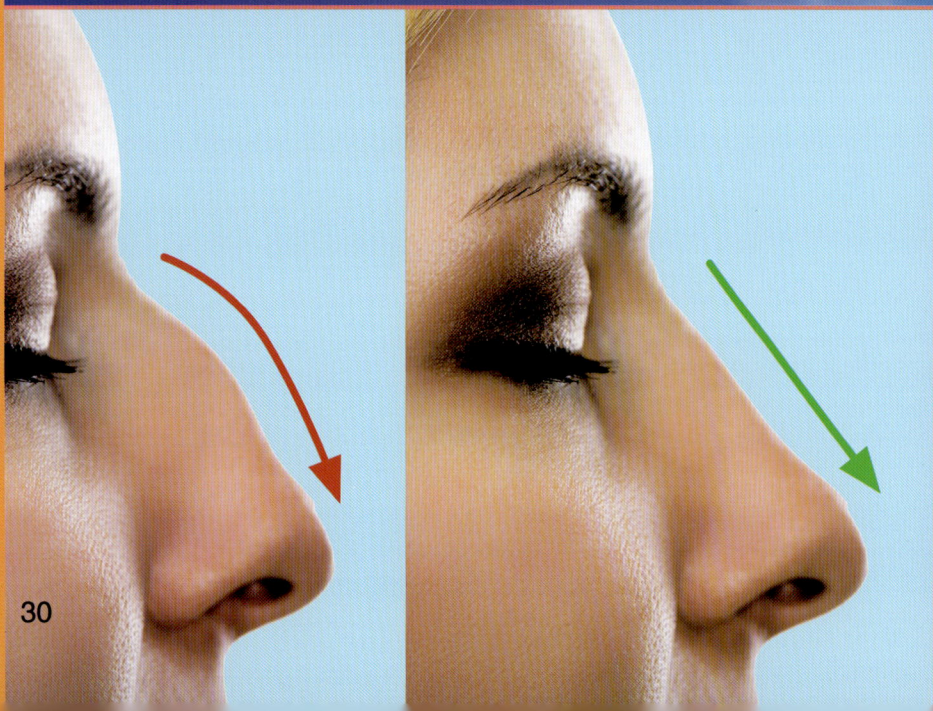

鼻梁指鼻根与鼻尖之间隆起的部分，鼻梁的两侧为鼻背。鼻尖两侧向外膨隆的部分称为鼻翼。鼻尖和鼻翼处的皮肤较厚，富含皮脂腺和汗腺，与深部皮下组织和软骨膜连接紧密，容易发生疖肿。发炎时，局部肿胀压迫神经末梢，会引起较为剧烈的疼痛。

鼻前庭

鼻前庭是鼻腔前下部较为阔大的部分，主要位于鼻翼和鼻尖的内面。鼻前庭内面衬以皮肤，生有粗硬的鼻毛，它具有过滤尘埃、净化吸入空气的作用。

你一定要保持卫生，注意清洁，不要自行挖鼻哦，不然我就会生病让你难受啊！

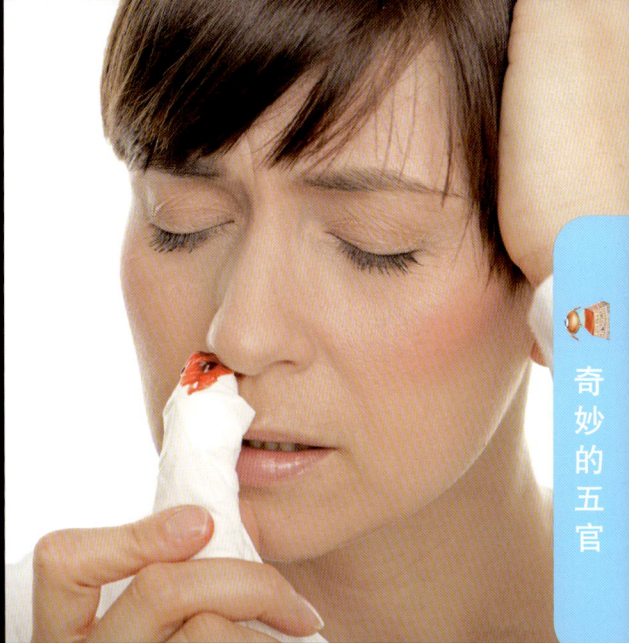

鼻前庭是呼吸道的入口，经常在有粉尘颗粒刺激的不洁环境中工作或生活，加上我们有用手挖鼻孔、拔鼻毛或者用未消毒的工具修剪鼻毛的不良习惯，它就容易发生损伤或炎症。

血管

当鼻子或嘴唇上方长痘痘、脓包时，千万不能随意用手挤压。因为不干净的手伴有细菌，极容易伤及暴露于面部的外鼻静脉，使面部的细菌感染至颅内深处，出现心律不齐、昏睡、大小便失禁现象，这就有了引起海绵窦血栓性静脉炎的可能。

鼻窦黏膜发炎

由于感染积存于窦内的脓液

额窦

蝶窦

筛窦

鼻中隔

上颌窦

鼻腔

鼻腔是介于两侧面颅中间的那段腔隙。鼻腔以软骨和骨性鼻腔为基础结构，表层是黏膜和皮肤。鼻腔有左、右两腔，前方与外界相通，后方与咽部相通。

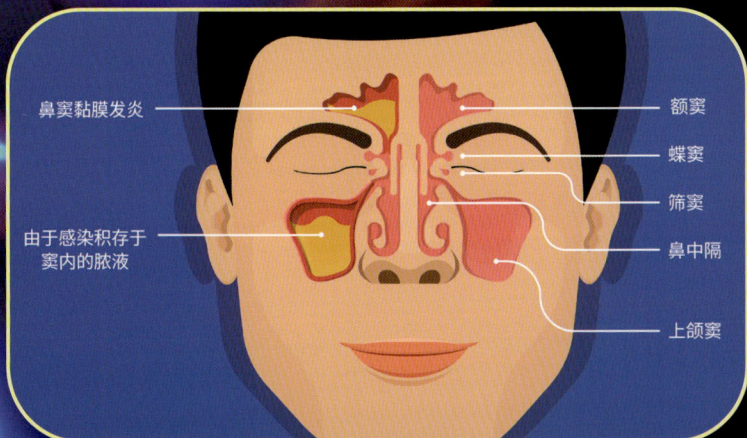

呼吸部黏膜

　　黏膜的内表面上有无纤毛柱状细胞，细胞上附有纤毛。黏膜的下层含黏液腺和浆液腺。下层分泌出的黏液和浆液可以将菌、尘等黏合，然后经由内表面上纤毛的摆动，将其排出至喉部。

　　鼻腔呼吸区黏膜面积较大，黏膜下毛细血管丰富，因此能起到过滤、调温及湿润的作用，使吸入肺部的空气达到适宜的温度与湿度。

　　冷空气经鼻腔、咽喉和气管的层层递进式加温后，最终到达肺部，温度基本接近人体正常体温。

固有鼻腔黏膜

　　固有鼻腔有嗅部和呼吸部两个部分，各部均衬以黏膜，但其颜色有所不同。嗅部黏膜颜色呈淡黄色或白色，内含嗅细胞，能够感受气味分子。

　　其余部分为呼吸部黏膜，颜色呈粉红色，内部含有大量的黏液腺和毛细血管，上皮有纤毛，可以起到温润和清滤作用。

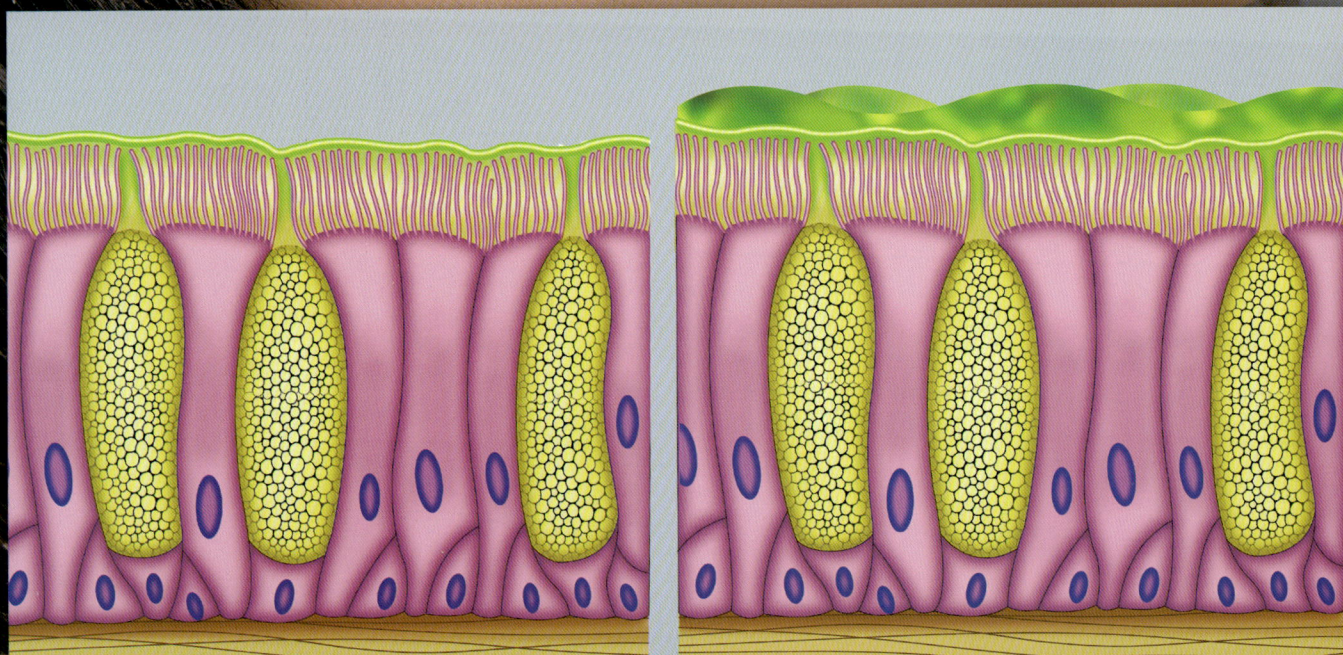

上鼻道是上鼻甲与鼻窦内侧壁之间的通道，上鼻道分布有嗅神经，气味分子可以通过上鼻道的嗅神经被感知，嗅神经将信号传送到大脑感知气味。

下鼻道是位于下鼻甲与上颌窦内侧壁之间的通道，在下鼻道有鼻泪管开口，流出的眼泪可以通过鼻泪管流到下鼻道，下鼻道也是气体进出鼻腔的重要通道。

中鼻道是位于中鼻甲与鼻窦内侧壁之间的通道，在中鼻道有鼻窦的自然开口，它的分泌物可以通过自然开口排至中鼻道。中鼻道是鼻内窥镜、鼻窦手术的重要标志物。

固有鼻腔

固有鼻腔指的是鼻前庭后面那部分组成区域，由软骨性鼻腔和骨，外加附着在内表面上的黏膜共同组成，是鼻腔的主要部分。固有鼻腔后部分通过鼻后孔与咽部相通。在外侧壁上由上鼻甲、中鼻甲、下鼻甲分隔出上、中、下三个鼻道。

鼻甲

鼻甲位于鼻腔外侧壁，是三块方向垂直向下的骨性板状突出物，由上到下依次是上鼻甲、中鼻甲和下鼻甲。上鼻甲尽管最小，不过位置是最高的。下鼻甲是个单独的骨性结构，外侧与上颌骨相连。

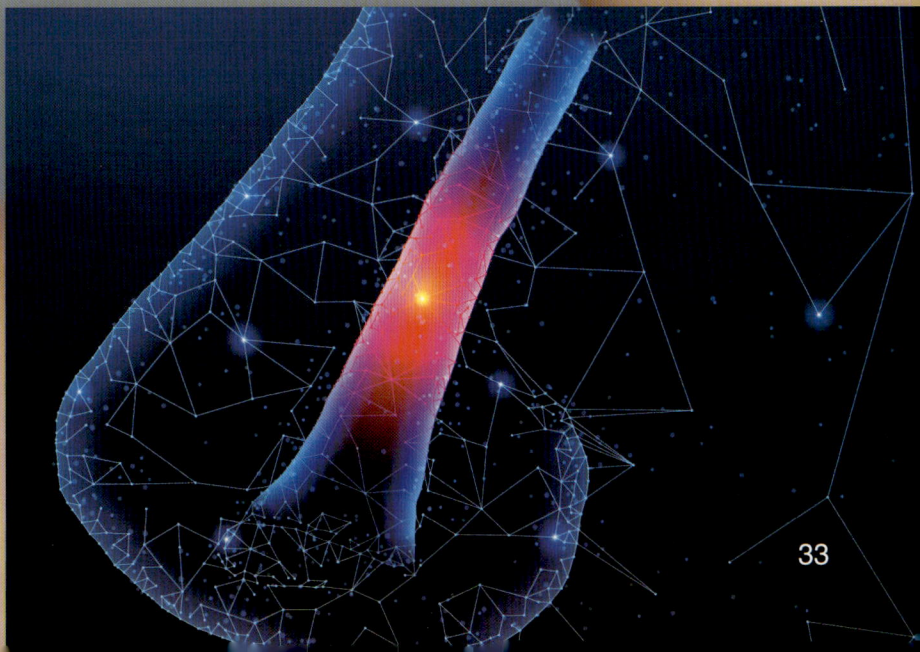

嗅觉

在空气中飘浮的微细物质分子与鼻腔中的嗅觉细胞发生作用后，所引发的一种感觉就是嗅觉。嗅觉可通过较长距离形成这一感觉，参与这一感受工作的是嗅神经系统和鼻三叉神经系统。

左右对称的两个鼻腔构成了嗅觉器官，借由鼻孔与外界相通。鼻腔中间有鼻中隔，其表面的黏膜与鼻腔内壁所有的黏膜相连，以感受外来味道刺激。

没有飘浮在空气中的气味分子，就无法形成嗅觉细胞的刺激物。将嗅觉的敏感度与味觉的敏感度做比较，前者高于后者近万倍，非常惊人。

> 所有东西都有自己独特的味道，我只要轻轻一闻就能说出这种味道属于什么呢！

鼻窦

人的头颅骨头内隐藏着几个含气空腔，它们统称鼻窦，也叫鼻旁窦。它位于眼眶的上方、内侧、下方和深部，左右两侧眼眶都有，所对应的名称分别是：额窦、筛窦、上颌窦和蝶窦。

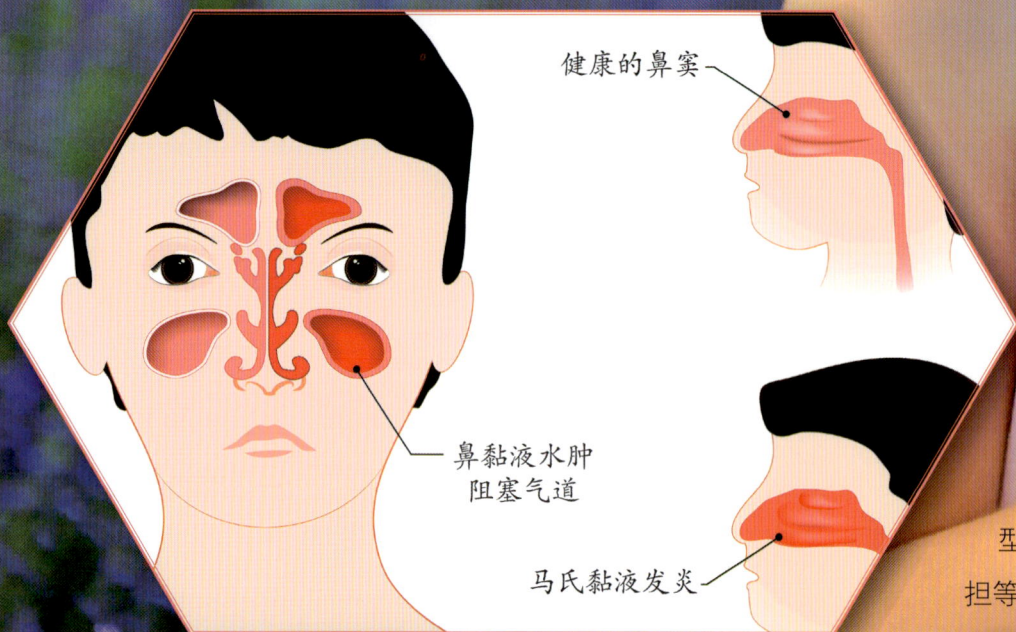

健康的鼻窦

鼻黏液水肿阻塞气道

马氏黏液发炎

鼻旁窦参与发音并形成共鸣，参与对吸入空气的温度和湿度的调节，并对人的面部造型、颅内支撑和头颅重量分担等方面发生作用。

儿童人体百科全书

嗅细胞

在人体嗅黏膜中约有一千万个嗅细胞。每一个嗅细胞末端有许多手指样的突起，即纤毛，均处于黏液中。每个嗅细胞有纤毛1000条，纤毛增加了受纳器的感受面，使5平方厘米的表面面积实际上扩大了100倍，有助于嗅觉的敏感性。

人类嗅觉最初的功能是找寻食物并感受所处环境状况。但每一个人，对一种气味的感知是不同的，这是由鼻腔中的感受器的差异性所致。有报道说，法国的香水"闻香师"可以单凭嗅觉闻出几千种香水的味道，还能精准地判断出其中所含有的数十种成分。

人长期经受某种气味刺激，嗅觉会逐步形成适应并不断降低对该气味刺激的敏感度，如在酒厂、化肥厂或医院等气味较大的空间工作的人，往往要比环境外的人对该空间中的气味反应迟钝许多。

我能够让你感受到各种各样的气味，让你更加了解它们的特点，还能激发你的食欲呢！

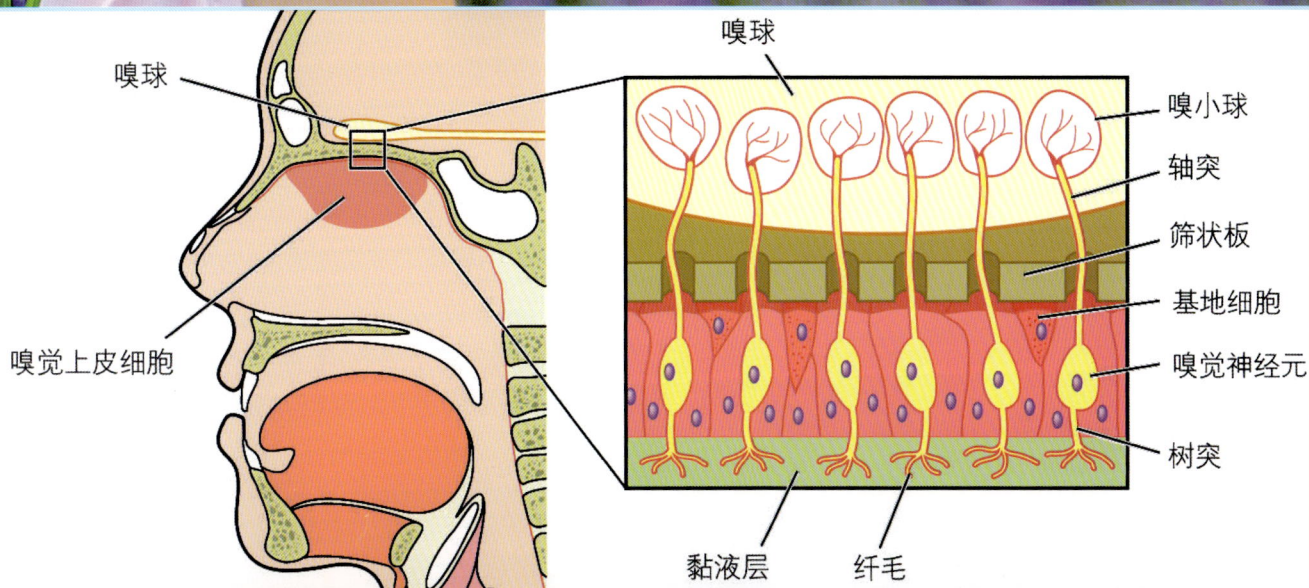

嗅球　嗅觉上皮细胞　嗅球　嗅小球　轴突　筛状板　基地细胞　嗅觉神经元　树突　黏液层　纤毛

35

嗅盲

嗅盲在医学上称为嗅觉缺失症，也就是嗅觉能力极为缺乏，这样的人对于与气味关联性较强的工作无法参与。

感冒、鼻炎往往会令嗅觉的敏感度降低；空气温度、湿度和气压发生变化的时候，嗅觉的敏感度也会随之降低；自身体质较弱的人，嗅觉敏锐度一般也相对较弱。

人类的嗅觉

实际上，嗅觉和味觉是紧密关联的。有研究结果证明，75%左右的味觉感受依赖于嗅觉。这也就能解释为何人感冒时吃什么都不觉得有味道，因为食物的味道通过口腔后面的鼻咽进入鼻腔，最早为大脑所感知，而在感冒时嗅觉不灵敏。

你知道吗？你感受到的食物的美味和我有很大关系哦！如果我的功能失灵，食物的美味就会减少大半呢！

嗅觉感受器

嗅觉感受器是可以将某些挥发性物质的刺激转化为嗅神经冲动信息的一种细胞,具有远距离感受器的功能。

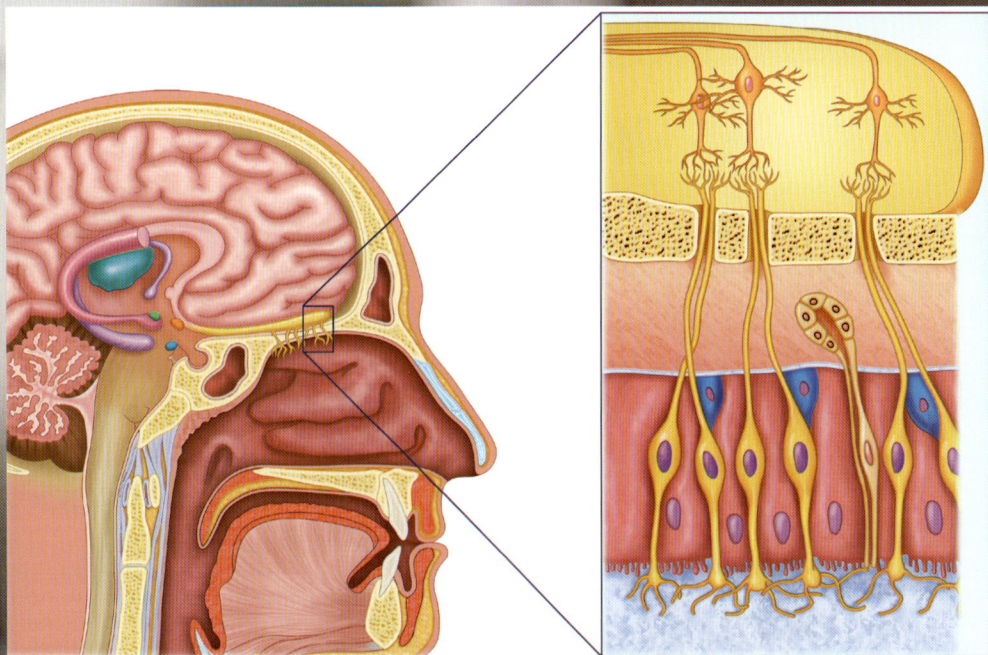

嗅神经可以直接把所感受到的信息向嗅觉中枢传递。在嗅上皮中,是那些嗅觉细胞的轴突形成了这种嗅神经。

嗅觉感受器位于鼻腔上方的鼻上皮中,有皮膜细胞和嗅细胞两种。嗅细胞就在鼻腔的最上端、颜色呈浅黄色的嗅上皮内。

嗅觉和记忆

嗅觉细胞上分布的气味受体具有非常专一的属性,每一种受体获取到的气味信息是有限的。而被感受的气味物质信息会经过大脑得到加工整理和存储,因此多年前的独特气味刺激发生时,我们仍会产生愉快或悲伤的情绪反应。

趣味小链接

嗅觉如果失灵的话,我们不仅不能感受气味,味觉也会受到影响。失去了食物气味的诱惑,我们摄入食物的渴望就会大大降低,这也是感冒后,我们食欲减退的原因。

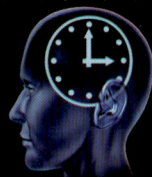

口腔与味觉

　　口腔作为消化道的起始位置，分布着多种器官。口腔内各个部位相互协作，从而形成味觉。有了味觉我们才能品尝到食物的味道，体会各地美食的特色。

口腔

　　口腔作为消化道的起始部分，由两唇、两颊、硬腭、软腭等构成。口腔通过上、下牙弓而分为固有口腔和口腔前庭两个部分，前者在牙弓内里，后者在牙弓外围。口腔内有上下两部分牙齿、舌和唾液腺等器官。

我的作用不是很大，却是你身上不可缺少的部位之一。我很柔软，却可以帮助你保护坚硬的牙齿呢！

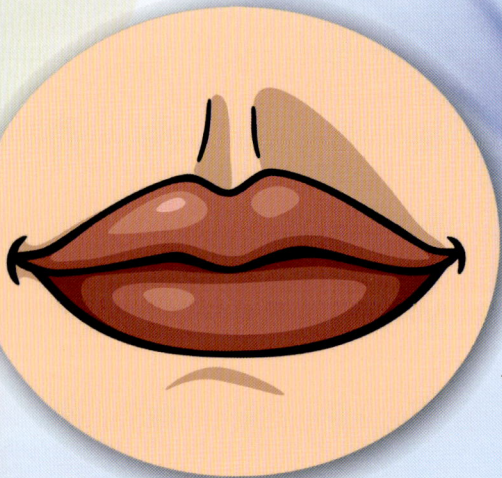

唇

　　嘴部边缘的红色部分是唇，有上、下唇之分，构成口腔的前壁，可以帮助人类进食、发声。唇部的皮肤很薄，自身没有汗腺、唾液腺和黑色素，因此需要我们有意识地去保护。

颊

　　颊位于面部两侧，构成口腔的两侧壁。颊的构成较为丰富，有皮肤、皮下脂肪、面部浅层表情肌、颊脂肪体、颊肌及黏膜等，因此具有很强的弹性和延展性。

腭

　　腭分硬腭和软腭两个部分，构成固有口腔顶壁。硬腭为腭的前三分之二区域，是以骨质作为基础表面覆以黏膜；软腭为腭的后三分之一区域，其基础是横纹肌，表面也有黏膜；软腭后下方的中央处有一明显垂向下方的突起，是腭垂，俗称小舌。腭的主要功用是维持发音和吞咽正常。

牙齿作为咀嚼器官，同时也是人类身体非常坚硬的结构。牙齿呈白色，由牙釉质、牙本质、牙骨质等硬组织和牙髓腔内部的牙髓组织构成，每个齿外部分为三部分，分别为牙冠、牙根和牙颈部。

除了咀嚼食物，牙齿还有辅助发音、美化五官的作用。一副整齐而洁白的牙齿总能在人际交往中提升个人魅力。很多人牙齿不整，牙颌面畸形，就是俗称的龅牙，上下唇不能自然闭拢，笑起来时牙龈外露过多，就非常影响美观。

我整整齐齐地排列在口腔中才能更加凸显你的可爱帅气，我刚刚开始生长的时候你可千万不要常常用舌头舔我啊！

牙齿的健康生长需要丰富的营养素和甲状腺激素。牙医会建议我们日常多吃奶制品。因为奶制品中所含的钙质、磷质和维生素D尤为牙齿成长所需，其中维生素D能更好地促进钙与磷的有效吸收。

孩子在成长期要常吃粗纤维的食物，如芹菜、豆类、海带等，因为这类食物需要多次咀嚼才能吞咽。这就让颌骨和肌肉参与了运动，促进了颌骨的发育，也就为牙齿的生长提供了更好的空间，有利于牙齿的整齐和坚固。

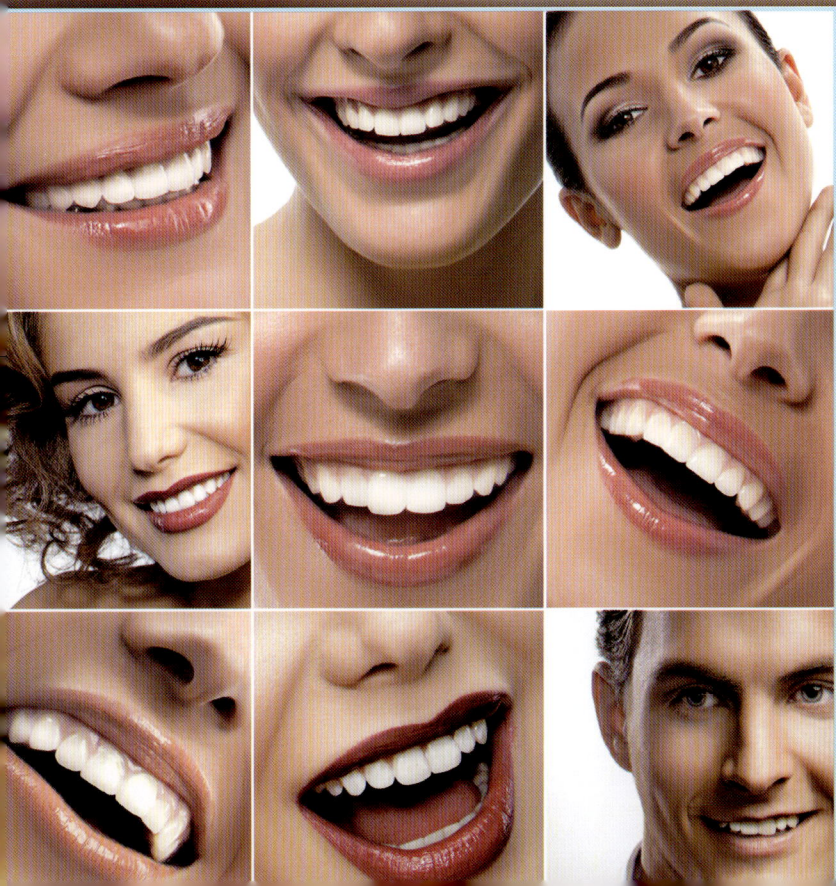

我不仅能够帮助你咀嚼食物，品尝它们的滋味，还能够帮助你发出声音，少了我可不行啊！

舌是口腔中可以随意运动的器官，是搅和食物、辅助吞咽、感受味觉和配合发音的重要器官。

舌头位于消化系统的门口，舌头的表面上有很多很深的裂纹和形态各异的小突起，这些小突起和裂纹边缘分布着数量极大的味蕾，其内部有无数的味觉感受器，可以让我们尝到食物的滋味。

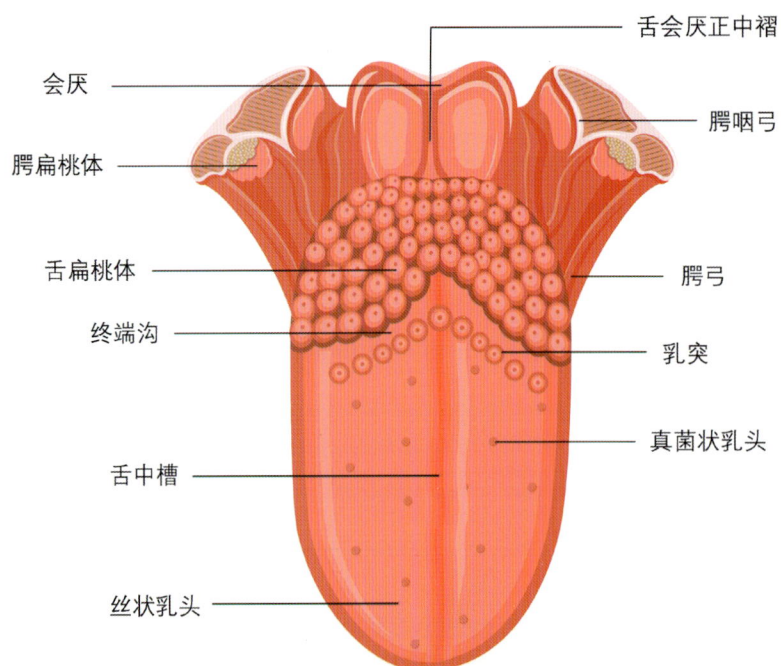

儿童人体百科全书

会厌

腭扁桃体

舌扁桃体

终端沟

舌中槽

丝状乳头

舌会厌正中褶

腭咽弓

腭弓

乳突

真菌状乳头

舌以骨骼肌为基础，外加表面黏膜而构成，位于口腔底部。舌面上的黏膜表面布满黏液和被称作舌乳头的小突起。舌里面由排成三种方向的17块肌肉组成，因此可以自由活动。

舌苔

　　健康的舌部表面有白色的苔状物，即舌苔，它是由脱落的角化上皮、食物碎屑和白血细胞等组成的。由于经常有进食的吞咽、饮水及唾液的冲洗及剐蹭，肉眼可见的舌苔仅为薄薄的一层白色物。

　　病人的饮食量低且以流食为主，吞咽和咀嚼减少，因此舌表面的清理机会也随之减少，所以舌苔看上去就明显较厚。

　　你可能从来没有注意过我，我看似毫不起眼，却能够反映出你身体隐藏的问题，功用很大呢！

　　舌苔由胃气所生，舌苔的变化可以反映身体脏腑的寒热虚实，所以医生可以通过望苔色和苔质来观察人体健康状况。病态的苔色主要有白苔、黄苔和灰黑苔等。

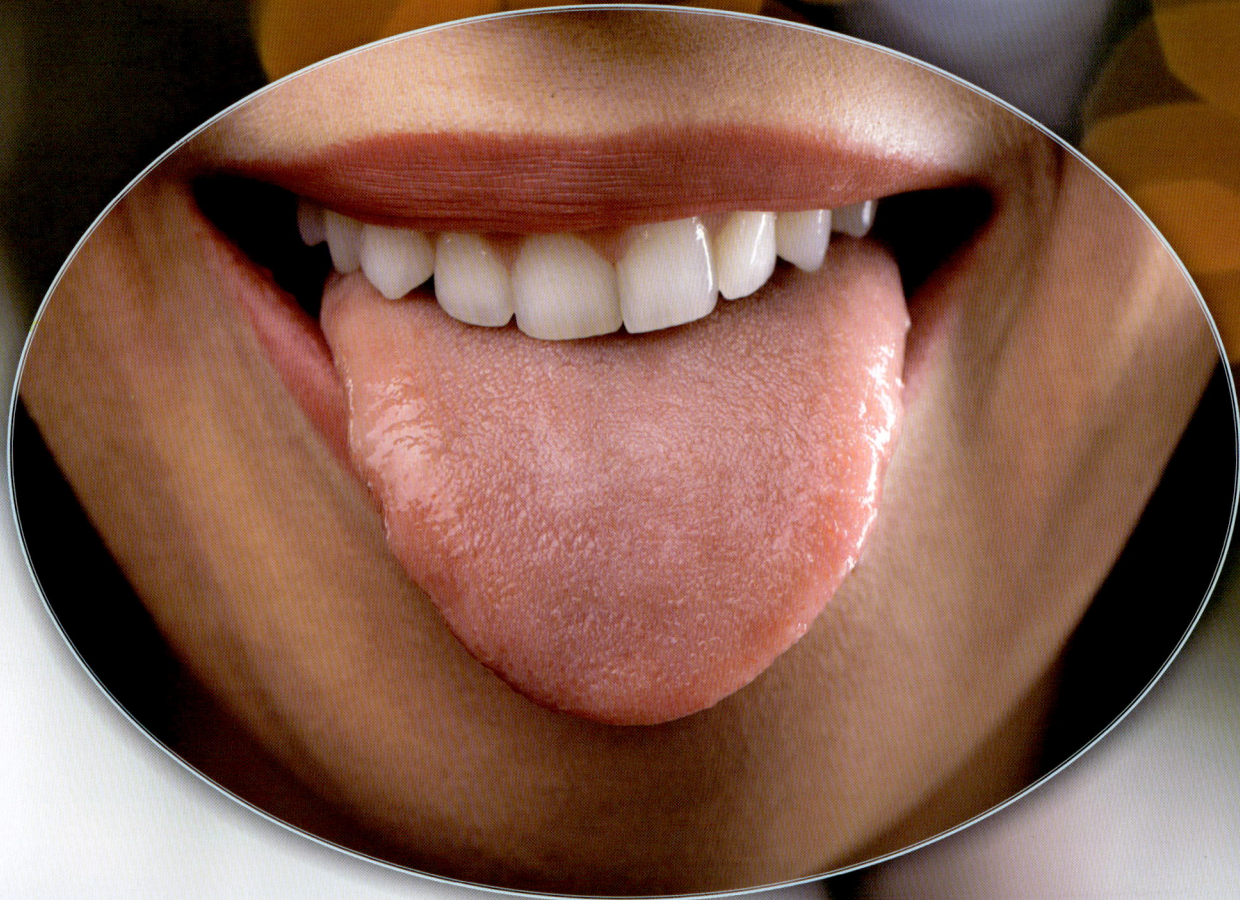

苔色

通过观察舌苔表面颜色可以辅助我们判断身体疾病。舌苔颜色为白色时，表明病情在体表尚不严重。进一步观察，若表面润滑则为寒证，也就是身体发冷；若干热则为热证，即身体发热。两者都与贫血、组织水肿及微循环障碍等有关。

舌苔为黄色多表示病变部位在肺腑，病情较重，或者是感受热邪。舌苔的黄色越深，表示症状越严重。微黄舌苔多为外感风热；舌苔黄厚干燥，是因为胃热等原因造成。

若舌苔颜色呈灰黑色，则病情有所发展，若灰暗色比例中，黑色占比较大，则病情愈重，反之则稍好或者有减轻迹象。

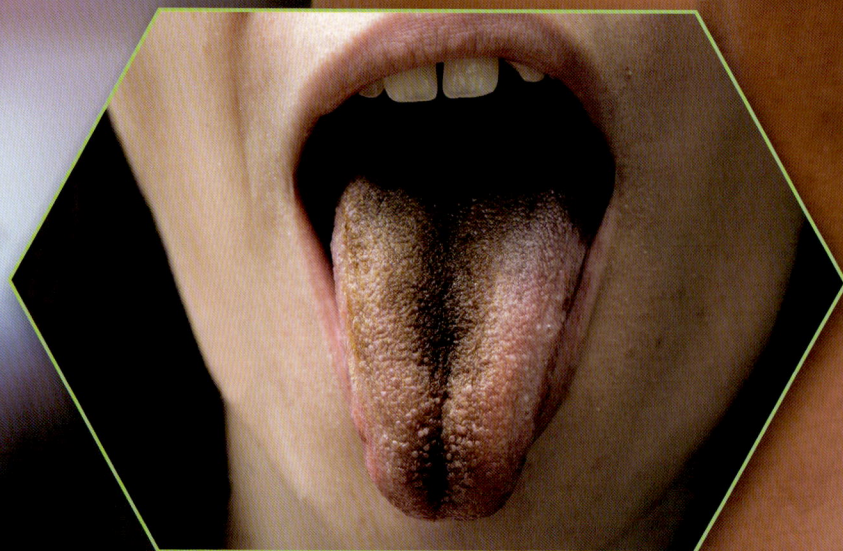

我的颜色不同代表的疾病也不同呢，你可要仔细观察我啊！

舌扁桃体指的是呈颗粒状聚积于舌根部的淋巴组织，若有咽部疾病发生时，其症状表现也很明显。当感觉舌根部有疼痛感、吞咽不适、频繁刺激性咳嗽及发声嘶哑时，说明扁桃体有炎症。

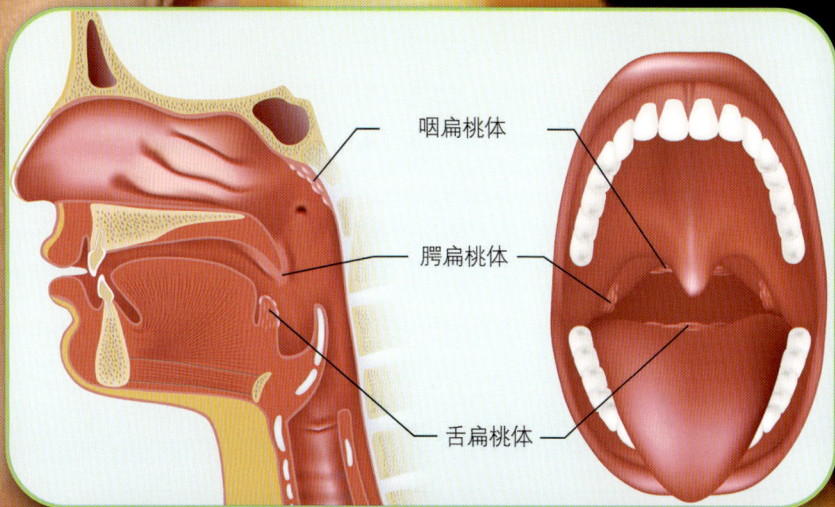

咽扁桃体

腭扁桃体

舌扁桃体

舌扁桃体有丰富的黏液腺，表面的隐窝较短，每个隐窝及其周围的淋巴网状组织形成滤泡，许多滤泡组织构成了舌扁桃体。舌扁桃体产生淋巴细胞，共同参与机体的免疫机能，是机体的防御装置。

味觉

　　食物入口后，经由味觉器官受刺激后所形成的感觉，就是味觉。酸、甜、苦、咸是人类的四大基本味觉。

　　舌头的不同位置对味觉刺激的感受存在差异，舌尖对于甜味更为敏感，舌根对于苦味最为敏感，舌头前部分边缘处于咸味更为敏感，而后部分则对酸味感受更深。一般而言，舌头对咸味的刺激反应更快，对苦味则相对而言较慢。

　　可以溶解的、含有味道的物质最能刺激味觉器官。当这种刺激在味蕾上形成后，这一刺激就快速转化为神经能，然后经由舌咽神经传送至大脑中央后回，也就是躯体感觉区，最终形成味觉。我们得以品尝出一个苹果的味道，是味觉与嗅觉同时作用的结果。

> 不管你喜欢吃甜甜的西瓜还是酸酸的柠檬，都需要我的帮忙哦，这样你才能感受到它们的美味啊！

　　味觉的敏感性与身体饥饿状态有关，饥饿感越强对甜与咸的刺激感受越明显，对酸与苦的感受性越差；但饱腹状态下，情况恰恰相反，这时对酸和苦的刺激感受最明显，对甜和咸的刺激感受最差。

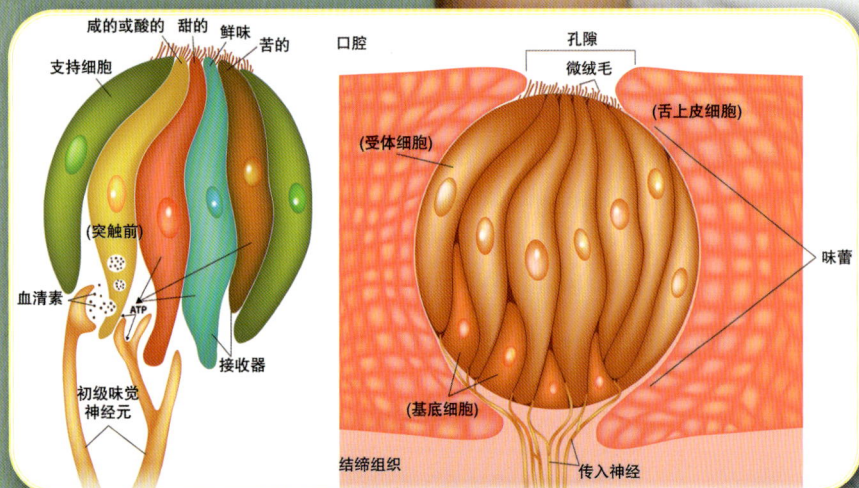

支持细胞　咸的或酸的　甜的　鲜味　苦的　口腔　孔隙　微绒毛
（受体细胞）　（舌上皮细胞）
（突触前）
血清素　ATP　接收器　味蕾
初级味觉神经元　（基底细胞）　结缔组织　传入神经

味蕾

肉眼能看到的舌表面上的那些密集突起就是味蕾，也称为味觉感受器。味蕾呈卵圆形，由味觉细胞和支持细胞构成，有感受和鉴别酸、甜、苦、咸等味道的功能。味蕾多分布在舌头背面，软腭和咽等其他部位也有少量分布。

味蕾数量与年龄关系很大，婴儿有一万个味蕾，但成人则只有几千个，随着年龄增长会不断递减，因此老年人的味觉感受刺激会明显弱于孩童。人的味觉刺激、嗅觉刺激、视觉刺激、听觉刺激和触觉刺激中，味觉是最为敏感的，是感受速度最快的感觉，仅需1.5至4毫秒就能形成刺激。

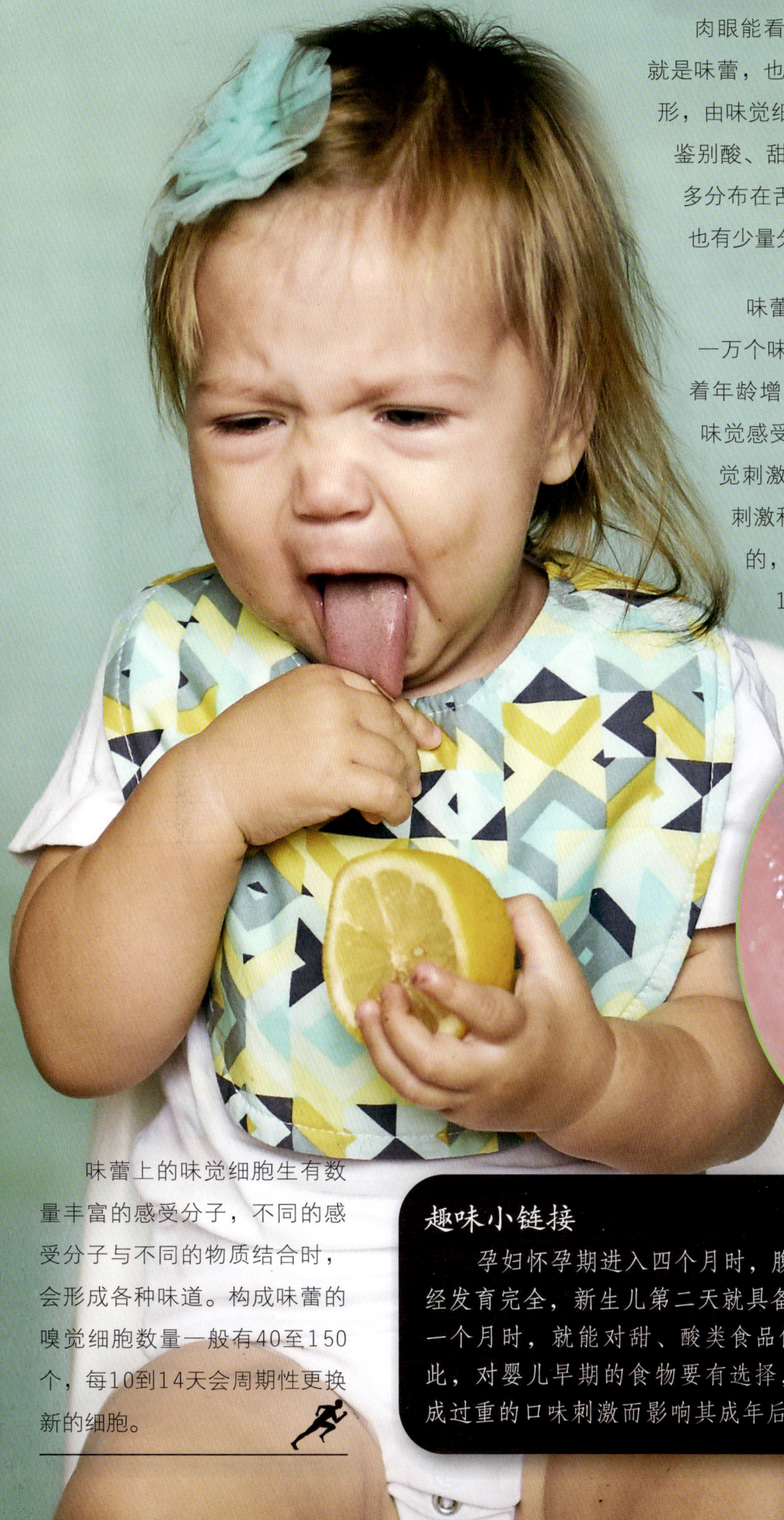

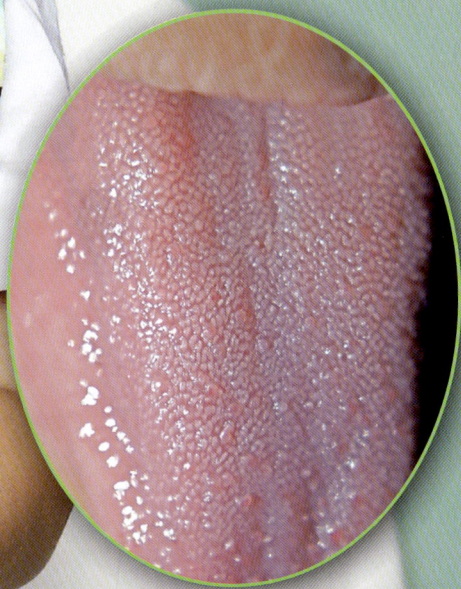

味蕾上的味觉细胞生有数量丰富的感受分子，不同的感受分子与不同的物质结合时，会形成各种味道。构成味蕾的嗅觉细胞数量一般有40至150个，每10到14天会周期性更换新的细胞。

趣味小链接

孕妇怀孕期进入四个月时，腹中胎儿舌头上的味蕾就已经发育完全，新生儿第二天就具备完整的味觉能力，成长到一个月时，就能对甜、酸类食品做出反应。因此，对婴儿早期的食物要有选择，避免过早形成过重的口味刺激而影响其成年后的健康。

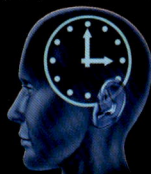

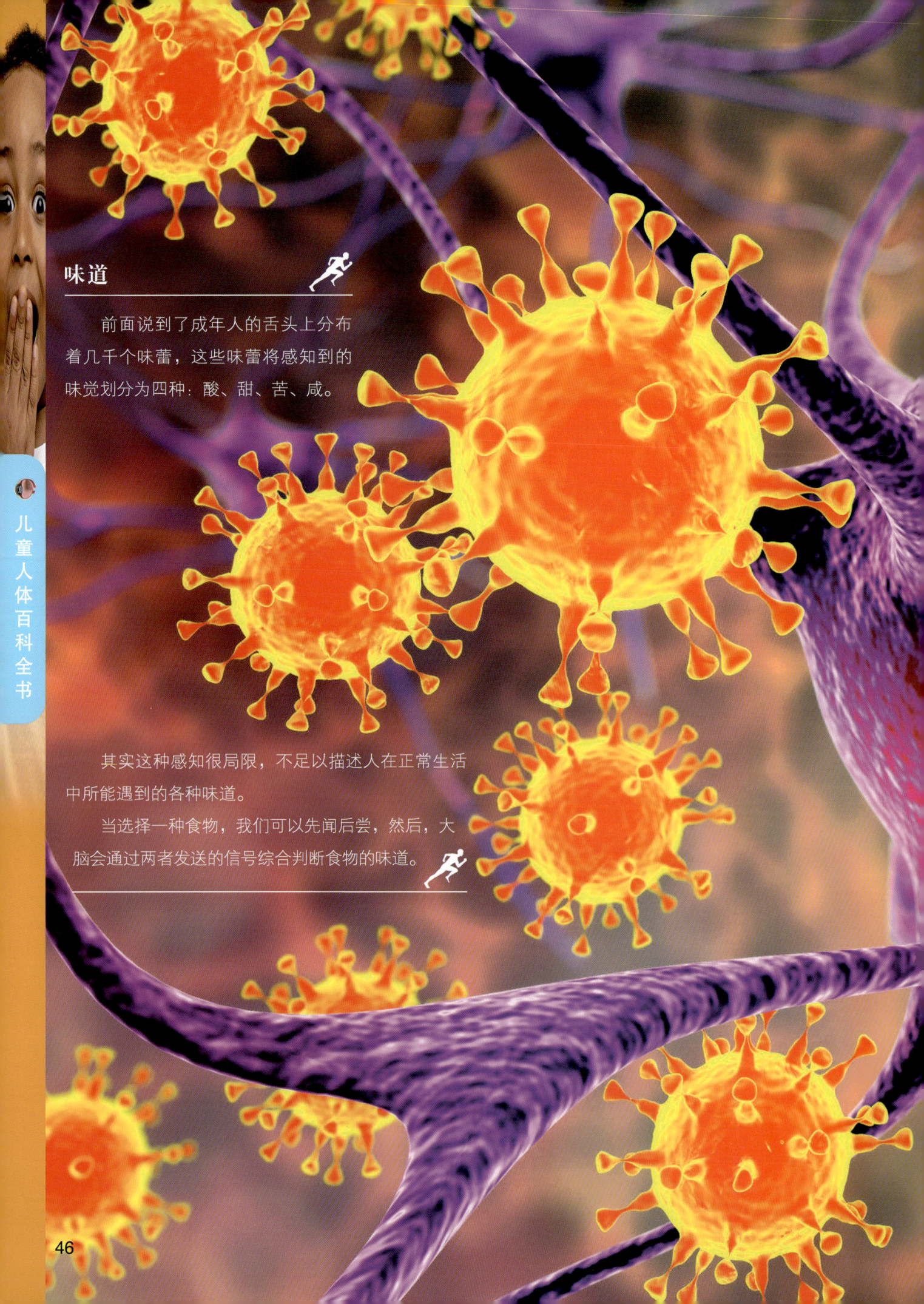

味道

前面说到了成年人的舌头上分布着几千个味蕾，这些味蕾将感知到的味觉划分为四种：酸、甜、苦、咸。

其实这种感知很局限，不足以描述人在正常生活中所能遇到的各种味道。

当选择一种食物，我们可以先闻后尝，然后，大脑会通过两者发送的信号综合判断食物的味道。

46

味觉是人对物质味道的感知，是食物在口腔中对味觉器官产生刺激形成的感觉。味觉是一种近感，而人们熟知的辣，从感觉神经上来说，是一种痛觉，不算味觉。

三种类型的神经

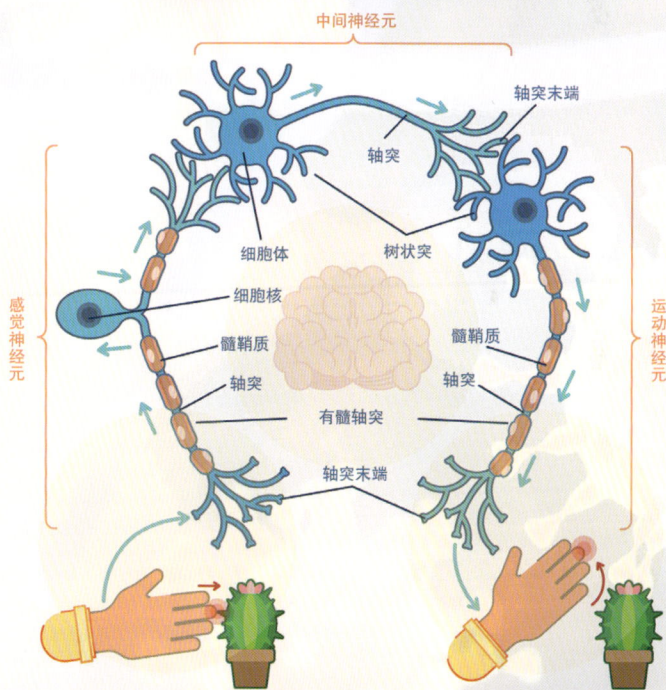

中间神经元
轴突末端
轴突
细胞体
树状突
细胞核
髓鞘质
髓鞘质
轴突
轴突
有髓轴突
轴突末端
感觉神经元
运动神经元

趣味小链接

　　皮肤和一些末梢神经在机体受到伤害的时候，就会释放痛觉信号。这是一种传出信号，也是对危险的预警。如当人被一件物品刺伤的时候，迅速袭来的痛感会支配人丢掉物品，避免再受伤。而缓慢愈合的伤口的痛感则会反复刺激脑部神经，形成深刻的印象，让人有保护伤口的意识。

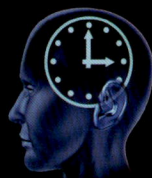

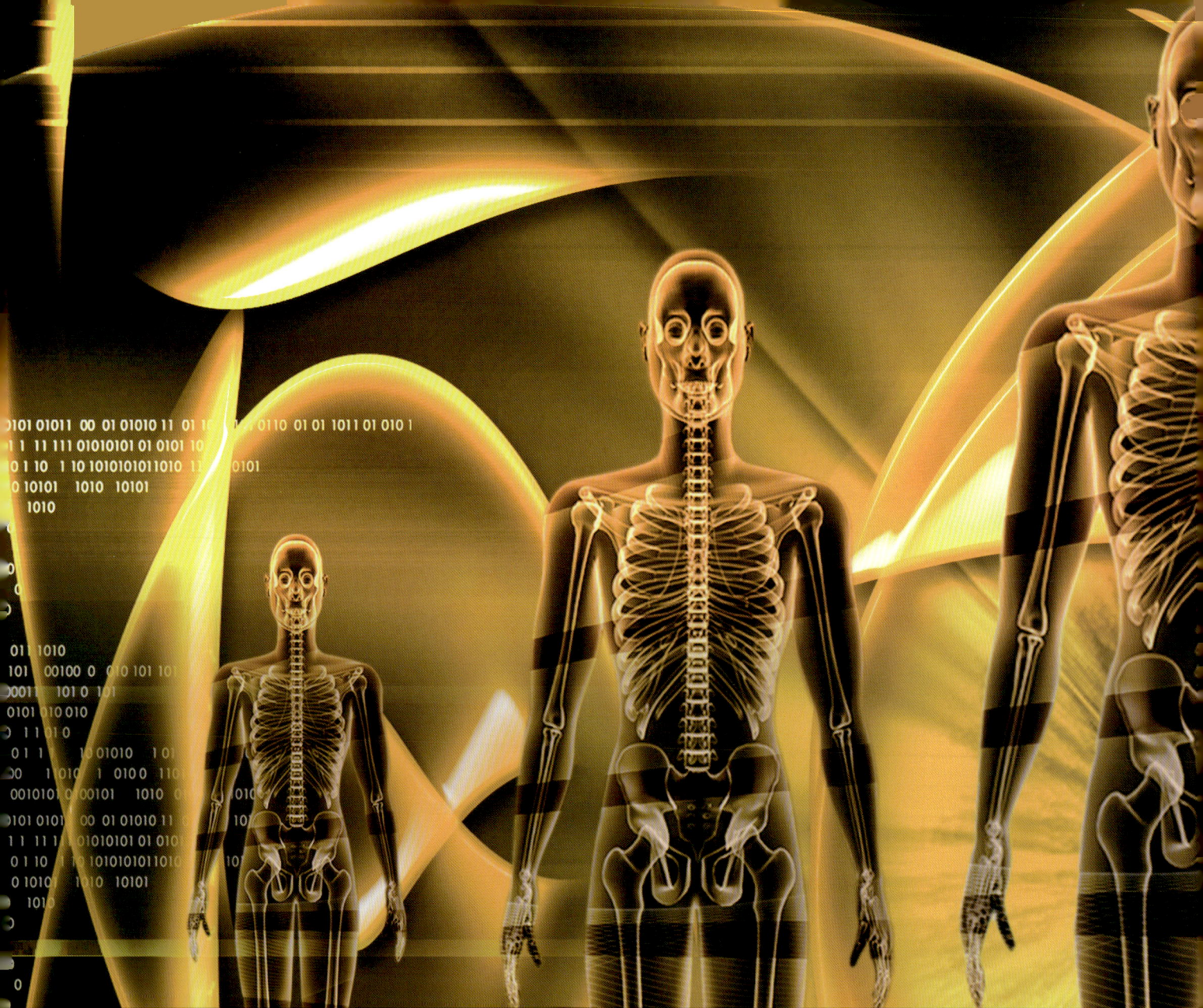

灵活的身躯

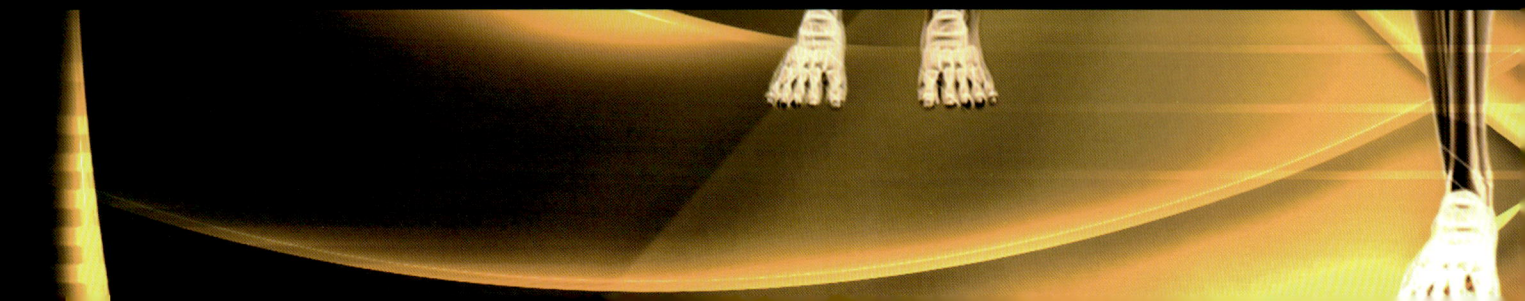

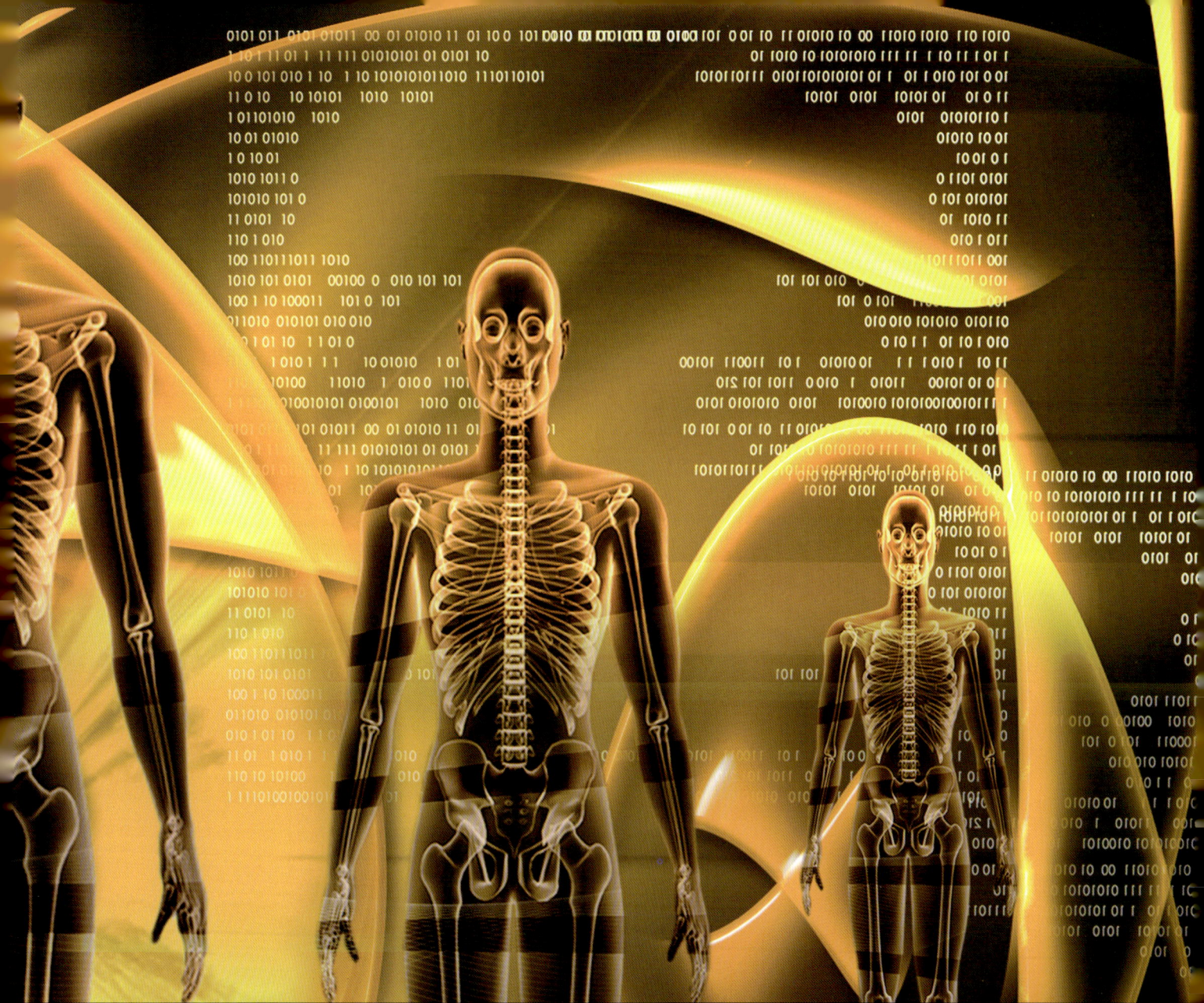

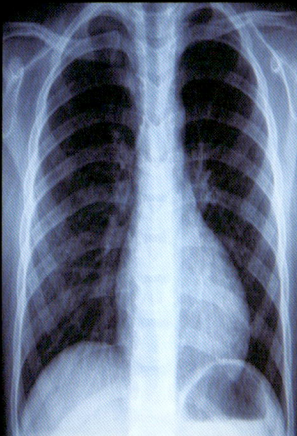

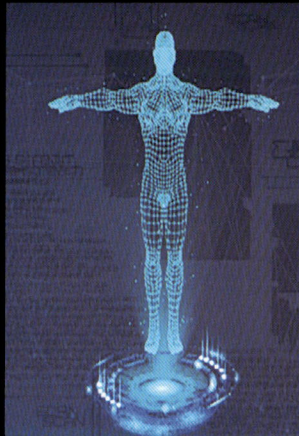

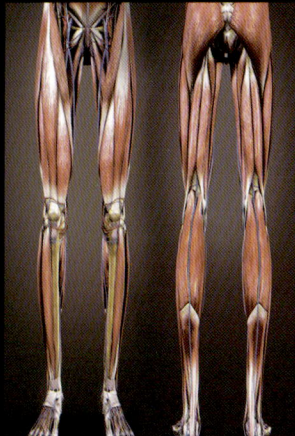

人体身躯分为头部、颈部、躯干、四肢四部分。头部主要包括颅部和面部，颈部把头部和躯干连接起来。躯干部的前面分为胸部和腹部，后面分为背部和腰部。四肢包括上肢和下肢。

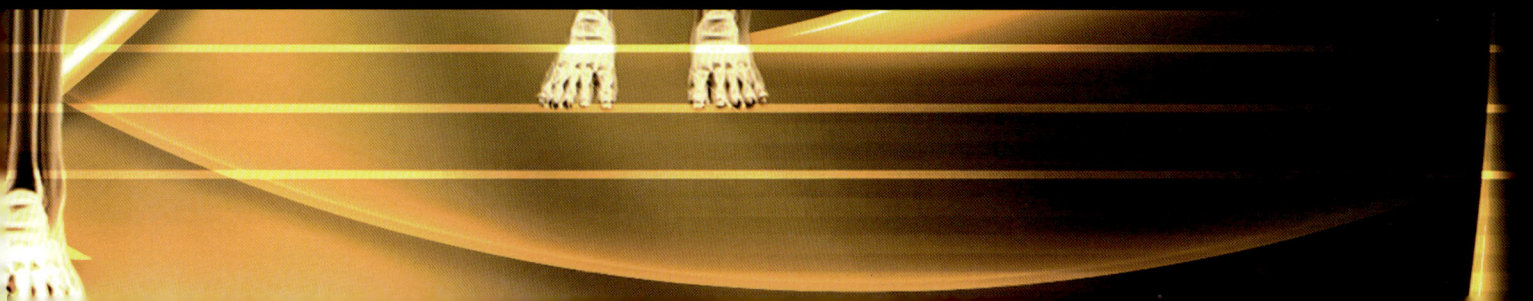

头部

　　脖子以上的所有器官统称为头部，主要是由颅和面两部分构成。颅内为脑，面部有眼、耳、鼻、舌、口。本书头部这里主要讲的是头发、面肌、面动静脉等。

你是黑色头发的中国人，即使你把头发染成黄色或红色，你也改变不了自己的基因，我还是一眼就能看出你是一个中国人啊！

　　生长在头部的毛发（眉毛等除外）即头发。头发不是器官，所以仅含有细胞而无神经和血管。头发具有弹性，数量越多则弹性越大，可以缓解轻微的头部与外力外物的碰撞。同时，头发还能加速头部汗液的蒸发。

　　地球上不同区域的人类头发的颜色差异很大，这多是由基因的差异性所致。头发以黑色、金黄色、棕色和红色等最为多见，但年老时，多会呈现为银白色。

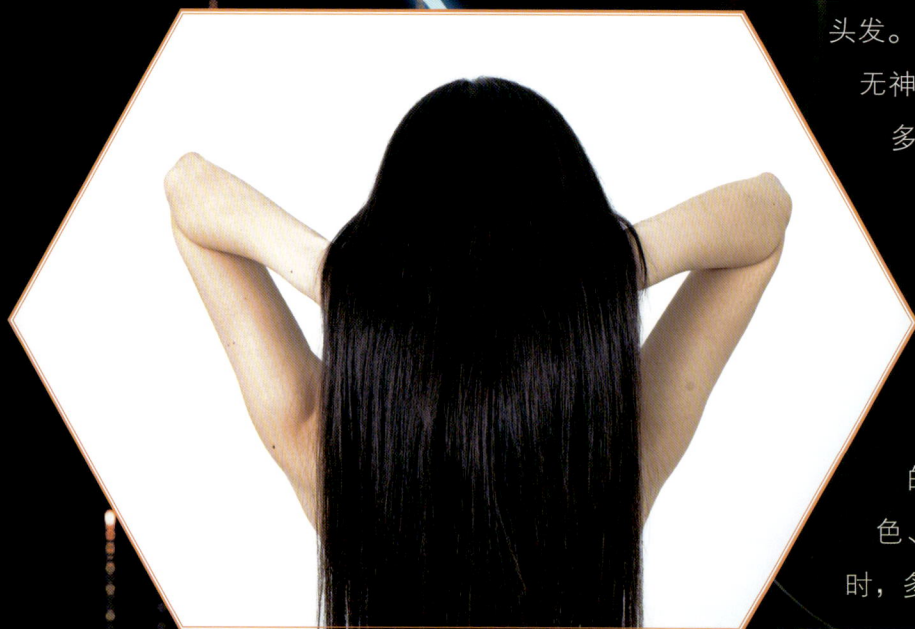

儿童人体百科全书

颅又称脑盖、头骨，按照所在部分分为脑颅和面颅两部分，共有23块扁骨和不规则骨组成。脑颅在颅的后上部分，由8块骨头围合成颅腔。面颅在颅的前下部分，由15块骨头构成面部支架，并围合成眶、骨性鼻腔和骨性口腔。

面部

头部前方暴露在外的那部分皮肤统称为面部。我们之所以能看到丰富的面部表情变化，是因为面部的小动脉含有较多的血管和运动神经，它们令面部的颜色和表情因为情绪波动而发生变化。柔软且具弹性的面部还含有丰富的皮脂腺、汗腺及毛囊。

面肌

面肌是面部控制表情的肌肉，所以又称表情肌。面肌通过收缩来改变口裂、眼裂形状，就会呈现出我们能够理解的悲喜情绪。另外，在语言表达或进食时，面肌也会有所参与。

面肌主要分布在眼、鼻和口周边，薄而纤细，因由面部神经支配，一旦神经受损，面部就会因神经麻痹而造成面瘫。

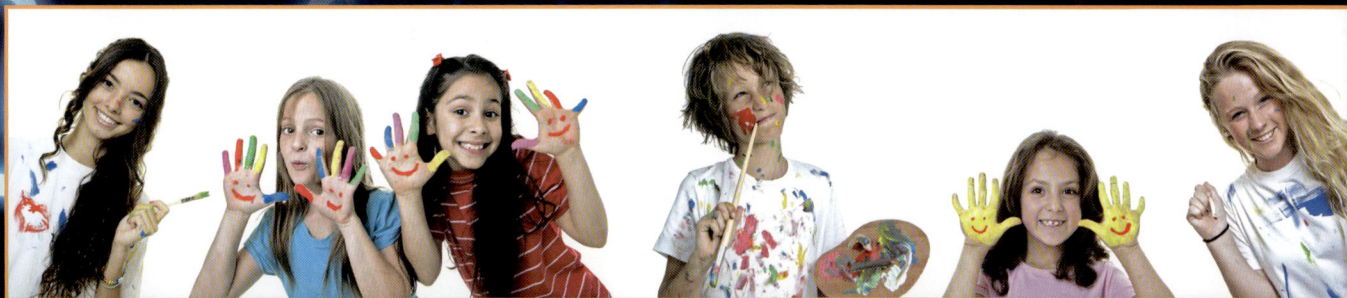

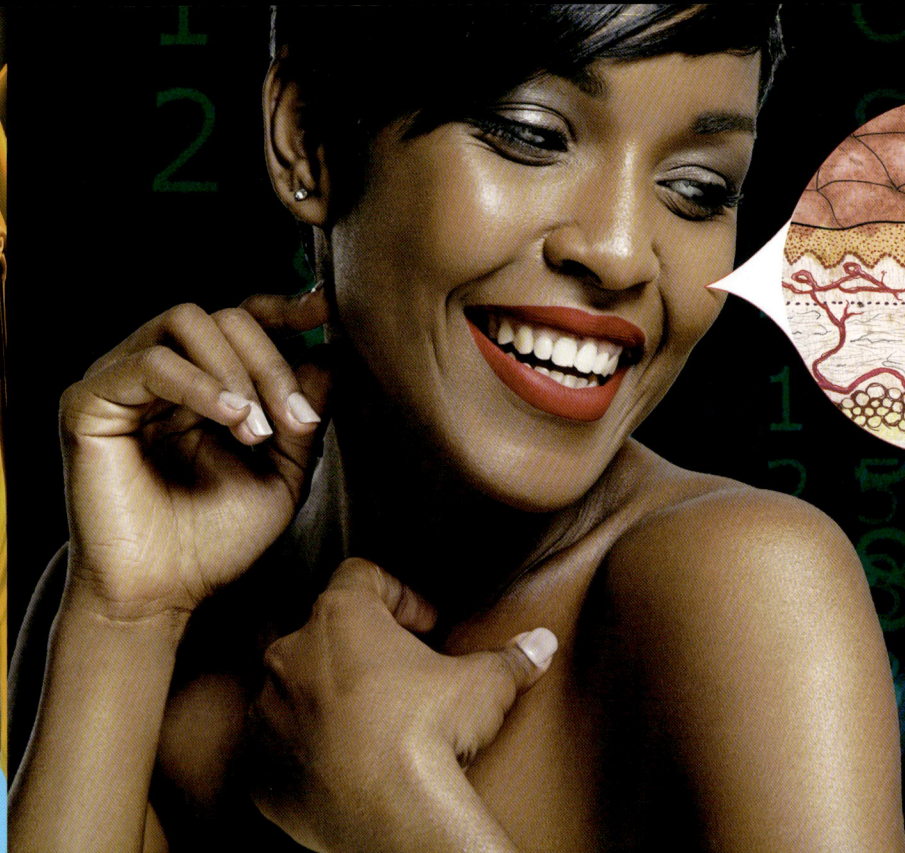

面动脉

面部血管分布于浅层，主要有面动脉和面静脉。面动脉起自颈外动脉的前面，经过下颌下三角在咬肌止点的前缘出现在面部。

面动脉是颈外动脉分支之一，走向曲折、斜向上行，途经嘴部左右边缘和鼻翼外侧至内眦（大眼角），此时名称重新定义为内眦动脉。用手触摸下颌骨下缘与咬肌前缘交界处，可以感受到脉搏跳动。

我是面部小动脉，你知道为什么脸有时候会红吗？就是因为我知道你的小秘密，我想告诉你和他人呢！

面动脉与面静脉伴行分布，两者之间距离最近的部分在下颌下缘和内眦之间，距离最远的部分在口角和鼻翼基底之间。面动脉的分支有下唇动脉、上唇动脉和鼻外侧动脉。

面静脉

面静脉是头颈部浅静脉之一，位置较浅，自内眦静脉处伴面动脉下行至舌骨平面，汇入颈内的静脉。面静脉主要收集面部软骨组织的静脉血。

人体静脉负责将身体各部分血液带回心脏，为了防止血液流动中出现倒流，静脉中会有瓣膜通过闭合发挥作用。而口角平面那部分面静脉没有瓣膜，很容易因为面肌收缩促使血液发生倒流现象。此区域因两侧口角与鼻根连线形成了一个三角区，这个三角区若有感染化脓等问题发生，很容易因不良血液逆行至颅内引发更大危险，故有了"危险三角"一说。

面神经的组成成分是运动、感觉和副交感神经纤维，是第七对脑神经。面神经的主要作用是支配面部表情肌、舌下腺、下颌下腺、泪腺的分泌及舌的味觉管理。

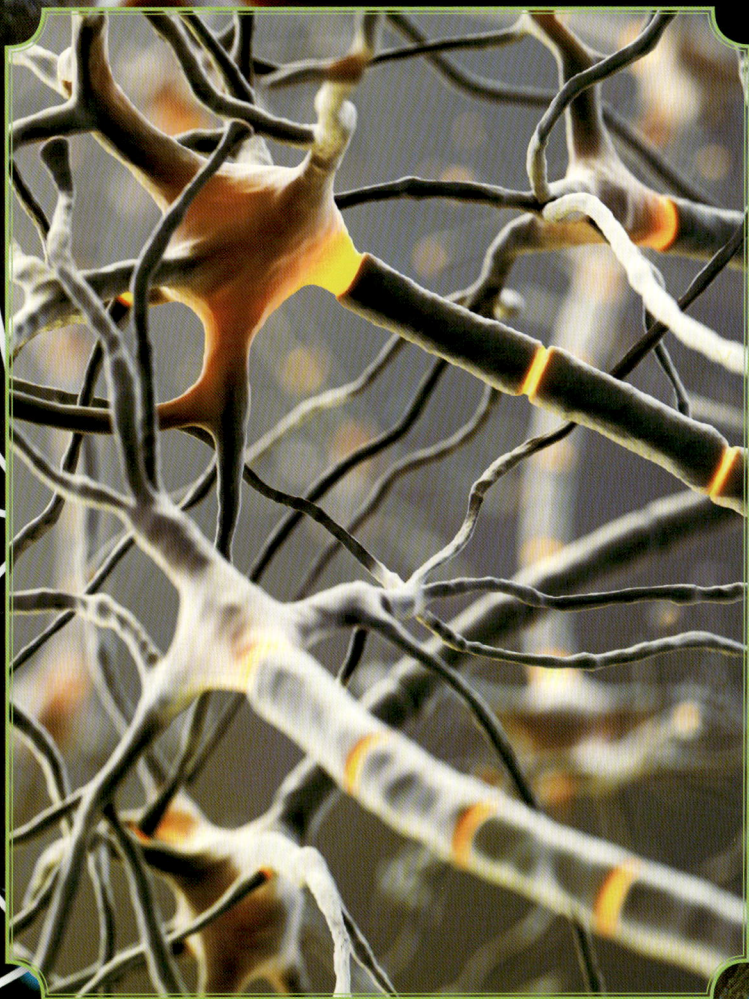

面神经作为一种以运动神经为主的混合神经，一旦受损，其支配作用也会相应受损，对应受到支配的部位如眼部、嘴部及面部就会有体征表现，比如眼睑闭合不完整、侧面肌肉瘫痪、口水不自主流出等。

趣味小链接

面瘫是以口眼向一侧歪斜为主要症状的疾病，又称"口眼歪斜""歪嘴风"等。面瘫症患者的一侧面部表情肌出现不对称瘫痪，眼睛不能完全闭合，病变时口角下垂向另一侧倾斜，常伴有口水从该侧流出。因为面瘫会引起十分怪异的面容，因此常被人们称为"毁容病"。

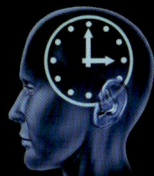

颈部

　　头部与胸部之间的区域统称为颈部，主要由颈椎以及前、后和外围的各肌肉群等组成。

颈椎

　　颈椎即颈椎骨，介于胸椎与头部之间。颈部脊柱由7块颈椎骨、6块椎间盘和所属的韧带相连构成，侧面观看时，形状弯曲前凸。

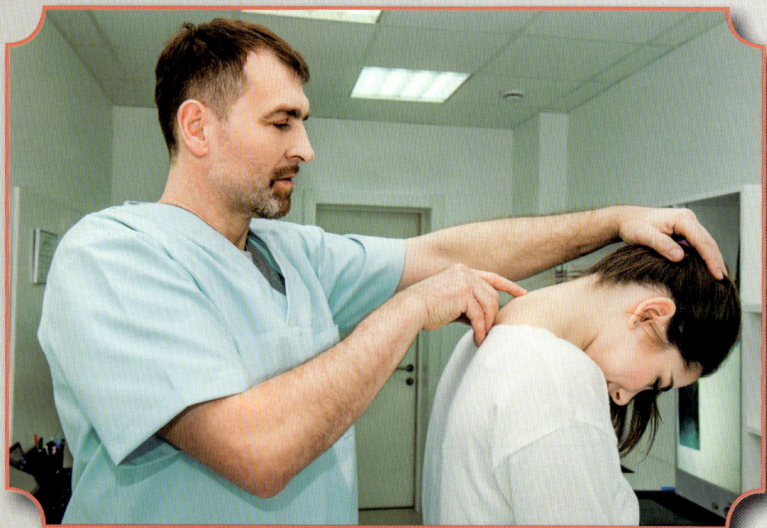

　　颈椎椎体相较于其他椎体特点明显：椎体呈可分辨的椭圆形，横突上有名叫横突孔的小孔，棘突短且有分叉。以上特点令颈部可以自由活动，保证脊神经和血管从中通过。

　　颈椎是脊柱的重要组成部分，在保证自身的有范围运动外，起着支撑头部重量的作用。下段颈椎会因年龄增长而发生退化，使得椎间盘逐渐变薄、椎骨间隙逐渐变窄、椎间孔也越来越小。

　　我可是很脆弱的呢，你一定要好好保护我。你不要伤害别人的这个部位，也不要让别人伤害到我啊！

颈腔

　　颈腔就是指颈椎内部腔体，内有大量组织存在，如呼吸道、消化道的颈段神经和其两侧的血管、神经和淋巴结等。

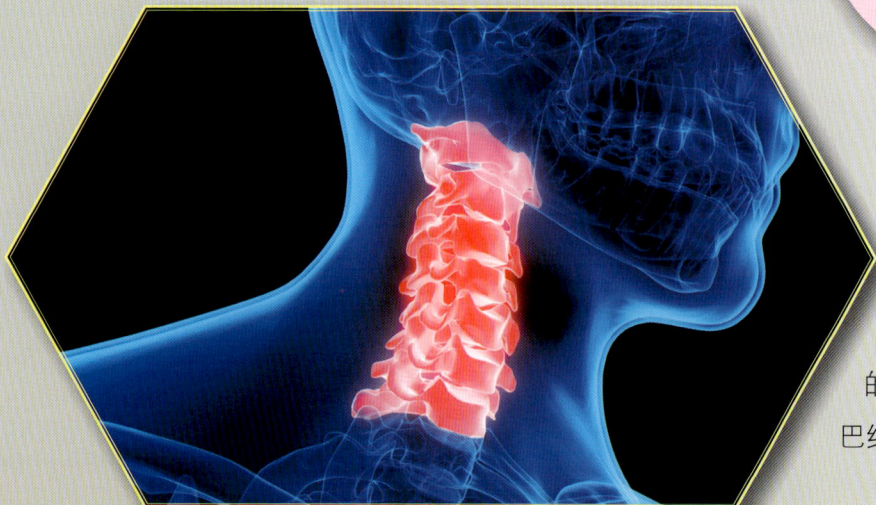

颈部结构

颈部层次结构由前向后为皮肤、浅筋膜、颈深筋膜和肌肉。浅筋膜内含皮肌、皮静脉、皮神经和淋巴结。颈深筋膜由前向后分别为颈深筋膜浅层、中层和深层。

胸锁乳突肌

胸锁乳突肌结构粗大，是颈部最重要的肌肉之一，其作用是拉动头部前后运动和颈部左右旋转。胸锁乳突肌起于胸骨柄前面和锁骨的胸骨端，止于颞骨的乳突，左右两个胸锁乳突肌呈三角形夹角。

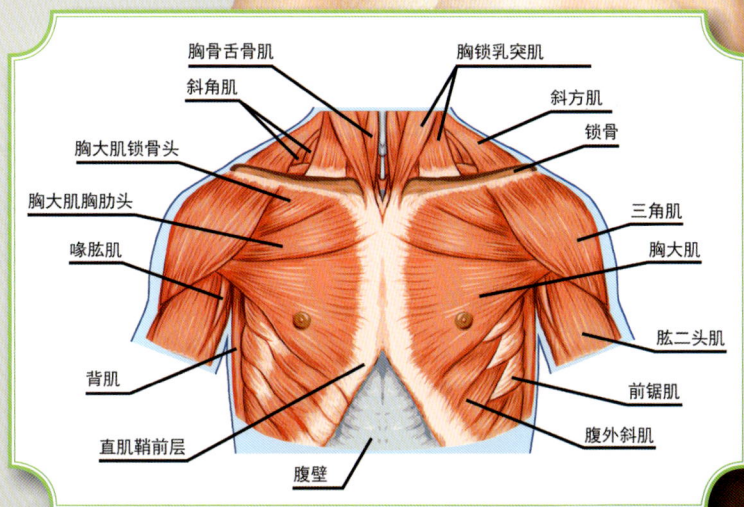

胸骨舌骨肌　胸锁乳突肌　斜角肌　斜方肌　胸大肌锁骨头　锁骨　胸大肌胸肋头　三角肌　喙肱肌　胸大肌　肱二头肌　背肌　前锯肌　直肌鞘前层　腹外斜肌　腹壁

椎前肌

椎前肌位于脊柱颈段的前方，包括颈长肌和头长肌、头前直肌和头侧直肌。椎前肌能令头与颈屈曲运动。

斜角肌群

斜角肌群位于颈的深层，由前斜角肌、中斜角肌和后斜角肌组成。前斜角肌起于第3至第6颈椎横突前结节，止于第1肋骨上缘里面；中斜角肌起于第2至第7颈椎横突后结节，止于第1肋骨上缘外面；后斜角肌起于第5至第7颈椎横突的后结节，止于第2肋骨的外面。

舌骨上下肌群

舌骨上下肌群分为舌骨上肌群和舌骨下肌群。上肌群的作用是拉舌骨向上，由二腹肌、下颌舌骨肌、茎突舌骨肌和颏舌骨肌4块构成。下肌群的作用是拉舌骨向下，由胸骨舌骨肌、肩胛舌骨肌、胸骨甲状肌和甲状舌骨肌4块构成。

趣味小链接

以颈椎退行性病理改变为基础的疾病称为颈椎病。例如，颈椎骨关节炎、增生性颈椎炎、颈椎间盘突出及颈神经根综合征等，都是比较常见的颈椎病。颈椎病患者一般全身疼痛不适，也有瘫痪的可能，需要重视。

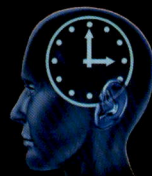

灵活的身躯

胸腹

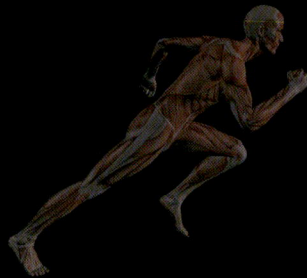

　　胸腹指胸部和腹部。由胸骨和肋骨围合而成的身体部分就是胸部，被称作人体第二大体腔局部。胸部的上下界明显，分别为颈部下界和骨性胸廓下口。而骨盆和胸部之间的身体部分就是腹部。

胸部

　　胸骨角是胸部重要的骨性标志，胸部表面包括锁骨、剑突、乳头等部分。胸部分为胸腔和胸腔内容，胸腔分为胸壁和膈。胸壁借腋前、腋后线分为前壁、侧壁和后壁，其中后壁称为背部，属脊柱区内容。胸腔内容又分为中间的纵膈和两侧的肺及胸膜。

胸廓

　　胸廓是胸腔壁的骨性基础和支架，由12块胸椎、12对肋骨和1块胸骨构成，上窄下宽近似圆锥形，起保护胸腔和部分腹腔内脏的作用，还参与人体的呼吸。

> 我就像是一把保护伞，能保护好伞下所有脆弱的部位呢！你一定要重视我啊！

　　胸廓的个体形态差异明显，与年龄、性别相关。成年男性胸廓更近于圆锥形；成年女性胸廓更近于钝圆形；新生儿胸廓则呈桶状，在15岁前性别差异尚不明显。

　　胸廓的形态还与个体健康状况关系密切。当胸腔内脏器官病变或者胸部骨骼畸形也会使得胸廓形态发生变化。一些佝偻病患者因为骨骼变形使得胸廓前后径增大，肉眼可见胸廓外形明显凸出。

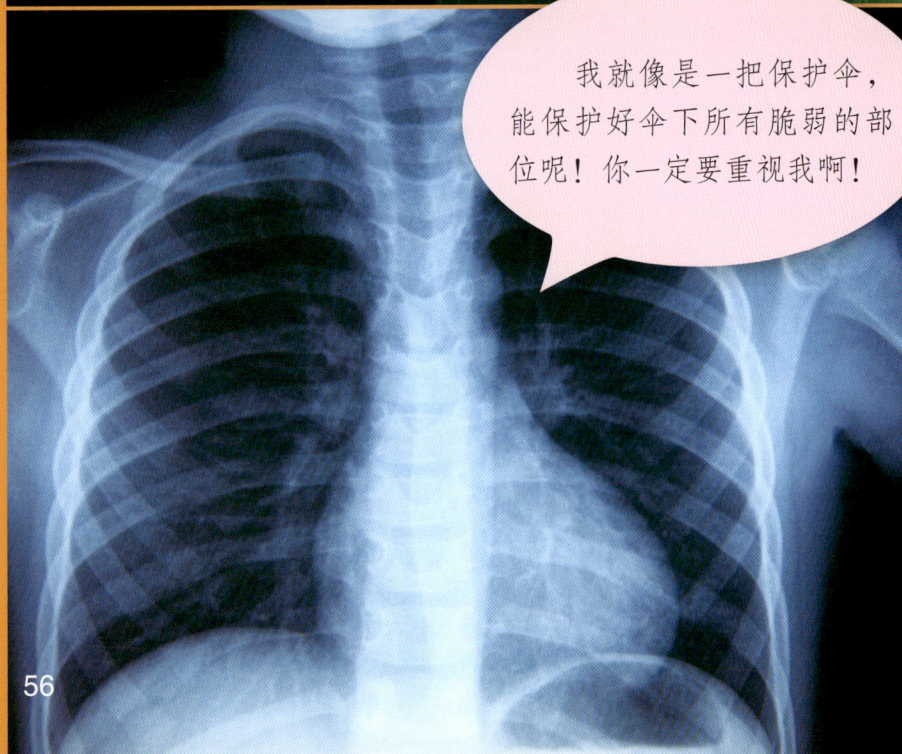

胸壁由胸廓和软组织构成，有深浅两层结构。深筋膜、胸廓外肌层、胸廓、肋间隙软组织以及胸内筋膜等构成胸壁的深层结构；皮肤和浅筋膜则构成胸壁的浅层结构。

胸壁浅层结构中的皮肤很薄，具有一定的移动性；浅筋膜处，胸骨前面较薄，其他处较厚。

胸腔壁静脉沟通着上、下腔静脉，当回收腹腔脏器血液的门静脉回流受阻时，依靠胸腔壁静脉所形成的分支血管网就会活跃起来，保证血流畅通。

灵活的身躯

胸腔

胸廓与膈围成了胸腔，胸腔内有纵膈、肺和胸膜腔。胸廓上口为胸腔的上界，下界通过膈和腹腔隔开。

膈

膈是在胸腹腔之间，分隔胸腹两腔的膜状肌肉，形状扁薄呈圆顶形。膈的中央部是名为中心腱的腱膜，与心包连接；膈的下面紧邻肝、胃和脾；膈的上面有膈膜筋膜、壁胸膜或心包壁层，紧邻肺的底部。

膈是主要的呼吸肌。当膈收缩时，它的圆顶下降，胸腔容积就会扩大，从而引起吸气；当膈舒张时，它的圆顶上升恢复原位，胸腔容积就会减小，从而引起呼气。膈和腹肌同时收缩，则会增加腹压，可以协助排便、呕吐及分娩等人体活动。

膈的薄弱区有两个部分：胸肋三角和腰肋三角。前者是胸骨部与肋部之间形成的三角形无肌束间隙，后者是肋部与腰部之间形成的三角形无肌束间隙。当这两个三角部分区域缺损或有创伤裂口，就会令腹内脏器由此区域进入胸腔，形成膈疝，造成腹部不适、呼吸困难、心律加速等症状。

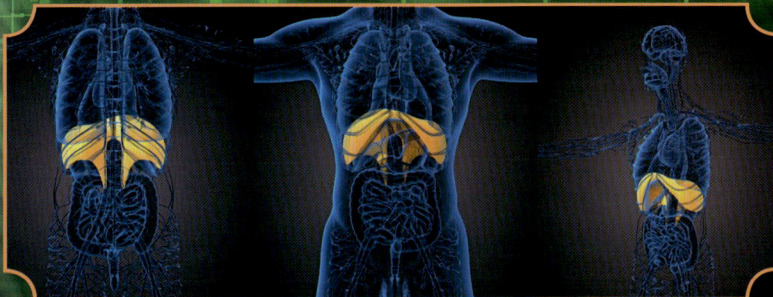

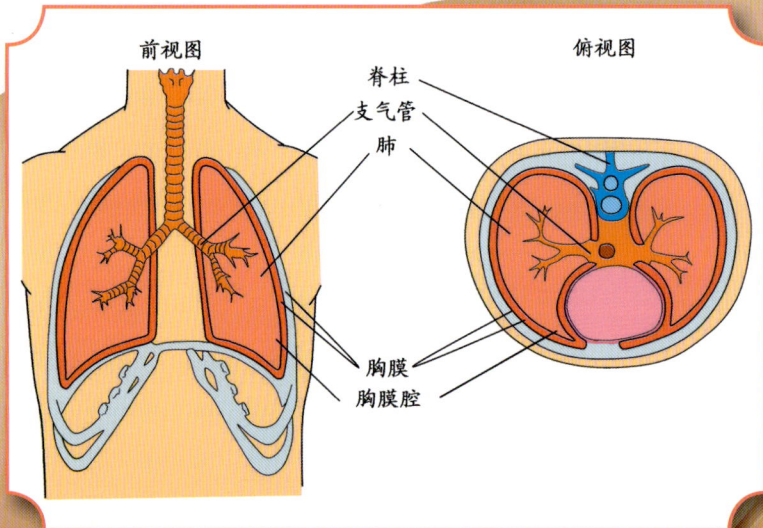

前视图　　　　　　俯视图

脊柱
支气管
肺

胸膜
胸膜腔

胸膜腔

　　胸膜腔是胸膜的壁层和脏层在肺根处转折移行所形成的一个密闭的潜在的腔隙，由紧贴于肺表面的胸膜脏层和紧贴于胸廓内壁的胸膜壁层构成，左右各一，互不相通。

　　胸膜腔腔内没有气体，只有少量浆液，可以减少脏、壁胸膜之间的摩擦，腔内为负压，有利于肺的扩张，有利于静脉血与淋巴液回流。

胸膜

　　胸膜是一种浆膜，有壁胸膜和脏胸膜两种，分别依附在胸壁内面和肺部表面。在胸壁内面的是壁胸膜，在肺部表面的是脏胸膜。脏胸膜将肺表面包裹起来并伸入肺部间隙内。

乳房

　　乳房是人和哺乳动物特有的哺育器官，由皮肤、乳腺和脂肪组织等构成，位于胸筋膜前，胸骨旁线与腋中线之间，后有乳房后间隙。成年女性乳房呈半球形，儿童及男性乳房不明显。

　　乳房悬韧带是乳房内部的一种纤维结缔组织性结构，其主要功能是保证乳腺保持在固定位置，以达到对乳房支持和固定的作用。

　　乳腺是皮肤的附属腺，被结缔组织分隔为15至20个乳腺叶。各乳腺叶开口于乳头，并以乳头为中心呈放射状进行排列。

腹部

腹部指的是骨盆和胸部之间的那一部分。人体大部分的消化道器官都存在于腹部，是对食物营养进行消化和吸收的重要区域。

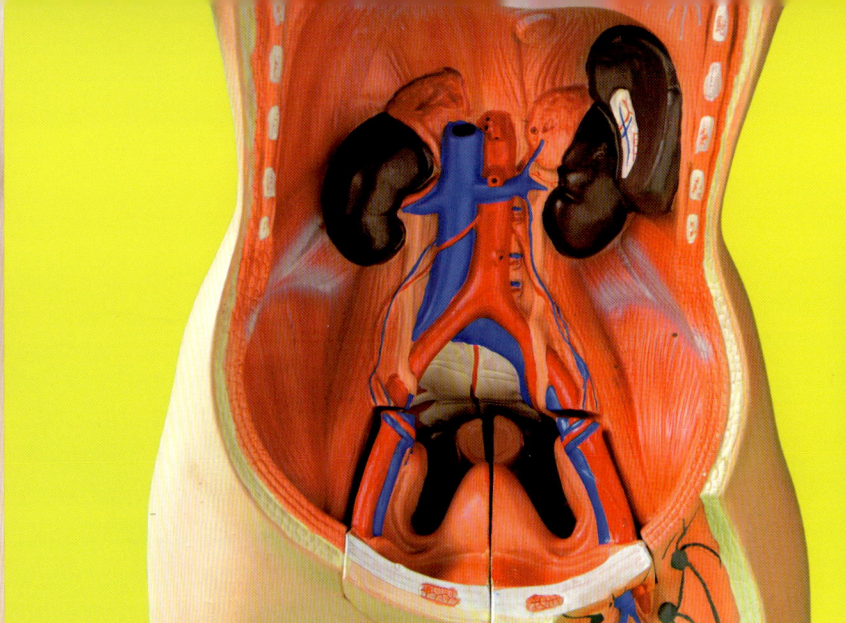

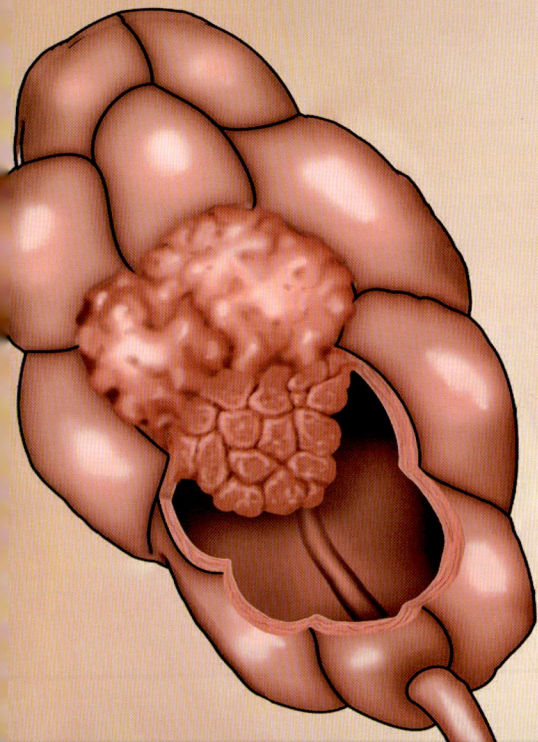

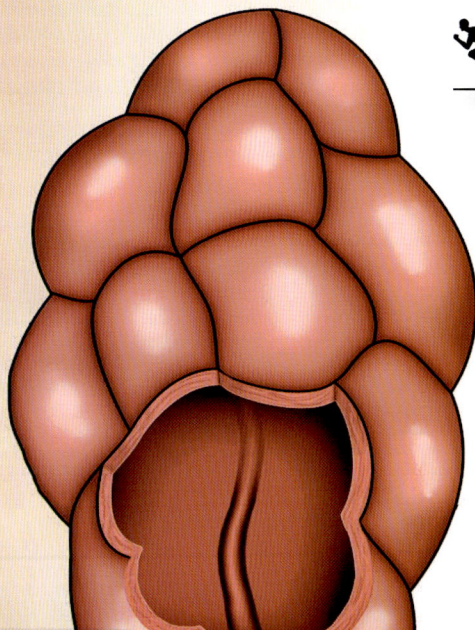

腹腔

腹腔是指由骨盆入口与横膈膜之间形成的那个空腔。腹腔内有绝大部分的消化道器官如下食道、胃、肠和阑尾等。其他人体重要器官如肝、脾、肾和胰等，也在这里。

我是一个大宝藏，凡是你吃掉的食物，都要来到我的宫殿里一游，这样我才能吸收食物里面的营养呢！

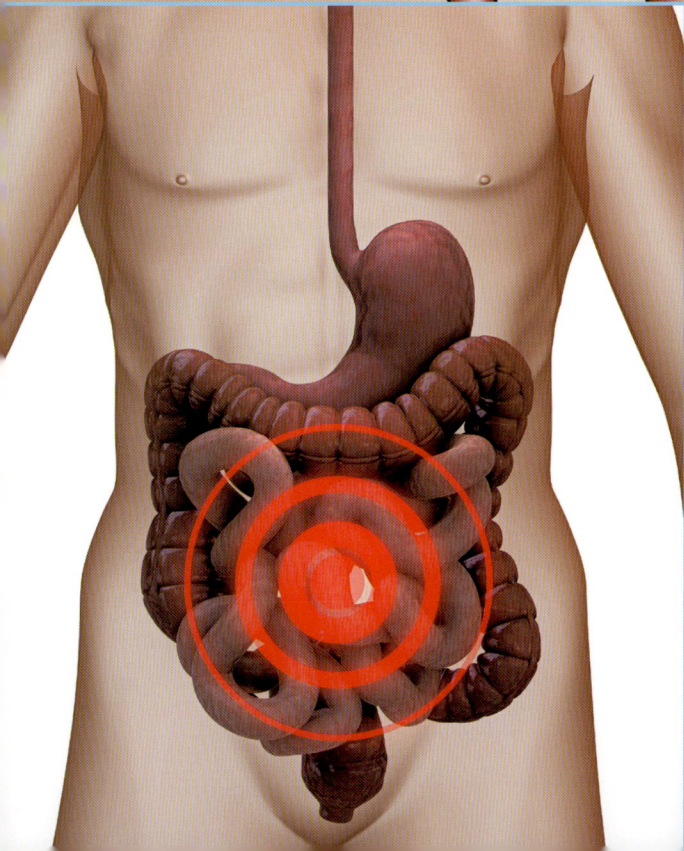

消化器官

在功能上，腹部是大部分消化器官的所在，食物的消化吸收都在这里发生。腹腔内的消化道包括下食道、胃、十二指肠、空肠、回肠、盲肠、阑尾、升结肠、横结肠和降结肠，还包括乙状结肠和直肠等。

肚脐

肚脐位于腹部中间的凹陷处，形态上，或内凹，或外凸，实际是胎儿出生时，脐带脱落之后自然形成的疤痕。

肚脐是胎儿时期，母体连接胎儿从而进行营养输送的重要通道；肚脐的位置恰处于人体外表面的黄金分割点，因此具有美观人体的作用；肚脐因属先天性生理薄弱区，人体发生病变时，药物可以由此快速输入，最终达到各处血液中；肚脐也为内脏提供部分氧气，促进内脏的新陈代谢。

我看起来毫不起眼，但是我连接着你身上的五脏六腑，你不要因为好奇就用力抠我哦！

肚脐通过提供氧气参与内脏新陈代谢，因此肚脐及周边受损会造成部分内脏的不适。因此，要注意肚脐及周边卫生，避免细菌侵入腹腔内的重要血管当中。日常应以温水轻轻擦拭，并注意保暖。

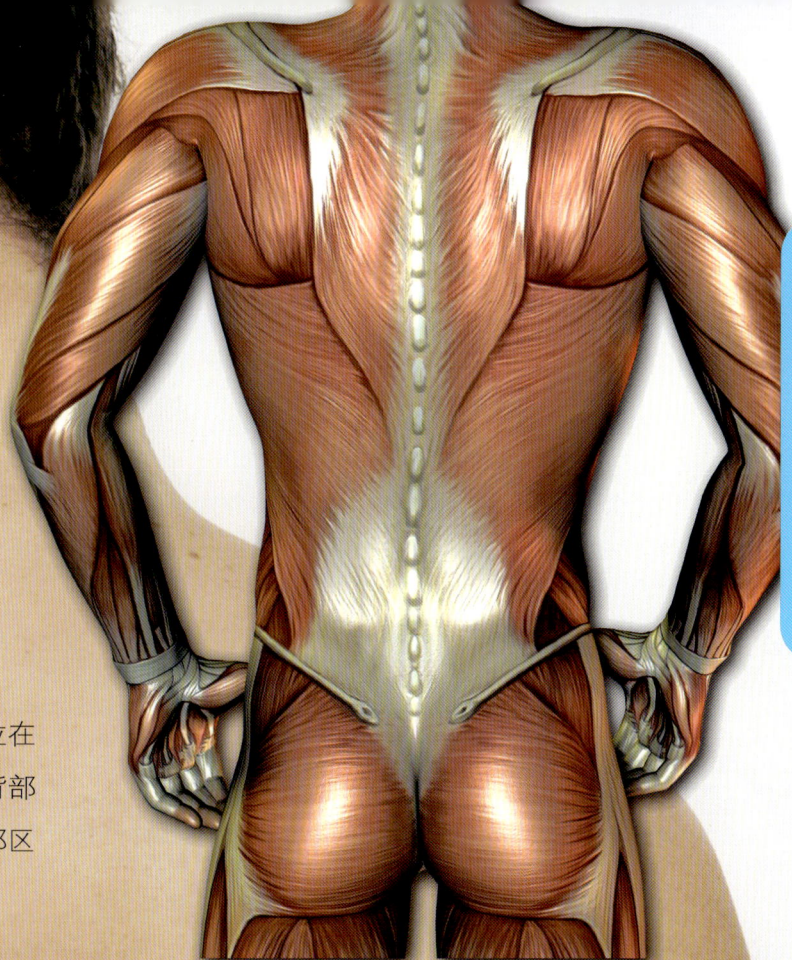

背部

　　背部面积大、穴位多，人体内脏对应的穴位在背部都可以找到，按摩、艾灸等治疗形式多在背部进行。由两块肩部和一处背上部围合而成的背部区域，比人体其他部位更能承受重量。

腰部

　　介于人体胯上与肋下之间的部分称为腰，对称分布在脊柱左右两侧。腰是人类进行各项运动的重要支撑部分，因此保护好腰部尤为重要。

　　腰部有腰椎，是人体的"大梁"，内部连接着各路神经和血管。它承担着人体上半身的重量，并将其传递给骨盆，同时能够缓冲下身运动的力量，防止引起头颅震动。腰椎还有保护脏器的作用。

趣味小链接

　　肚脐在中医学中称作神阙，是治病理疗的重要穴位，并且通过观察肚脐的状态还可以辅助判断身体健康状况。如发现肚脐位置偏左，意味着肠胃功能发生紊乱；而偏向右边则与十二指肠溃疡、肝炎等疾病有关；若位置向正上方有所延长，则胃或胆囊胰脏有疾；向下方延长一般与胃下垂、便秘，以及妇科类疾病有关。

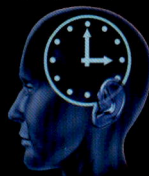

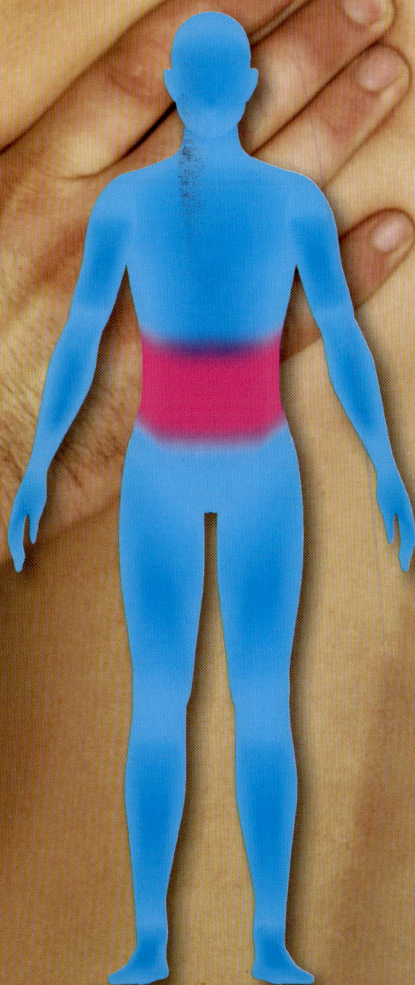

61

四肢

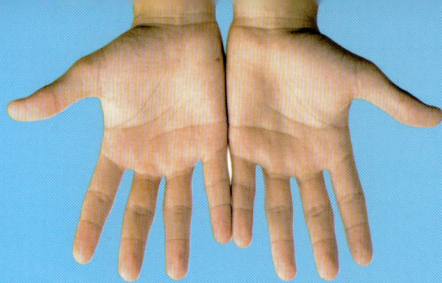

四肢是两上肢和两下肢的合称。上肢包括肩部、臂部、肘部、前臂部和手部五部分，下肢包括臀部、股部、膝部、胫部和足部五部分。

肩

脖子旁边的上肢与身体躯干相连接的部位称作肩，包括盂肱关节、肩锁关节、胸锁关节、肩胛胸壁关节，以及肌肉、韧带结构。

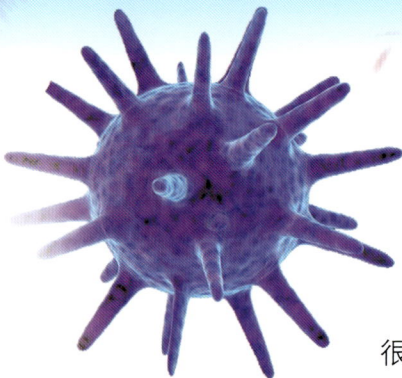

肩部的关节通过肌肉结构使其成为人体中较为灵活的关节。肩受到骨的约束较少，因此肩的运动范围很大，但是缺乏稳定性，它主要依靠韧带和肌肉结构来维持稳定。

上肢

上肢与胸部和颈部相接，是由骨骼、肌肉、血管、神经、筋膜和皮肤形成的多层次鞘状局部。肩、臂、肘、前臂和手是非常灵巧的器官，既能做出有力的抓握动作，又能完成精细的动作。

肩胛骨为三角形扁骨，贴于胸廓后外面，位于第2至第7肋骨之间。肩胛骨前面为凹面，有利于和肋骨组成胸廓连接。手臂下垂时经肩胛骨下角所作的垂线为胸部标志线。

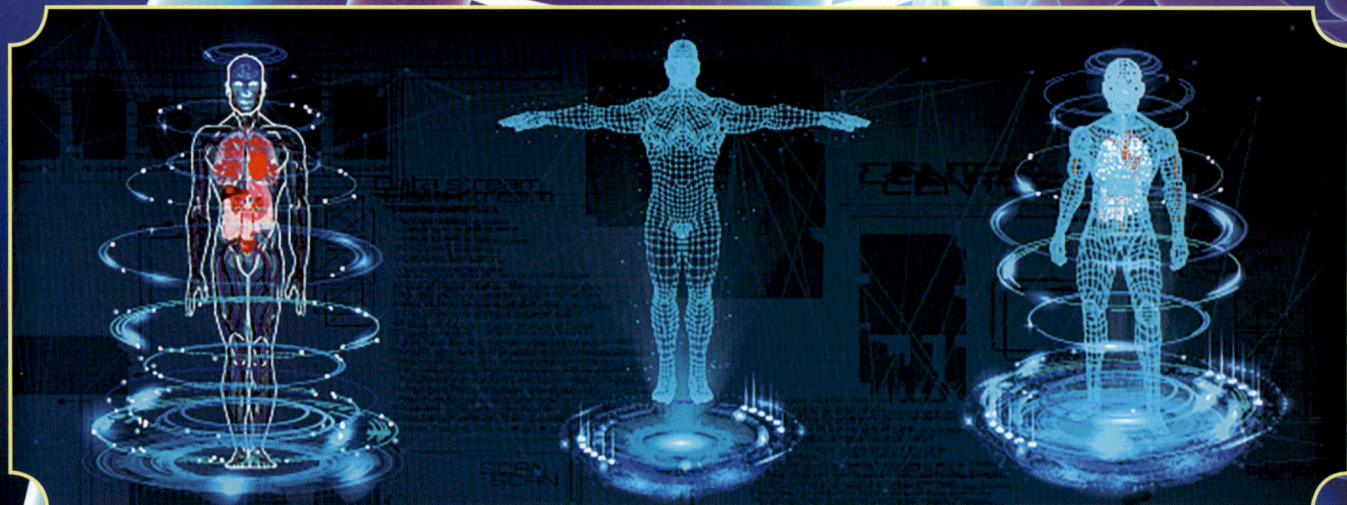

腋窝通常被称为胳肢窝，其皮下汗腺和脂肪组织丰富，底部有可以支配上肢的神经和血管通过，汇集了上肢和背部的淋巴结群，与背部和肚脐被中医认作"人体三大保健特区"。

灵活的身躯

当你需要提东西的时候就是我在发力，能帮助你顺利地提起东西呢！

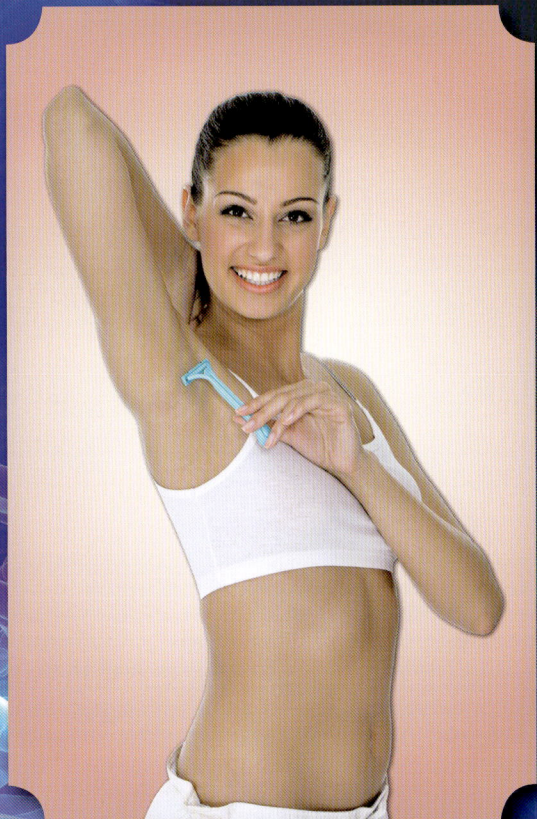

臂

介于肩膀与手腕之间的部分称为臂，分为上臂和前臂两个部分。上臂是从肩到肘的部分，臂肌较多，最前侧呈梭形的为肱二头肌。肱二头肌通过收缩与舒张让肘关节实现屈曲和伸展。

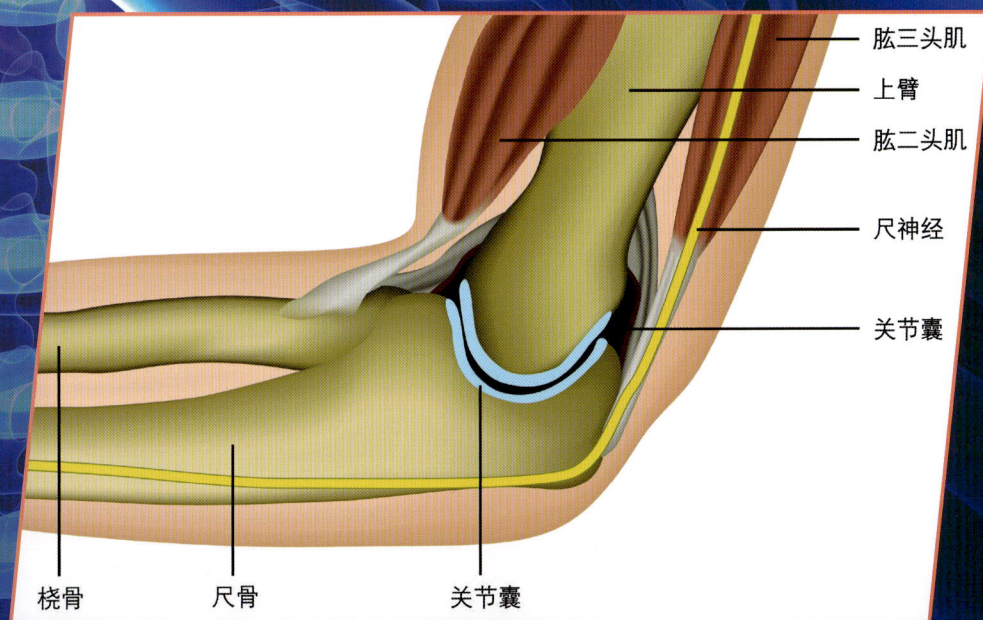

肱三头肌
上臂
肱二头肌
尺神经
关节囊

桡骨　尺骨　关节囊

肘

上臂与前臂相连接处向外凸起的部分就是肘。肘很明显地分为前后两个区域，肘前区皮肤很薄且柔软，肘后区皮肤则较厚且疏松，可以大幅度摆动。

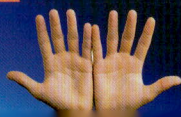

手

手是手臂前端的那部分，一般人有左、右手各一只，两只手相互对称。每只手由手掌和五个手指组成，主要用来抓握东西。人的食指、中指、无名指和小指由三节组成，拇指则由两节组成。

前臂

前臂是肘与腕之间的部分，皮肤较薄，含有丰富的结缔组织、神经组织和肌肉组织。

人类的五指可以自由向内弯曲，因此可以从事复杂的生产活动，并能通过五指的不同手势来沟通和表达情感。五指也能敏锐感知周边的温度变化，对外物的接触做出反应，最终将这些感知传送给大脑。

你一定要保持卫生，饭前便后记得清洗我啊。不然我身上的病菌就会被你吃进肚子里到处作乱啦！

五个手指长短不一，长在手掌之端，指尖一面长有指甲，另一面有指纹。手掌的中心称为掌心，掌心中有掌纹。手背上面没有指纹或掌纹。

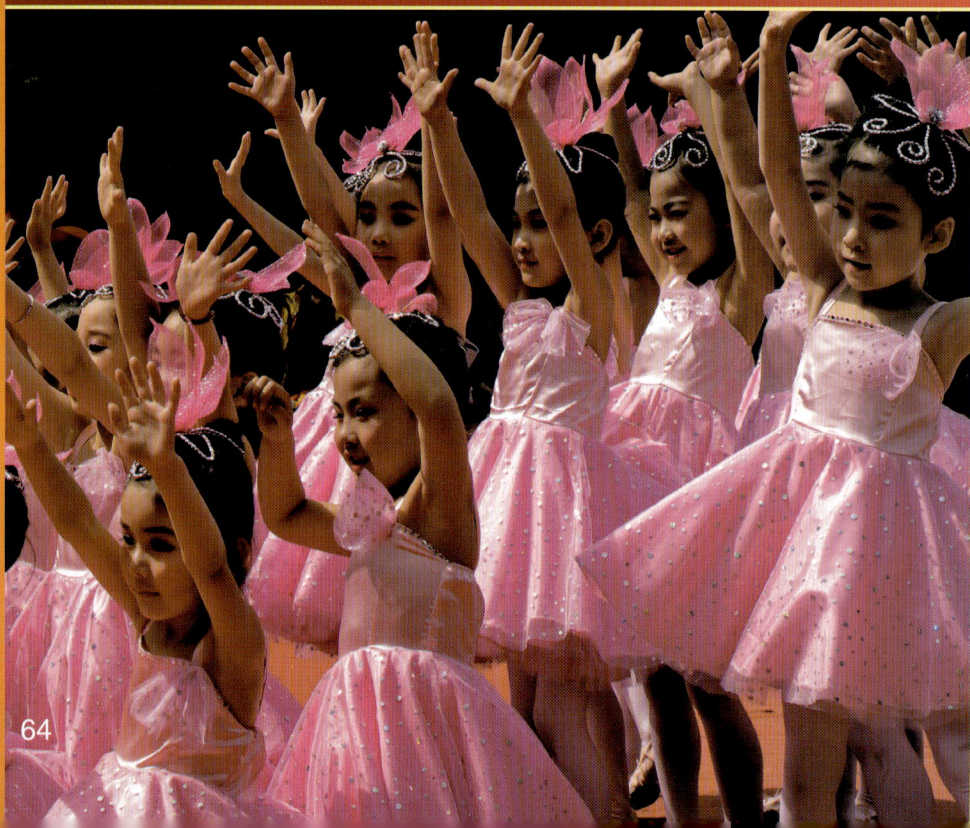

儿童人体百科全书

64

掌纹

掌纹就是指手掌上的纹理线。伸开手掌，可见粗细相间的复杂纹理。其中粗的为"线"，细的为"纹"，前者是先天生成，不易改变，而后者多为后天形成，容易改变。

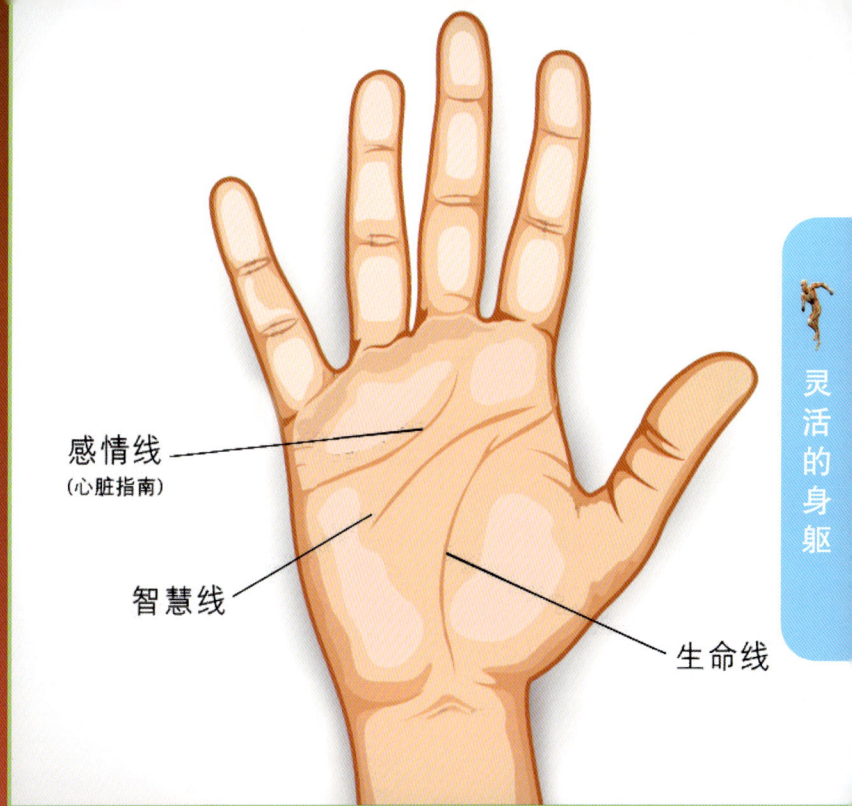

感情线
（心脏指南）

智慧线

生命线

灵活的身躯

我能够帮助你深入了解自己的身体，提醒你注意身体中的疾病隐患呢！

掌纹、指纹排列及其结构与人体健康状况等是密不可分的。在生命线的起始部或前二分之一部分出现类似椭圆形纹线，常常表示消化系统比较脆弱，人体较易患消化性溃疡病、慢性胃炎以及消化不良或肝胆疾病等。

掌纹中的纹因是后天形成的，会因某些因素而发生改变，所以观察手掌纹理也可以辅助诊断疾病康复状况。很多疾病未能较好获得治疗或康复状况不理想时，手掌上对应的病理穴位上所呈现的病理纹会依然存在。

下肢

下肢与躯干连接，由臀部、股、膝盖、小腿和足部构成。下肢是人体运动的重要部位，既能支撑人体重量，又能帮助人体保持平衡。

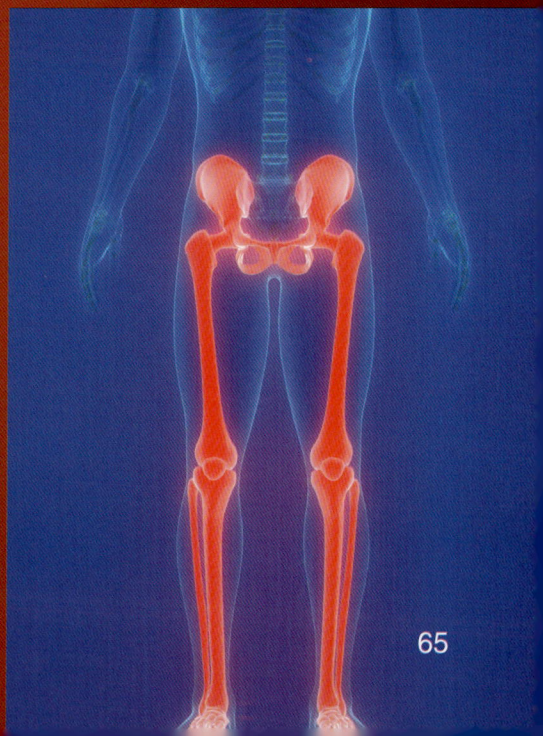

股

人体下肢从臀部到膝盖的那部分称作股，是腿的上半部分，相对于小腿，也被习惯称作大腿。股的肌肉发达，因此可以强有力地帮助人体进行大量运动。股部肌肉分为前外侧群、内侧群和后群肌三个部分，股四头肌是前外侧群中最为发达的肌肉之一。股四头肌有股直肌、股中肌、股外肌和股内机四块肌肉，它们确保了股骨垂直，以此完成人体特定的直立、下蹲及起立动作、行为。

在股部的前外侧群中有缝匠肌和阔筋膜张肌，这两块肌肉对人体运动尤为重要。前者可以保证大腿的弯曲和外旋、小腿的弯曲和内旋。后者可以保证大腿的弯曲和内旋，并辅助完成大腿部的肌肉收缩。

在股部的后群中有股二头肌、半腱肌和半膜肌三块肌肉，它们也都同样保证了大、小腿的精细弯曲、外旋等动作。小腿弯曲和外旋，以及大腿后伸是股二头肌在发挥作用，小腿内旋是半腱肌和半膜肌在发挥作用。

我是你的大腿不是你的臀部，你一定要分清楚啊！不然别的小朋友会笑话你呢！

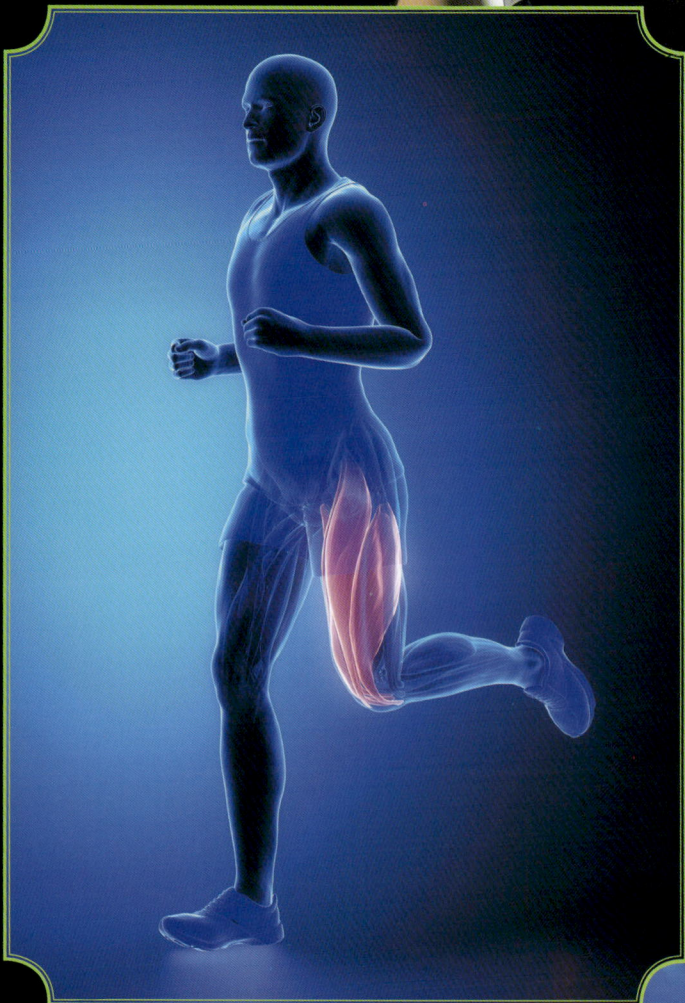

儿童人体百科全书

臀部

臀俗称屁股，是人体后面两股的上端和腰相连接的部分。臀部的骨架较大，由两个髋骨和骶骨组成骨盆，外面附有臀大、中、小肌及梨状肌。臀部的上缘为髂嵴，下界为臀沟。

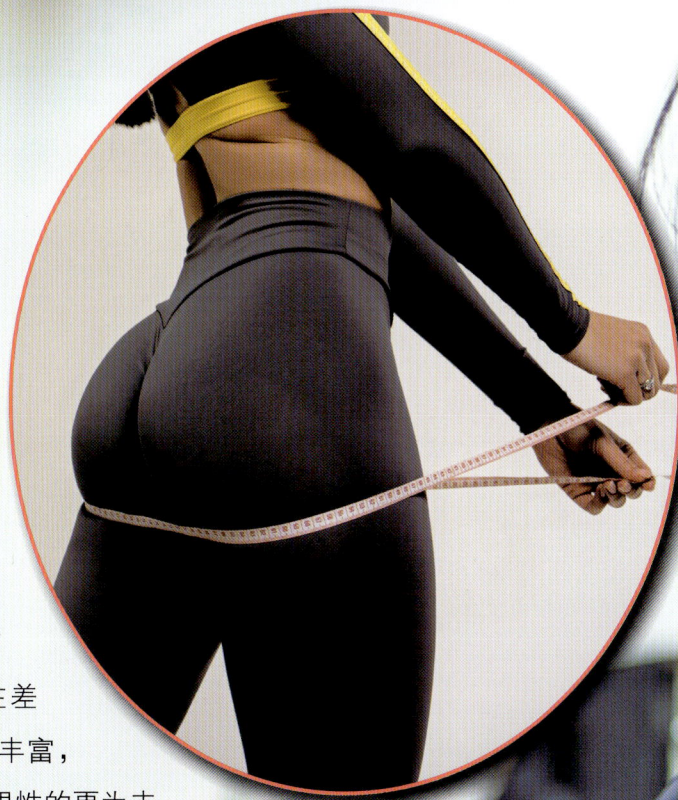

臀部形态男女有差异，个体之间也存在差异。女性臀部因脂肪丰富，所以形态上较男性的更为丰满圆滑。男性臀部偏于方形，脂肪分布较为扁平均衡，其臀窝不明显，因此形态不显丰满。

臀部的皮脂腺、汗腺和浅筋膜都很发达。人体处于坐位时，整个臀部承受着极大的身体负荷。正是因为有较厚的皮肤和皮下脂肪，尤其是有后下部更为紧密且厚实的脂肪垫，才得以承担这样的重压。

膝盖

膝盖指的是大小腿之间的连接部,主要由半月板和四条韧带构成。膝盖在人体直立、走路、上坡或跑步时承担着极大的超过人体体重的重力。

膝盖功能的正常发挥源自四条韧带的有力支撑。分布在膝两侧的中侧突韧带和外侧突韧带保障膝部轴的稳定,分布在膝前后方的前十字韧带和后十字韧带主要避免膝部前后位置移动。

小腿

小腿是指人体下肢从膝关节到踝关节的部位。小腿的外侧骨筋膜鞘包括小腿外侧群肌和腓浅神经等,它的前骨筋膜鞘有小腿前群肌,包括胫前动、静脉及腓深神经等。

半月板是位于胫骨平台内侧和外侧的关节面呈月牙形的纤维软骨类组织,内侧和外侧各有一个。在膝盖的构成上,半月板非常重要,对膝关节的震动予以缓冲,并分泌关节液防止两骨之间的直接摩擦,从而避免损伤。

小腿肌肉通过适度等长收缩维持脚踝的平稳,尤其在不平整地面站立时,小腿各肌肉通过神经本位感觉操纵,避免脚踝过度侧歪而引发足部扭伤或身体失衡跌倒。

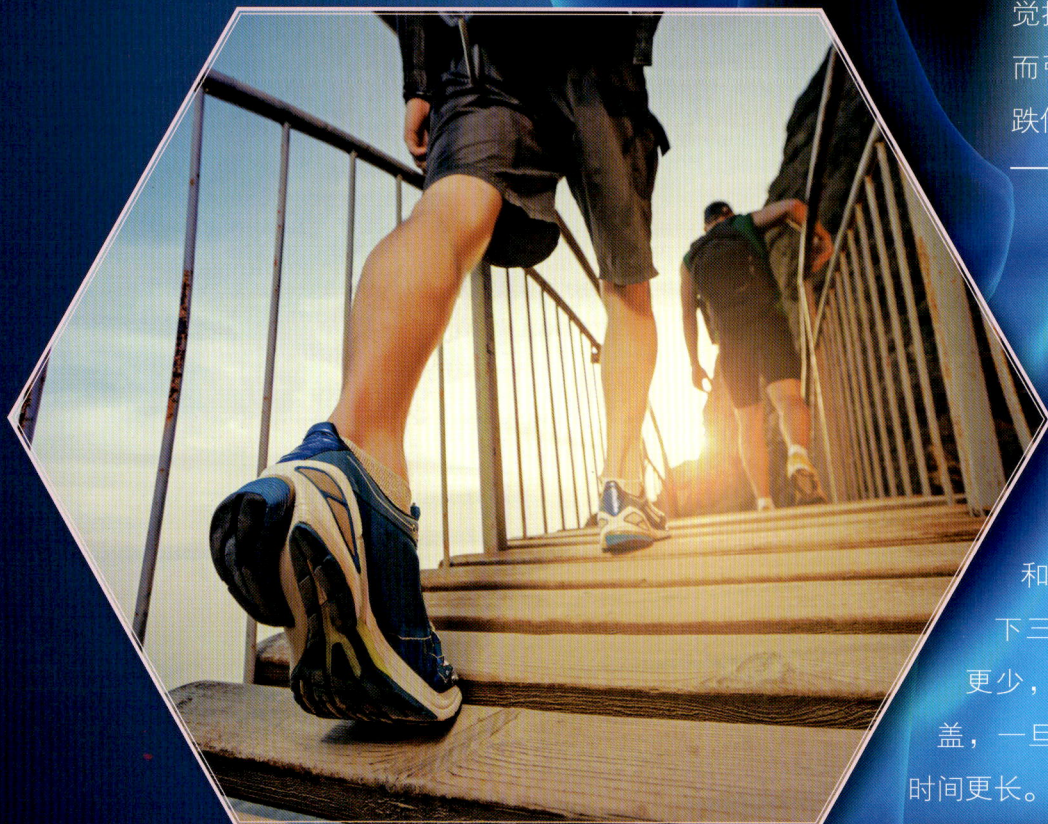

小腿胫骨处于膝关节和踝关节之间,尤其胫骨下三分之一处,其周边组织更少,只有皮肤和皮下脂肪覆盖,一旦发生骨折所需要的愈合时间更长。

足部即脚，是唯一直接接触地面的身体部位，是走路最重要的器官。脚主要由皮肤、汗腺、韧带、血管、神经和骨骼等组织构成。

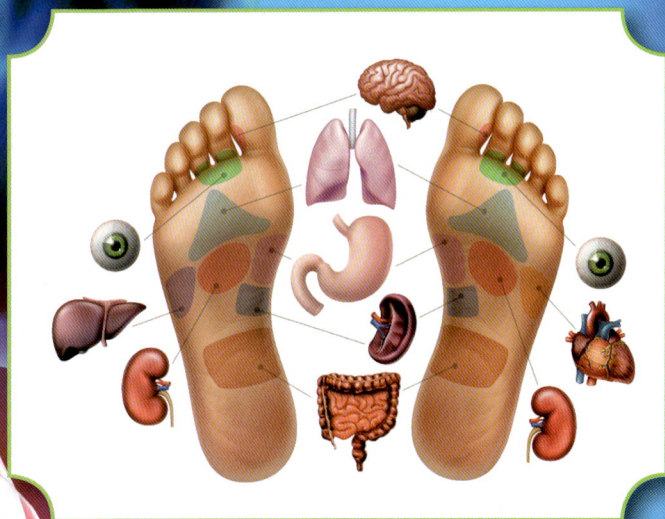

我几乎承载了你的全部重量，每天都很疲惫，晚上入睡前用热水浸泡我一段时间，能够帮助你睡得更好呢！

脚的骨头分布在脚前掌、腰部和跟部三个部位，一共26块。脚前掌14块，负责承担体重和保持平衡；腰部5块，负责前掌和后跟的连接，并将身体部分重量转移到前掌；跟部7块，主要负责承重。

人的脚部穴位很多，两脚60多个穴位对应着身体各个器官。如此多的穴位以及与各器官的链接性，让双足具有气血运行、通络肺腑的功能，多做刺激脚部的穴位按摩，会对健康大有益处。

趣味小链接

人类是由古猿进化而来的。古猿在地面生活，逐渐由四肢着地改为两足直立行走。直立行走的方式改变了古猿的盆骨、肌肉等结构，器官、前肢以及大脑的功能等都较之前有所提高。

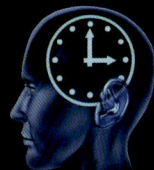

皮肤

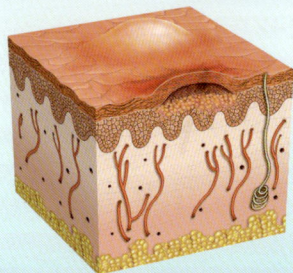

　　人的皮肤是人体最长的器官之一，直接与外界环境接触。皮肤分表皮和真皮两层，各个部分的厚度不同。腋窝和面部是周身皮肤最薄处，而背部、项部、手掌和足底处皮肤最厚。

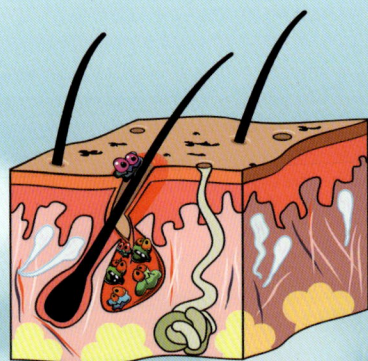

表皮

　　表皮是皮肤的浅层结构，由复层扁平上皮构成。复层扁平上皮主要包括角质层和生发层等。角质层在皮肤的最上层，由大量的死亡细胞构成；生发层的细胞丰富且不断生长并逐步向外移行到角质层。此外，生发层还含有特殊黑色素细胞，它的多少决定了皮肤颜色的深浅度。

　　我的结构复杂，功能多样，能够促进你的免疫反应，帮助你修复创伤和炎症呢！

真 皮

　　真皮是皮肤的深层结构，由致密的结缔组织构成。真皮分为乳头层和网状层两层，乳头层在浅层，内含毛细血管网和感觉神经末梢；网状层内含胶原纤维、弹力纤维和网状纤维，与皮下组织相连。正是真皮的两层密切交织，才令皮肤整体具有极强的弹性。

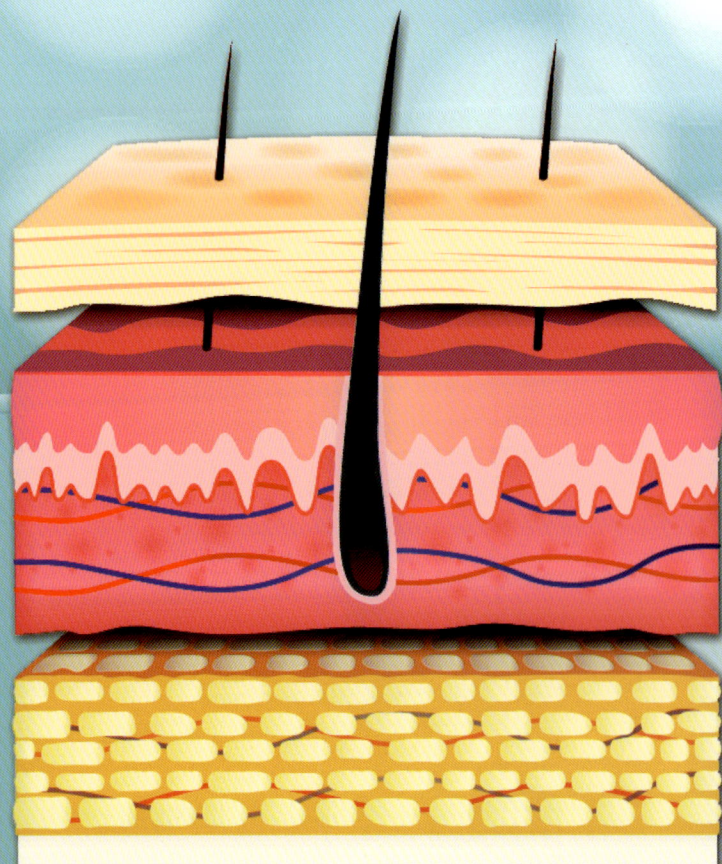

表皮

真皮

皮下层

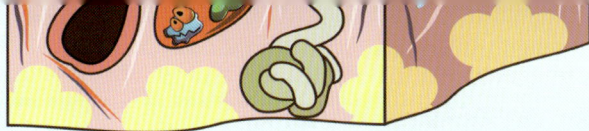

皮肤中的胶原纤维和弹力纤维的存在，令皮肤的拉伸性较大；皮下组织脂肪细胞的存在，令皮肤具有软垫作用；皮肤角质层的无生命性，使小功率电流对人体的伤害有所降低；皮肤角质层和黑色素颗粒能吸收和反射部分强烈的紫外线，以此减少或保护内部组织不受伤害。

我们在触觉上能感受到冷、热、痛、痒等刺激，这源于分布在表皮、真皮和皮下组织的神经末梢的功能性作用。丰富的神经末梢能为我们提供外界的信息，为下一步行动做出提前参考。

维生素
C 和 D

皮肤中的汗腺可以分泌汗液，而汗液的分泌可以与皮肤进行混合，形成乳状脂膜，以此软化角质层。皮肤分泌出的汗液具有酸性，具抑菌功能。

人的身体各细胞正常工作和反应需要必要的体温和热量来保证。皮肤中丰富的毛细血管可以通过收缩、排汗等方式进行体温调节，可以通过对流、传导、蒸发等方式发散热量。

Q10

胶原蛋白

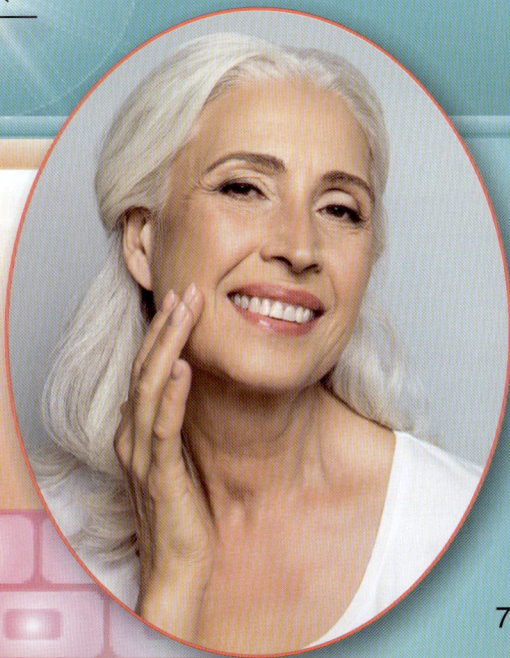

皮脂腺

皮脂腺是由腺泡与短的导管构成的全浆分泌腺，皮脂腺导管开口于毛囊。前额、鼻、背上部的皮脂腺最多，称为皮脂溢出部位，其余的部位皮脂腺比较少。

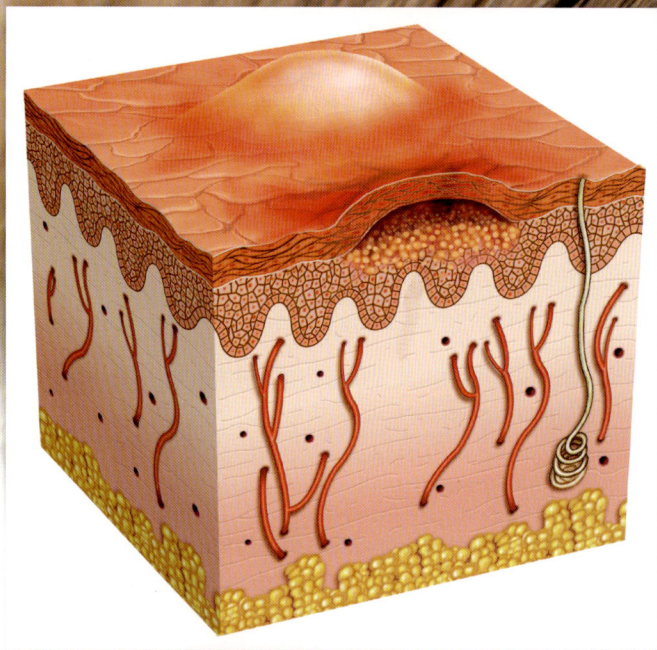

皮脂腺的分泌往往会由于人种、年龄、性别及气候等因素而有所差异。皮脂腺分泌旺盛，会导致皮肤油腻、皮肤粗糙、毛孔粗大，容易发生粉刺及脂溢性皮炎。皮脂腺萎缩，分泌皮脂过少，会导致皮肤干燥、脱屑、皮肤老化等，所以控制皮脂腺的分泌很关键。

皮脂腺分泌的皮脂与汗腺分泌的汗液混合形成一层乳化皮肤膜，可以有效滋润皮肤防止干裂。汗液通过冲淡化学物质的酸碱度来保护皮肤。皮肤表面的皮脂膜具有一定的酸性，能阻止皮肤表面的细菌、真菌侵入。

皮脂腺感染的分期

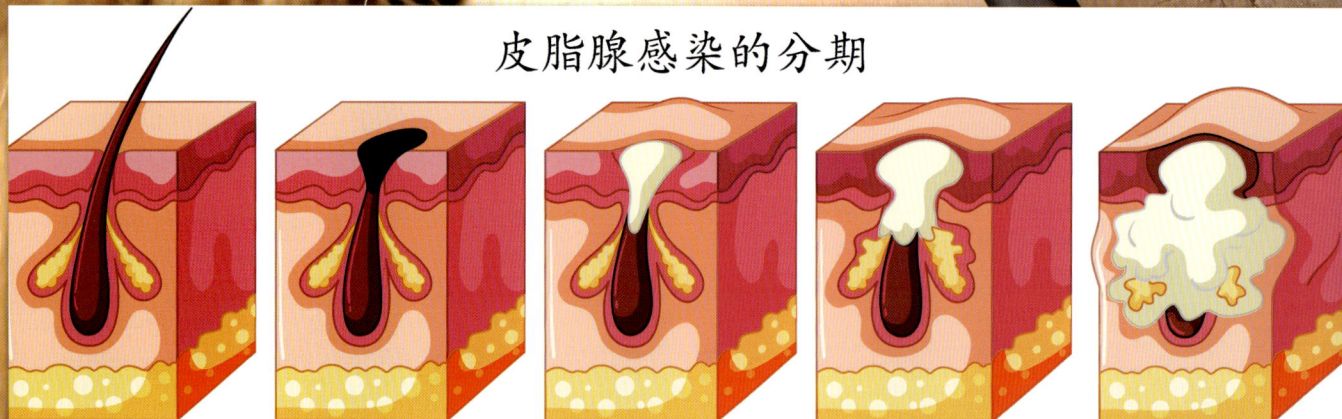

| 健康卵泡 | 开放型粉刺 | 封闭型粉刺 | 封闭型粉刺(丘疹形成) | 脓疱严重感染 |

汗腺

汗腺属于单管状腺，分为外泌汗腺和顶泌汗腺两种。外泌汗腺是我们通常所指的汗腺，由分泌部和导管部组成，分泌部位于真皮深层和皮下组织中，呈盘曲的管状，腺细胞多呈立方形或矮柱状。

我能够帮助你排泄废物，蒸发水分，调节体温，我可是无处不在呢！

在腋窝、乳晕、脐周和肛周等部位的皮肤中，有一种可以分泌特殊分泌物的腺体，叫顶泌汗腺，又称大汗腺。这种汗腺管腔大，所分泌出的分泌液比普通汗腺的更加黏稠。

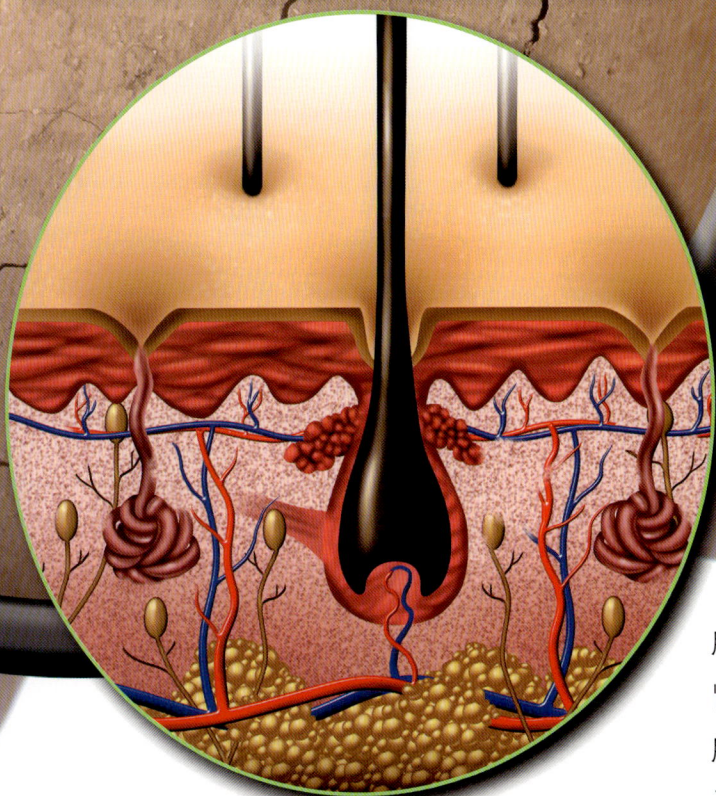

汗腺分泌汗液，汗液中的水分在皮肤表面的蒸发能够散发体热，出汗是人体调节体温的重要方式之一。汗液的成分与尿液的成分相似，人类皮肤中有200多万个汗腺，在排泄废物和保持水、盐平衡上，它的功能与肾脏的功能可以互相弥补。当肾脏功能减退时，汗腺能弥补一部分肾脏的排泄功能。

指甲

指甲由甲板、甲床、甲襞、甲沟、甲根、甲上皮、甲下皮等几部分构成，属于结缔组织，是由胚胎体表外胚层和侧板壁层及其体节生皮节的间充质在胚胎9周以后逐渐分化形成的。

健康的指甲具有以下特征：颜色呈淡粉红色；甲质厚薄、软硬适度，坚韧耐折；表面光滑有光泽，无分层；甲缘整齐，无缺损；根部的甲半月呈乳白色，占指甲整体高度的五分之一。

指甲是手指或者脚趾背面扁平的甲状结构，角蛋白是其主要成分。指甲的长方形薄片状是表皮角质化的结果，可以保护手指或者脚趾。

伸出你的小手，指端坚硬的部位就是我啦，我能够帮助你完成各种手部动作呢！

指甲的作用很大，能够防止末节指腹受到损伤，确保其稳定性；能进一步强化手指触觉的敏感性；能协助手完成抓、挟、捏、挤等精细化动作。

被指甲覆盖的那块皮肤是甲床，甲床与甲根部充满血管，可以有效调节体温和末梢神经供血，并为指甲再生提供养分。

汗毛

汗毛指头发、胡子、眉毛等之外的人体毛发。汗毛在人体寒冷时保持体温不快速下降，在人体燥热时排出汗液来降温。

毛孔

脱除毛根后裸露出来的孔状结构，就是毛孔，多指毛囊口，它是毛囊和皮脂腺的共同开口，主要进行皮脂腺的分泌物排泄。

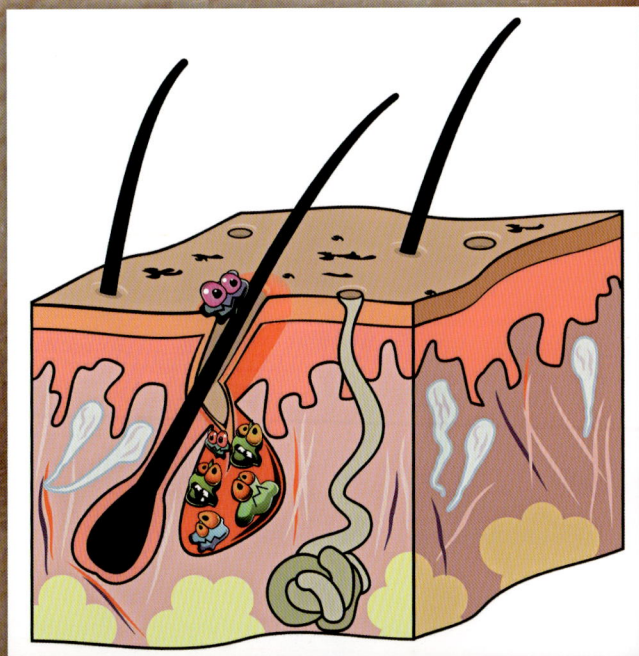

汗毛的生长越密集，蚊虫叮咬皮肤的难度越大，因此汗毛具有一定的防止皮肤被蚊虫叮咬的作用。

汗毛能够增强表皮的触觉敏感性。它能够将尚未触及皮肤的外来物体的触碰转化为强烈刺激，然后立刻传导到皮肤下的神经，引起机体的警觉和应对准备。

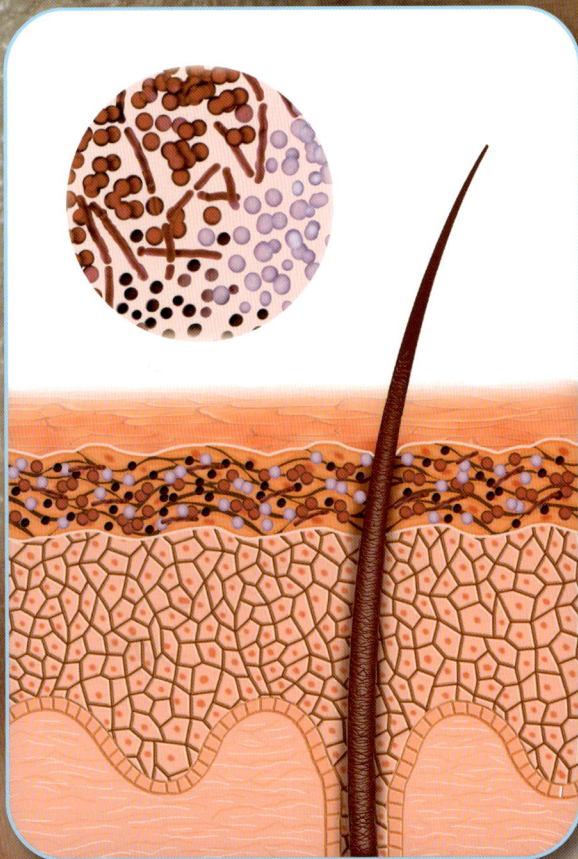

趣味小链接

身体寒冷或者心生恐惧时，身体毛层会生起一层所谓的"鸡皮疙瘩"，这是由汗毛下的竖毛肌收缩所致。当身体暖和起来或处在安全环境中时，"鸡皮疙瘩"也就自然消失了。

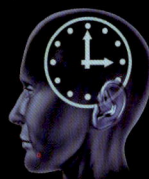

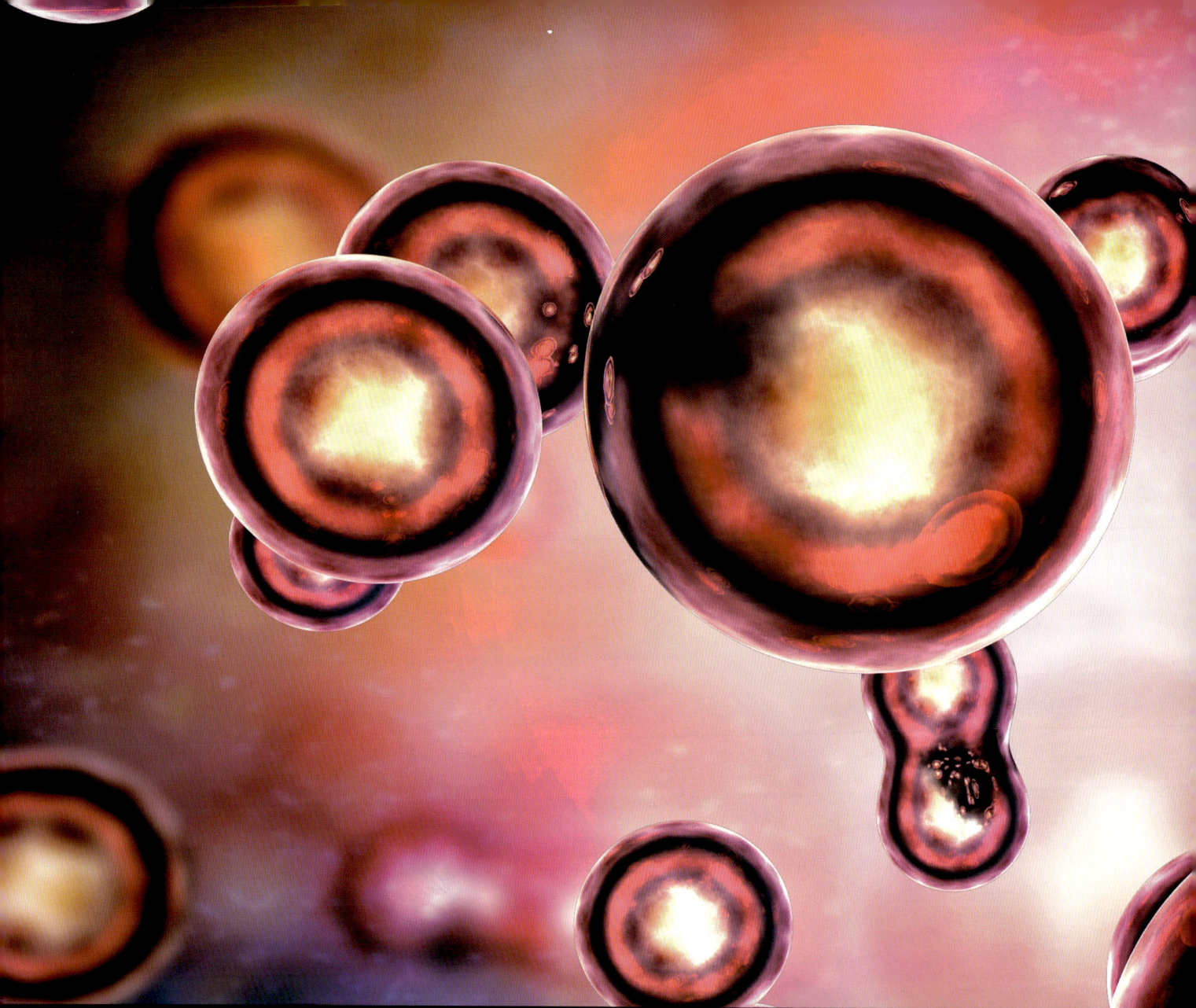

神奇的结构

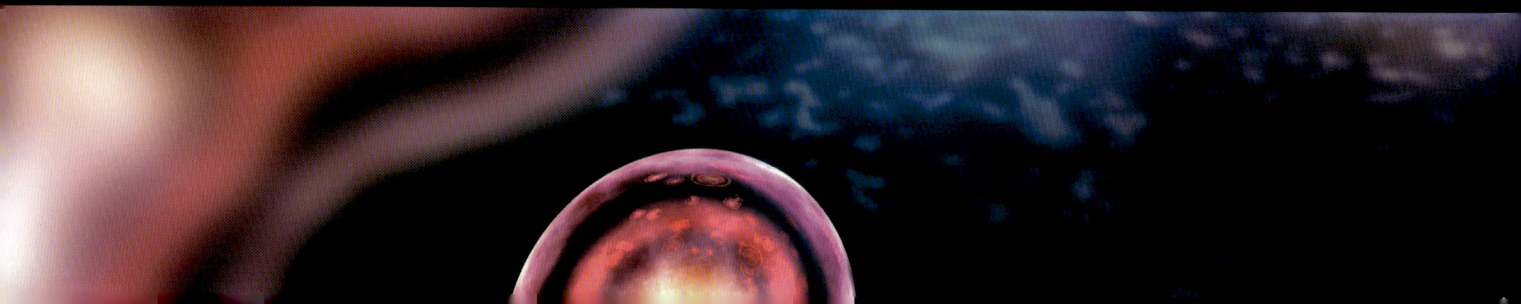

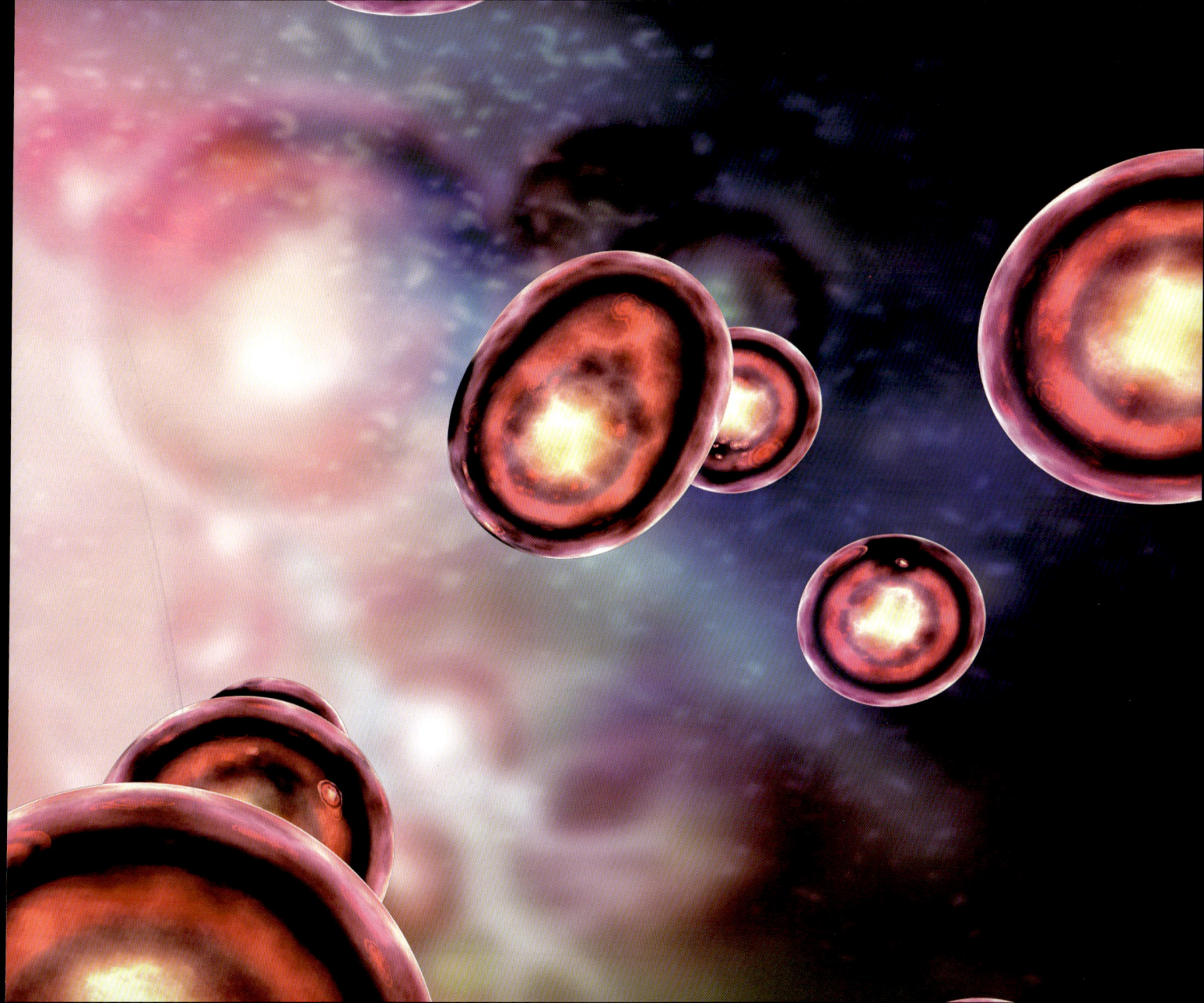

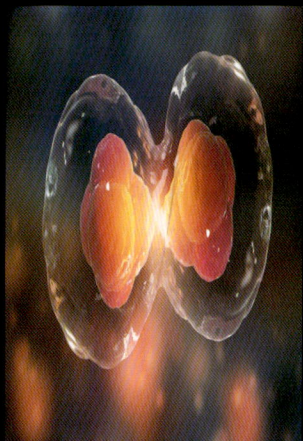

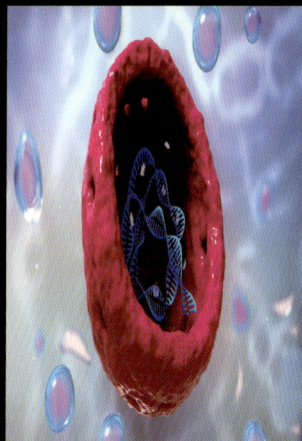

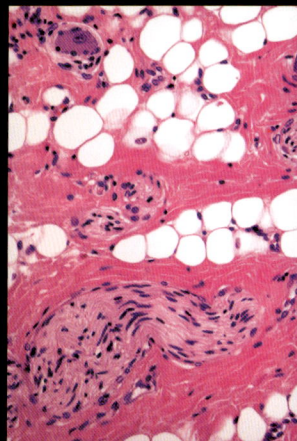

人体结构的基本单位是细胞，各细胞间是细胞间质。细胞由细胞膜、细胞质和细胞核三个部分构成。按照功能和结构特点，人体的上皮组织分为被覆上皮、腺上皮、感觉上皮等三类，其中被覆上皮分布最广。

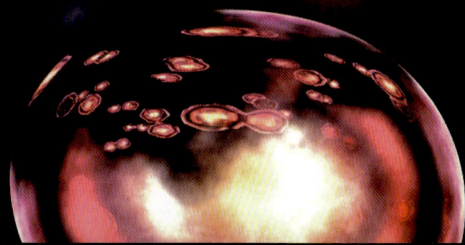

细胞

　　人体细胞的平均直径仅在10至20微米之间，但个数却有40万亿至60万亿个，是人体结构和生理功能的基本单位。在人体细胞中，除了成熟的红细胞和血小板，大多细胞至少有一个细胞核。它是细胞中最大也最重要的细胞器，是细胞的控制中心，对于细胞的代谢、生长、分化、遗传和变异起着重要作用。

细胞质

　　在细胞膜内和细胞核外存在着一些半透明、胶状和颗粒状的物质，这些物质统称为细胞质。细胞质在活体状态下是透明的胶状物，主要成分是水、蛋白质、核糖核酸、酶和电解质等，其含水量较大，约为80%。在细胞质中，还有一些悬浮着的细胞器如线粒体、内质网、溶酶体及中心体等。

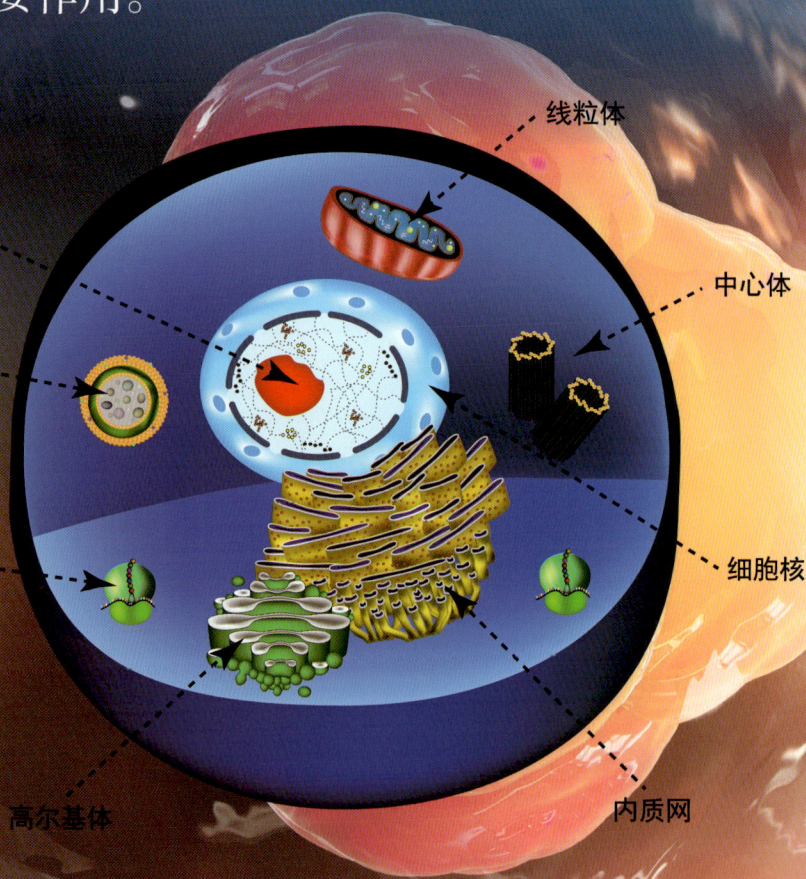

核仁
溶酶体
核糖体
高尔基体

线粒体
中心体
细胞核
内质网

细胞结构

　　由细胞膜、细胞质和细胞核组成的细胞，其内部有边界，有分工，有若干组合，有信息中心对细胞的新陈代谢和遗传变异的调控，这一切精密而复杂的分工协作，使人类的生命活动得以高效而有秩序地在变化中正常进行。

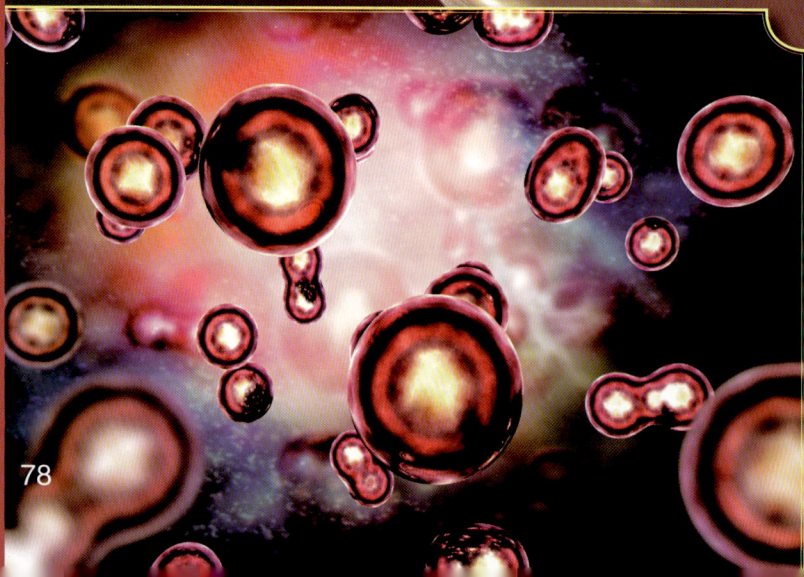

细胞质作为生命活动和新陈代谢的主要场所，是通过大量的化学反应来完成的。与此同时，细胞质也对细胞核有着调控的功能。

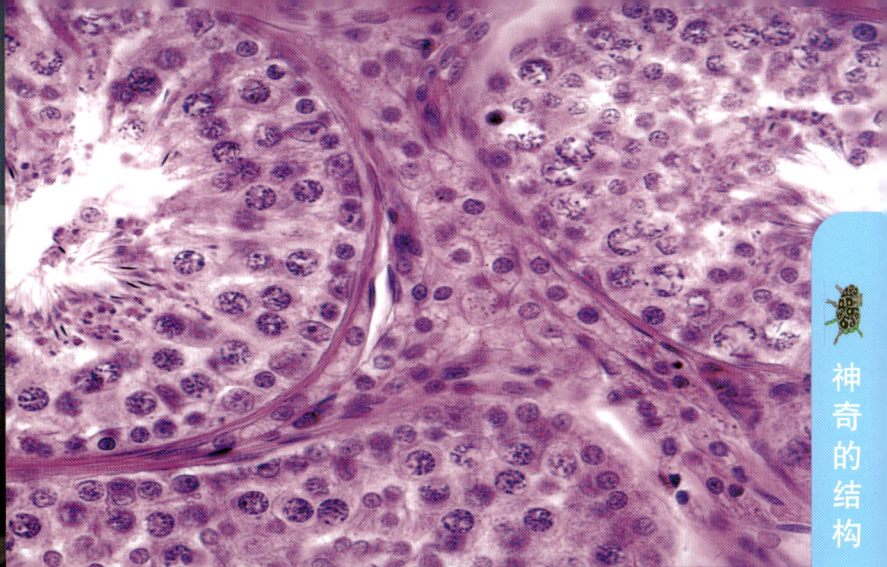

细胞间质

　　细胞与细胞之间存在的细胞间质，是由细胞产生但无细胞形态也无细胞结构的一种物质。细胞间质包括纤维、基质和流体物质，对细胞起着支持、联结和营养的作用。人体组织内的细胞都浸润于细胞间质液中，在上皮组织细胞中的细胞间质数量较少，而在结缔组织细胞中的数量较多，这与其所在位置、细胞间的密集程度有很大关系。

　　我只有薄薄的一层，但是我非常重要。我能够帮助你吸收有用的物质、排出废物呢！

细胞膜

　　蛋白质、脂类和糖类构成了细胞膜。细胞膜可以保护细胞、维持细胞内部的稳定，并有选择性地交换和吸收物质中的养分、分泌与运输蛋白质、排出代谢产生的废物。

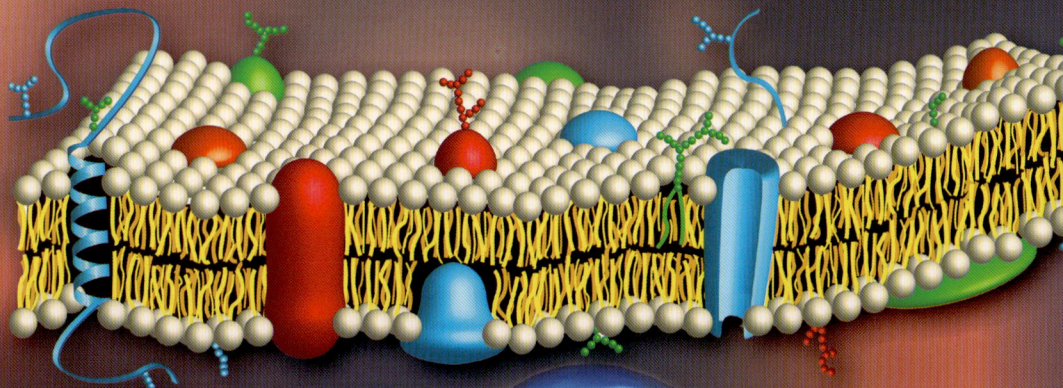

细胞核

在真核细胞内，细胞核是体形最大、功能最重要的细胞结构，是细胞遗传与代谢的调控中心。同时，细胞核也是真核细胞不同于原核细胞最显著的标志之一。当然，也有极小一部分的真核细胞内并无细胞核，比如人体中的成熟红细胞内就没有细胞核。

由核膜围成的细胞核内有染色质和核仁。染色质又包含核酸和蛋白质。正是核酸对控制生物遗传发生着重要的作用，其是形成聚合物DNA的主要物质。

你知道为什么你长得像妈妈或爸爸吗？原来是我（DNA）决定的哦，是因为你继承了你妈妈或爸爸的DNA呢！

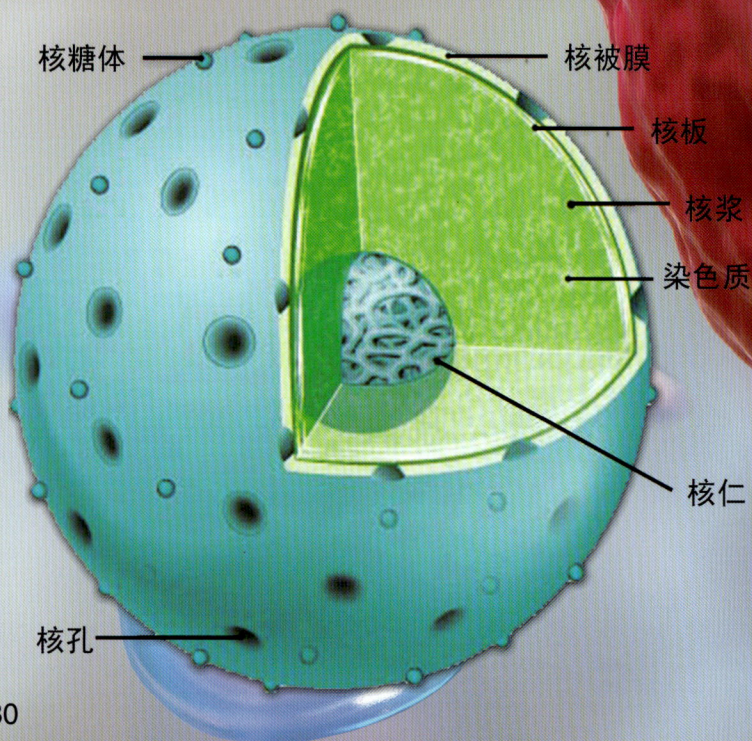

核糖体

核被膜

核板

核浆

染色质

核仁

核孔

细胞核内部含有细胞中大多数的遗传物质，这种遗传物质就是DNA。DNA携带有合成RNA和蛋白质所必需的相关遗传信息，是生物体发育和正常活动不可缺少的生物大分子。

儿童人体百科全书

线粒体是一些极其微小的颗粒，一般直径为0.5至1.0微米，长1至2微米，只有依靠专业光学显微镜，加上特殊的染色，才能分辨出来。

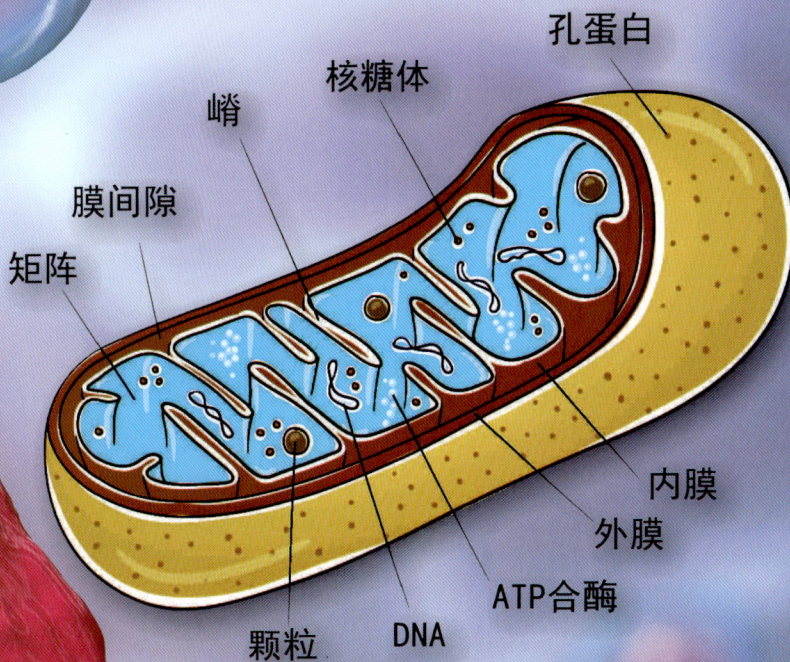

嵴
核糖体
孔蛋白
膜间隙
矩阵
内膜
外膜
ATP合酶
颗粒
DNA

我能通过一系列的活动为你提供能量，让你的身体好好工作哦！

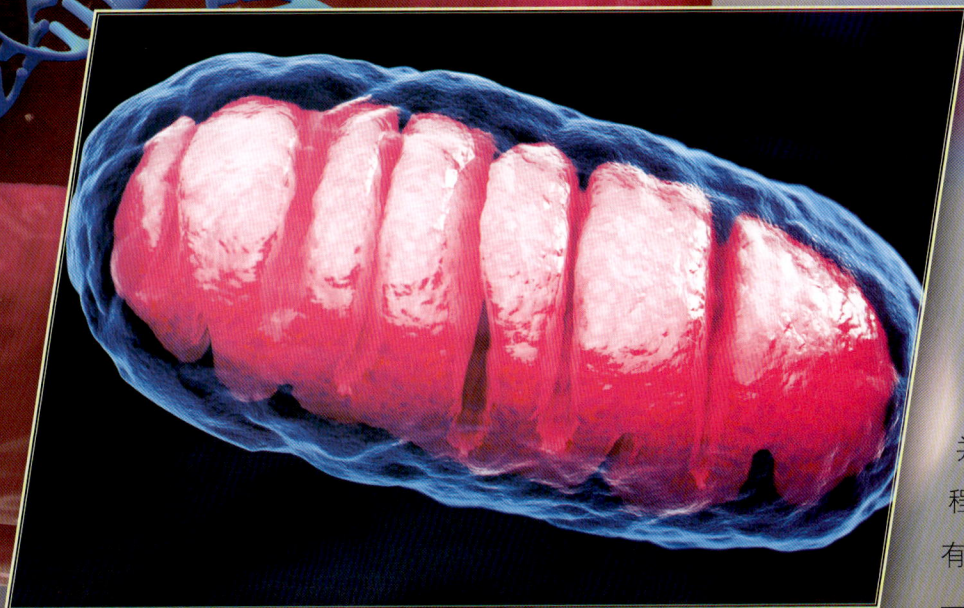

线粒体

线粒体这种细胞器一般由两层膜包裹，在大多数细胞中都有存在。在细胞中，线粒体是制造能量的结构单位，细胞的有氧呼吸运动也在线粒体中进行。绝大多数真核细胞都拥有线粒体，只是形态、数量因所处位置不同而有所不同而已。

线粒体是一种半自主细胞器，自身具备遗传体系和可遗传物质。线粒体的最大功能是合成ATP为细胞供能，并参与细胞的分化、裂变等过程，对细胞周期性生长和代谢有很强的调控性。

内质网

内质网是由生物膜构成的互相通连的囊状、泡状或管状系统，是细胞中重要的细胞器，有粗面和滑面两大部分。

粗面内质网的网膜胞质面上附着有核糖体颗粒，在形态上多为排列整齐的扁囊。在功能上，粗面内质网负责外输性蛋白质以及多种膜蛋白的合成、加工及转运。

滑面内质网在电镜下呈现为光滑的小管、小泡样网状结构，常与粗面内质网相通。滑面内质网是一种多功能的细胞器，在不同细胞、同一细胞的不同发育阶段或不同生理时期，其形态结构、数量、细胞内空间分布及发达程度差异较大，常表现出不同的功能特性。

溶酶体的功能主要有两个：一是与食物泡融合后，将食物或可引起疾病的微生物等大颗粒物质转化为生物大分子，然后利用胞吐作用把转化后的残渣排出细胞；二是在细胞分化过程中，消化掉那些衰老无用的细胞器，以利于机体自身更新。

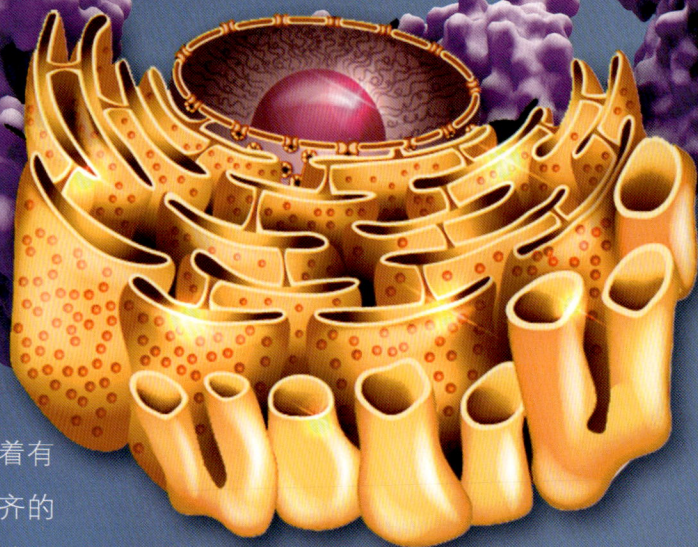

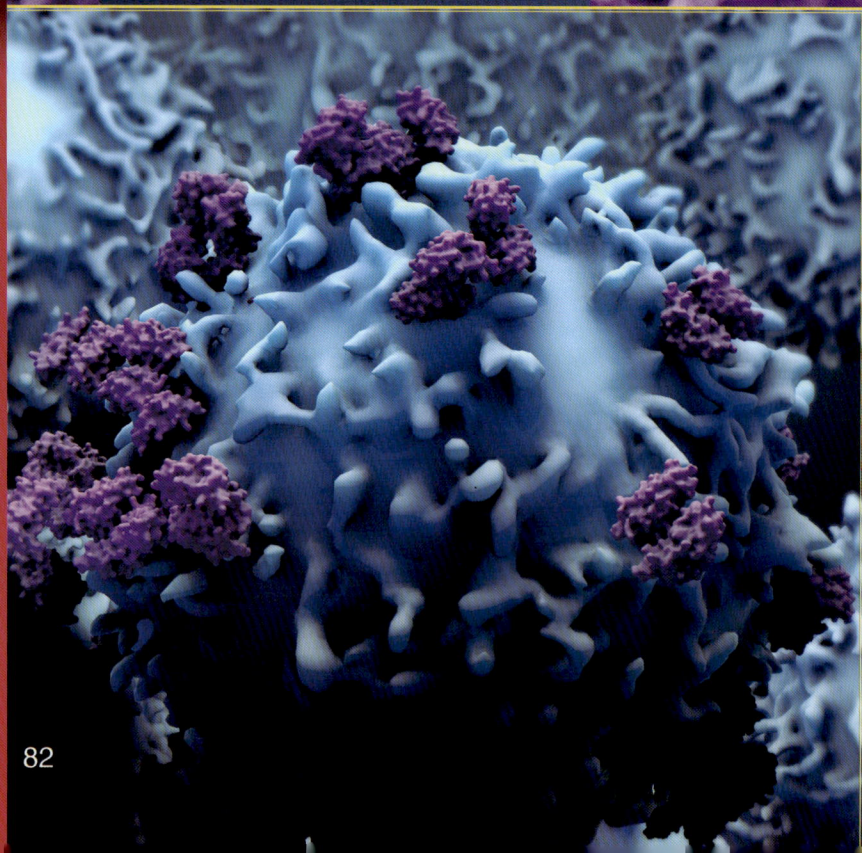

溶酶体

溶酶体是直径在0.025至0.8微米之间的泡状结构，形态样式很多，具有单层膜。溶酶体内含有许多水解酶，专门分解蛋白质、核酸、多糖等大分子物质。

溶酶体表面高度糖基化，可避免自身被酶水解。当被水解的物质进入溶酶体内时，溶酶体内的酶类才开始进行分解工作。如果溶酶体膜破损，水解酶从中外泄，则会令细胞自溶。

中心体

每个中心体主要有两个中心粒，这与细胞的有丝分裂有关。在有丝分裂早期，中心体分成两部分，每部分自有两个中心体，并从其周围发出微管形成星状体，星状体不断向两极移动，形成纺锤体的两极。最终，有丝分裂期完成，每个子细胞的中心体分别取得一对中心粒。

中心体是细胞中重要的细胞器，是细胞分裂时内部活动的中心。没有中心体，细胞就无法进行正常分裂。中心体多位于细胞核旁、高尔基区中央。

中心粒是圆筒状小体，成对存在，长度一般为0.3至0.5微米，直径一般为0.15至0.2微米。基本上，每个中心粒由27条极短的微管共同组成。

微管三联体

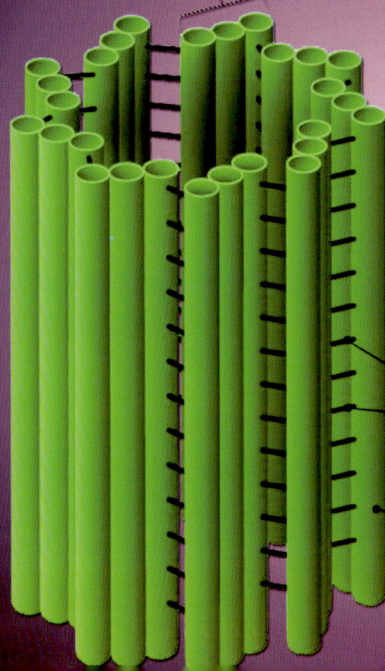

中心粒的横截面

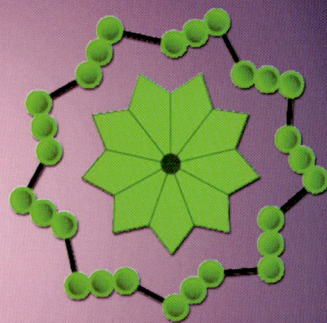

连接纤维

微管

高尔基体

　　高尔基体是由数个扁平囊泡堆积而成的细胞器，是真核细胞中内膜系统的成分之一，以弓形或半球形为常见形状，多分布在内质网与细胞膜之间。

　　高尔基体参与细胞分泌活动，负责对细胞合成的蛋白质进行加工、分类与运输。高尔基体自身还能合成某些物质，如多糖类。它还能使蛋白质与糖或脂结合成糖蛋白或脂蛋白的形式。

> 我就是你身体里的快递员，把蛋白质分类包装，运送到身体各个部位呢！

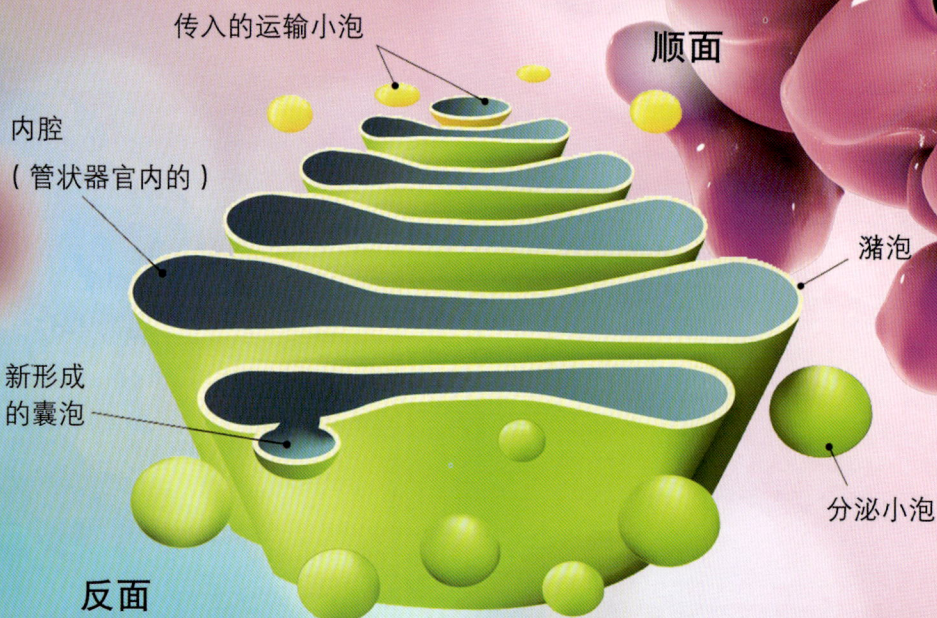

传入的运输小泡

内腔
（管状器官内的）

新形成的囊泡

反面

顺面

潴泡

分泌小泡

　　高尔基体也叫高尔基复合体、高尔基器。1898年，意大利细胞学家卡米洛·高尔基首次用硝酸银染色的方法，在光学显微镜下的猫头鹰神经细胞中发现了由光面膜组成的清晰的囊泡系统，其被命名为高尔基体。

核糖体

除了人体中成熟的红细胞，核糖体在其他细胞中都有存在。值得一提的是，在真核细胞中具有两种核糖体。

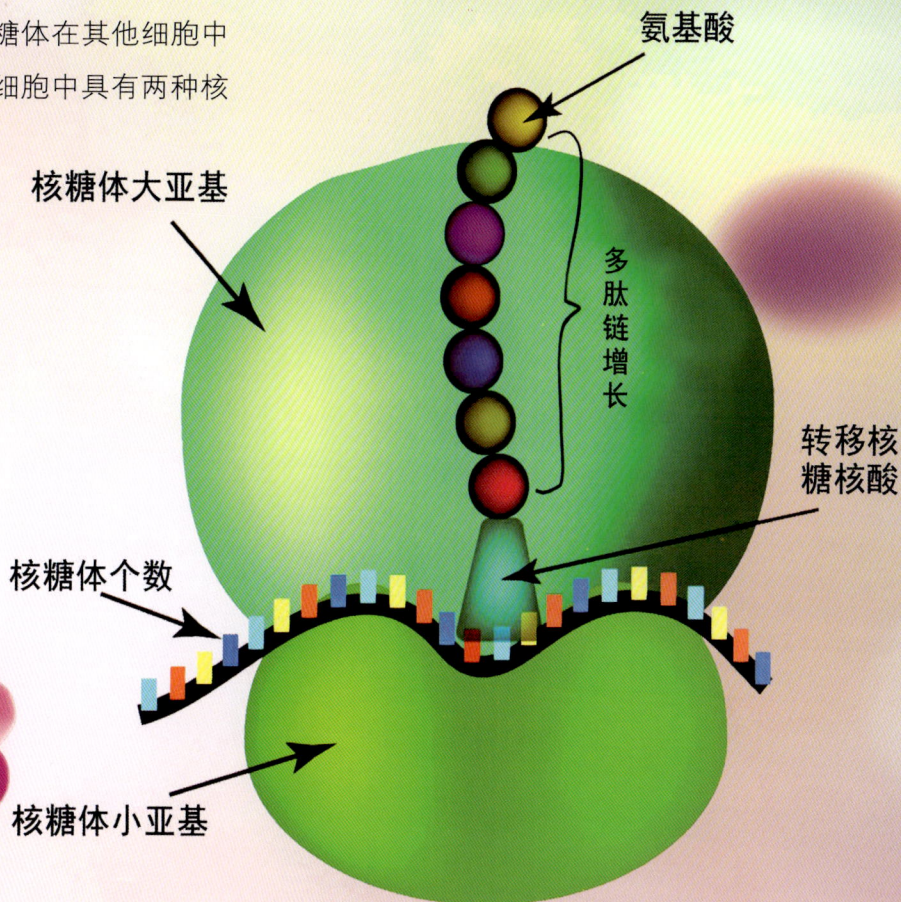

氨基酸

核糖体大亚基

多肽链增长

转移核糖核酸

核糖体个数

核糖体小亚基

核糖体的主要功能是将遗传密码转换成氨基酸序列并从氨基酸单体构建蛋白质聚合物。核糖体在肽基转移和水解过程中有必要的催化作用。

核糖体和其他细胞器不同的是：它由两个亚基组成，没有膜包被，可以根据需要自由附着在内质网上或游离于细胞质。

趣味小链接

1665年，英国科学家罗伯特·胡克用自制光学显微镜观察软木塞的薄切片时，意外发现了格子状的微小空间结构，于是就以英文 "cell" 命名，也就是 "细胞"。

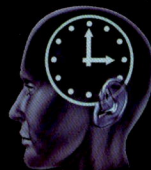

组织

有机质和无机质构成了细胞，各细胞与细胞间质组成了组织，各组织联合构成了器官，功能相似的器官又组成了系统，最终八大系统组成了一个可以进行生命活动的人体。联合组成器官的四大组织，指的就是上皮组织、结缔组织、肌肉组织和神经组织。

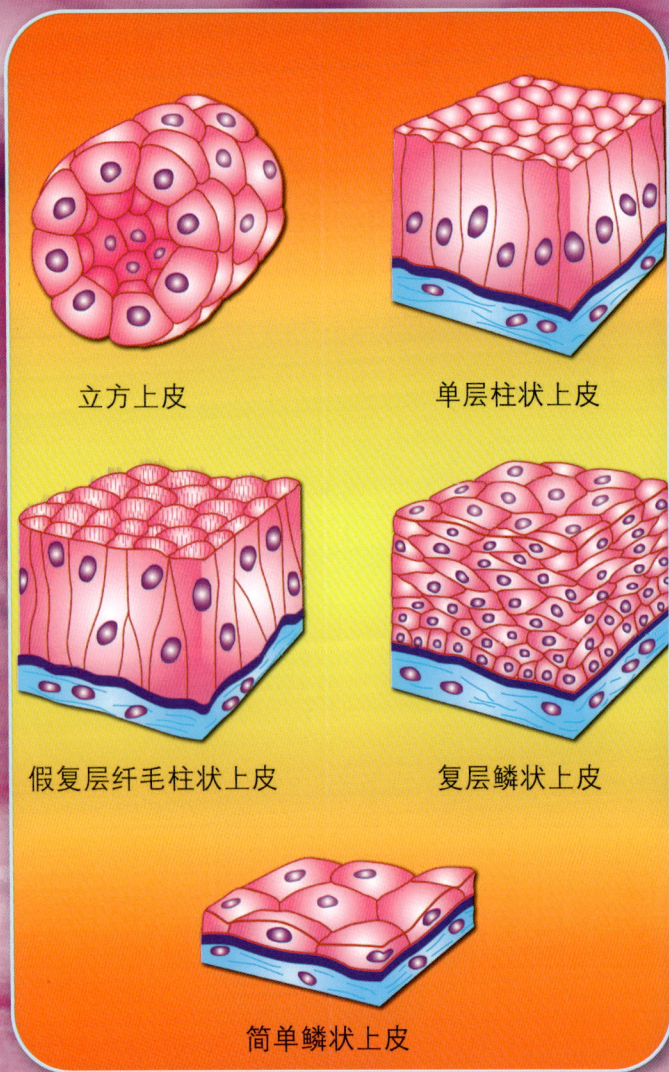

立方上皮

单层柱状上皮

假复层纤毛柱状上皮

复层鳞状上皮

简单鳞状上皮

上皮组织

上皮组织是由排列紧致的上皮细胞和小部分细胞间质共同构成的基本组织，各组织相连呈膜片状，覆于机体体表、器官的腔面以及体腔腔面。

上皮组织内分布着丰富的神经末梢，可以感知外来刺激，但一般没有血管，因此需要通过结缔组织中的血管将营养透过基膜渗入上皮细胞间隙中。上皮组织分为被覆上皮、腺上皮和特化上皮三类。

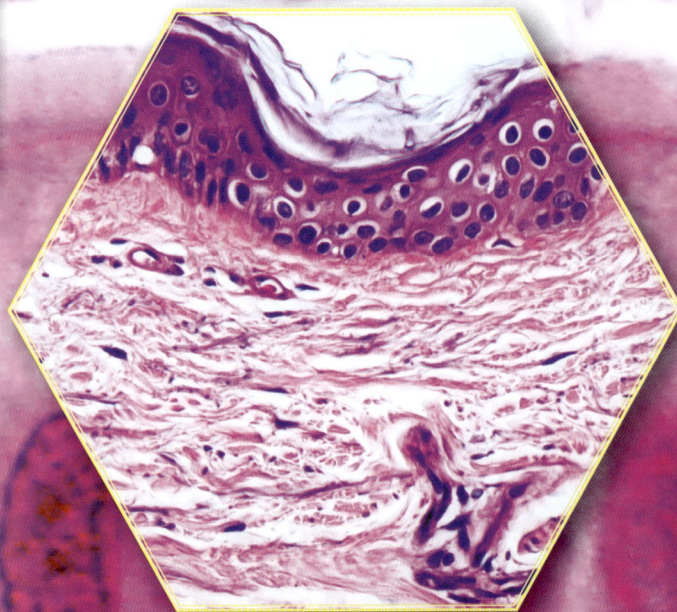

上皮组织的特点是细胞极多，细胞外基质较少。上皮细胞具有极性，一端叫作游离面，朝向身体表面或有腔器官的腔面；另一端叫作基底面，朝向深部的结缔组织。

被覆上皮

被覆上皮根据细胞层数和在垂直切面上的形状可分为单层上皮和复层上皮。单层上皮由一层细胞组成，附着于基膜上，游离端可伸到上皮表面。复层上皮由多层细胞组成，最深层的那部分细胞可以附着于基膜之上。

单层上皮包括单层扁平上皮、单层立方上皮、单层柱状上皮和假复层纤毛柱状上皮四类。单层上皮常见于物质容易通过的地方，如眼睛视网膜的色素层就是单层立方上皮。

复层上皮包括复层扁平上皮、复层柱状上皮和变移上皮。因为复层上皮的细胞层次较多，所以起到保护功能。人类眼睛的角膜是复层上皮，可以有效保护眼睛不受伤害。

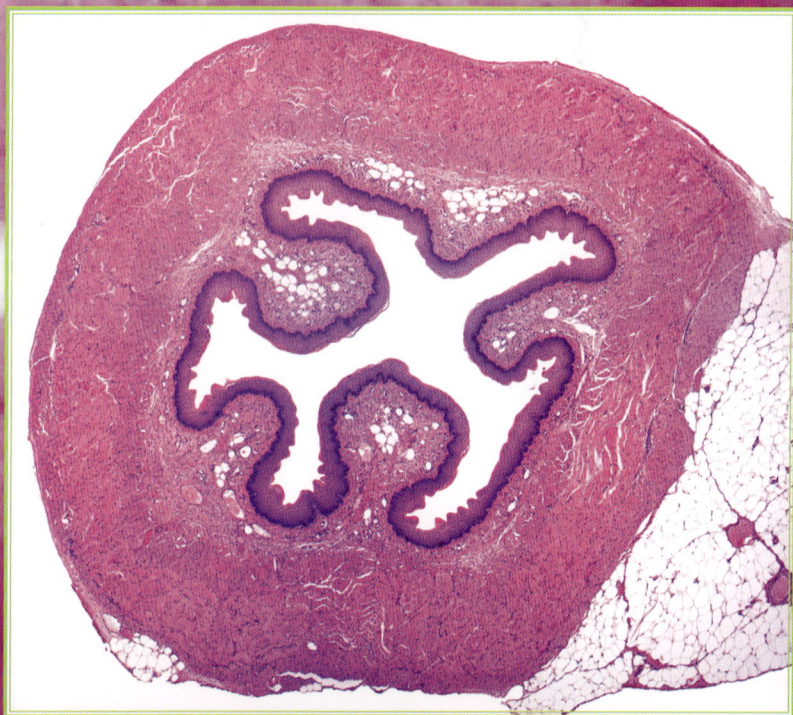

腺上皮

腺上皮是行使分泌功能的上皮，主要由腺细胞组成。在胚胎时期，腺上皮起源于内胚层、中胚层或外胚层的原始上皮，它们分裂增殖形成细胞索，深入结缔组织分化而成。

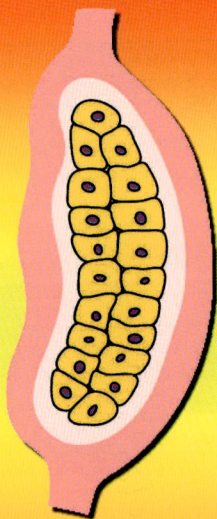

内分泌腺

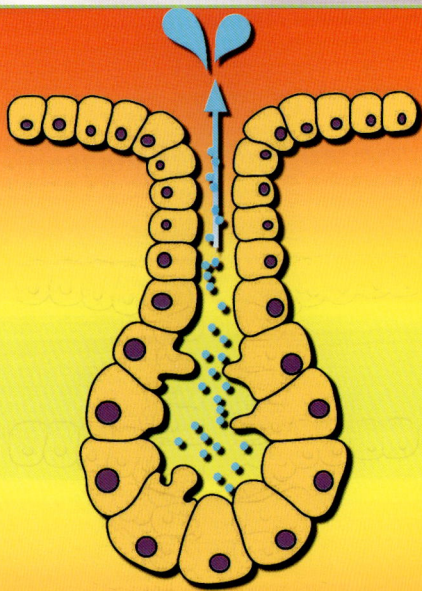

外分泌腺

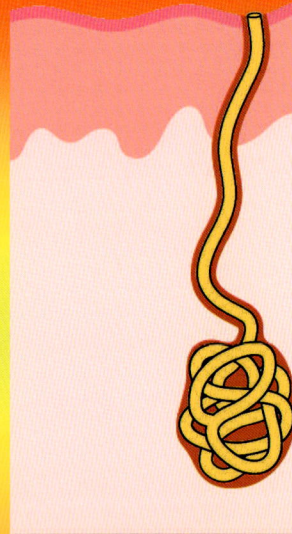

汗腺

特化上皮

特化上皮包括感觉上皮、肌上皮和生殖上皮等。

结缔组织

结缔组织在人体内分布较广，起着连接、支持、营养和保护的作用，主要由细胞和细胞间质构成。结缔组织的细胞间质包括物很多，如不同形态的基质、纤维和组织液，还包括血液、淋巴、松软的固有结缔组织和较坚固的软骨与骨等。

结缔组织中的细胞主要包含巨噬细胞、成纤维细胞、浆细胞和肥大细胞等。结缔组织中的纤维包括胶原纤维、弹性纤维和网状纤维，主要功能是连接各组织及器官。

我们身体出现创伤后会有一个逐步愈合的过程，这是结缔组织具有再生能力的表现。结缔组织根据形态不同又分为疏松结缔组织和致密结缔组织两种，前者如皮下组织，后者如肌腱、脂肪组织等。

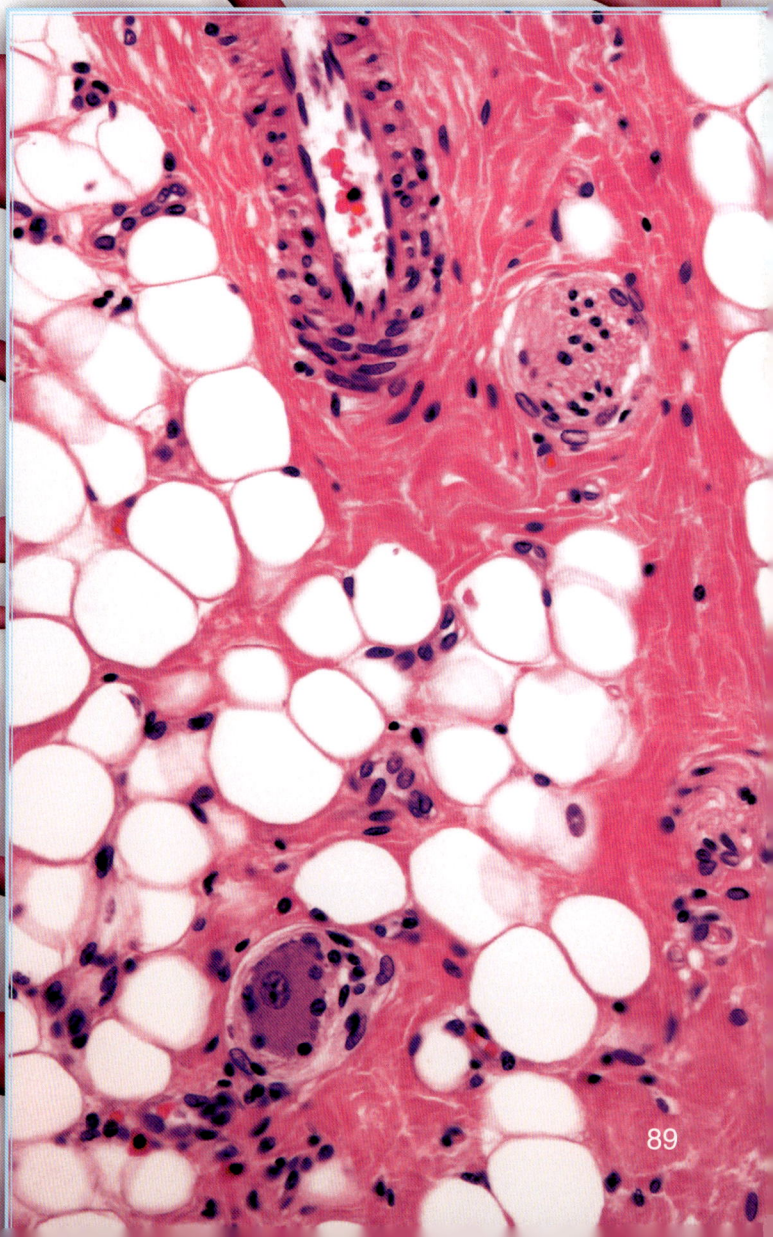

巨噬细胞

巨噬细胞是组织内的一种白细胞，是由血液中的单核细胞脱离血管后分化而成。巨噬细胞功能很多，属于一种特殊的免疫细胞。因此，在很多领域，这种免疫细胞成为研究细胞吞噬、免疫和分子免疫学的重点。

我的形状千奇百怪，看起来很可怕，但是我可是处理代谢废物的能手呢！不要小看我啊！

巨噬细胞在疏松结缔组织内的分布数量较多，因其功能不同而呈圆形或椭圆形，并带有短小突起。细胞中，功能较为活跃的会自身长有伪足而改变原来的规则形状。巨噬细胞的细胞核颜色很深，体积较小，多呈圆形或椭圆形。

巨噬细胞能吞食并处理很多死去的老细胞，包括常规细胞排泄出的废物。同时，对于人体存在炎症的部位，吞噬细胞也会快速参与处理部位上的异物，是一种功能强大的白细胞。

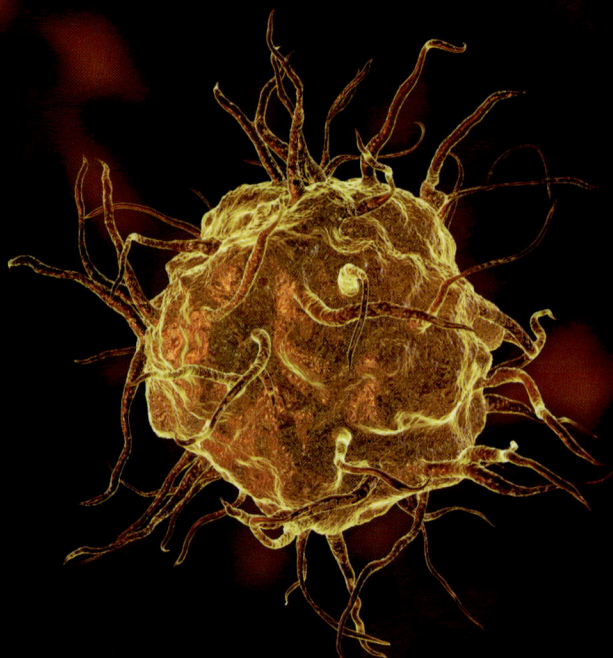

成纤维细胞是疏松结缔组织中存在数目最多的细胞，一般要么呈梭形，要么就呈扁的星状，具有突起。细胞当中，相对静止的细胞是纤维细胞，而功能较为活跃的细胞是成纤维细胞。

成纤维细胞活动旺盛，其细胞、细胞核和核仁都比较大，细胞整体轮廓清晰，伴有显著的蛋白质合成和分泌活动。

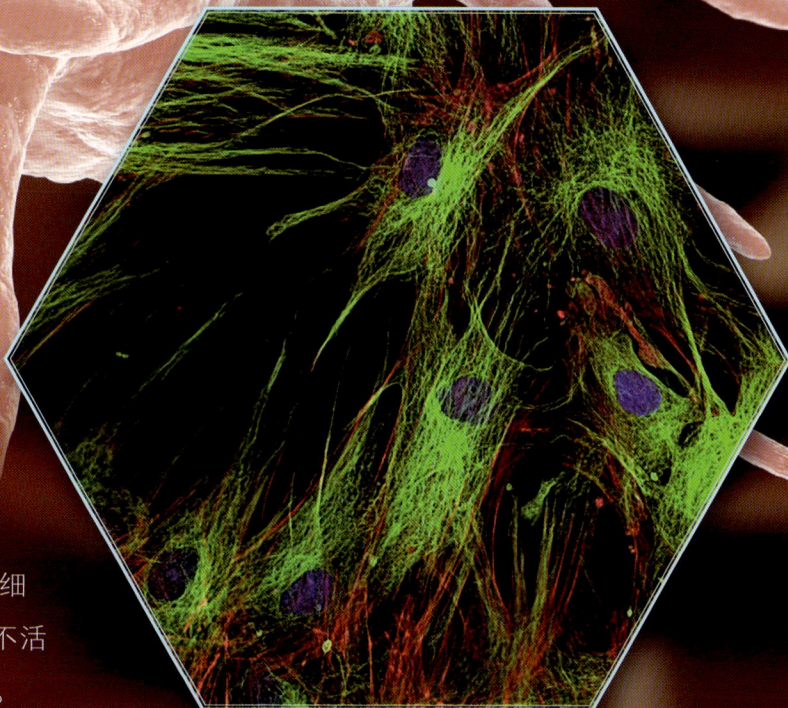

你可能没有听说过我的名字，但是我存在于你的身体各处，帮助你维持正常的身体运转呢！

纤维细胞和成纤维细胞实际上是处于不同功能状态下的同一种类细胞。当细胞处于成熟期或静止状态时，胞体开始变小，形状开始呈长梭形，此时的细胞被称为纤维细胞。纤维细胞相对成纤维细胞而言，活动不活跃，细胞轮廓和核仁也不明显，细胞质也少。

高尔基体

抗体

细胞核

线粒体

浆细胞

浆细胞在消化道和呼吸道固有膜的结缔组织中最为常见，体形较小，直径为10至20微米，呈圆形或卵圆形，核圆但位置多偏于一侧，偶尔可见双核。浆细胞来源于B细胞，因此又称效应B细胞。

我的肚子里含有大量能释放抗体的细胞，帮助你进行免疫应答，把病毒都打跑呢！

浆细胞有着合成、贮存抗体的功用，同时它也会参与体液的有关免疫反应过程。

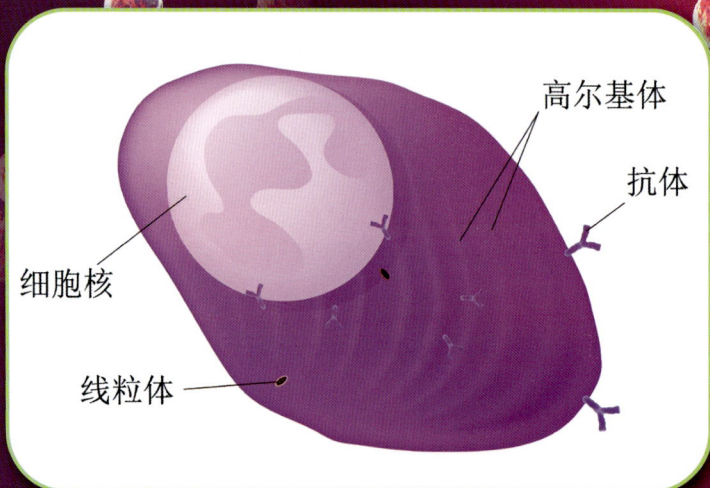

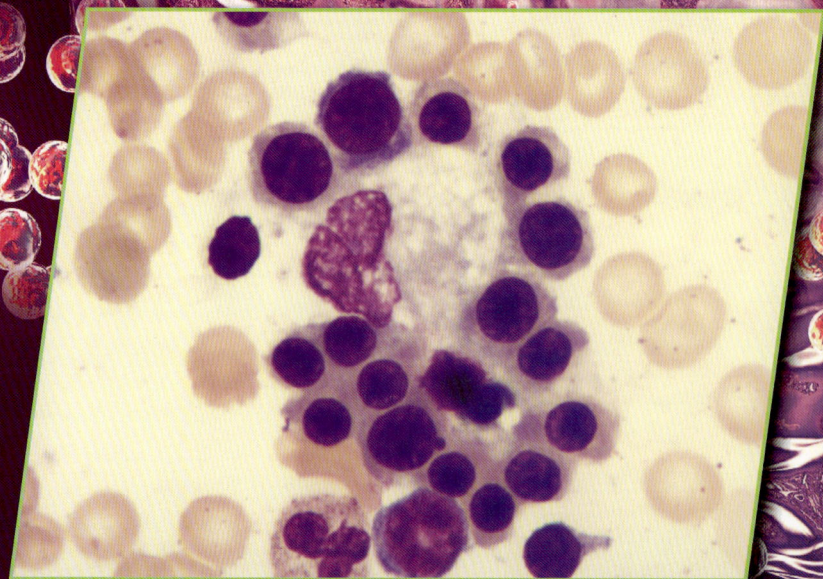

由单个浆细胞增殖分化成的浆细胞系，只能合成一种类型的免疫球蛋白分子。

儿童人体百科全书

肥大细胞是一种粒细胞，来源于造血干细胞，含有肝素、组织胺、5-羟色胺等，一旦细胞发生崩裂而释放出颗粒中的这些物质，可在组织内引起速发型过敏反应。

你可不要因为我的名字就嫌弃我啊，其实我长得很漂亮，如果你的身体不舒服，我还会发出警告呢！

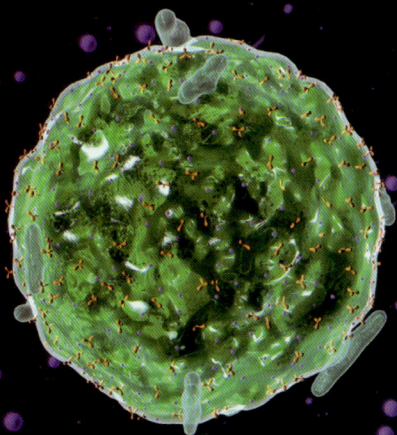

肥大细胞广泛分布在整个血管组织之中，尤以皮下或皮肤内，以及接近血管、神经、分泌液的腺体和发囊部位居多，这些部位经常可以接触到病原体、变应原以及其他环境中的物质，最易引发炎症。

肥大细胞位于细胞的中央，一般呈圆形或卵圆形，核小，染色也浅，或累积或单个附于血管周边。

胶原纤维

胶原纤维作为真皮的主要构成部分，占真皮全部纤维质量的95%—98%。新鲜的胶原纤维呈白色，因此又称为白纤维。胶原纤维较为粗大，直径约为0.5至20微米，成束分布，排列紧密，并交织成网。

胶原纤维是一种富含胶原蛋白、氨基酸等物质的纤维组合物。其含有的氨基酸主要包括甘氨酸、脯氨酸和羟脯氨酸等。测定羟脯氨酸的量能确定组织中胶原的含量。

儿童的骨骼弹性大，不易折断，这可有我很大的功劳呢！

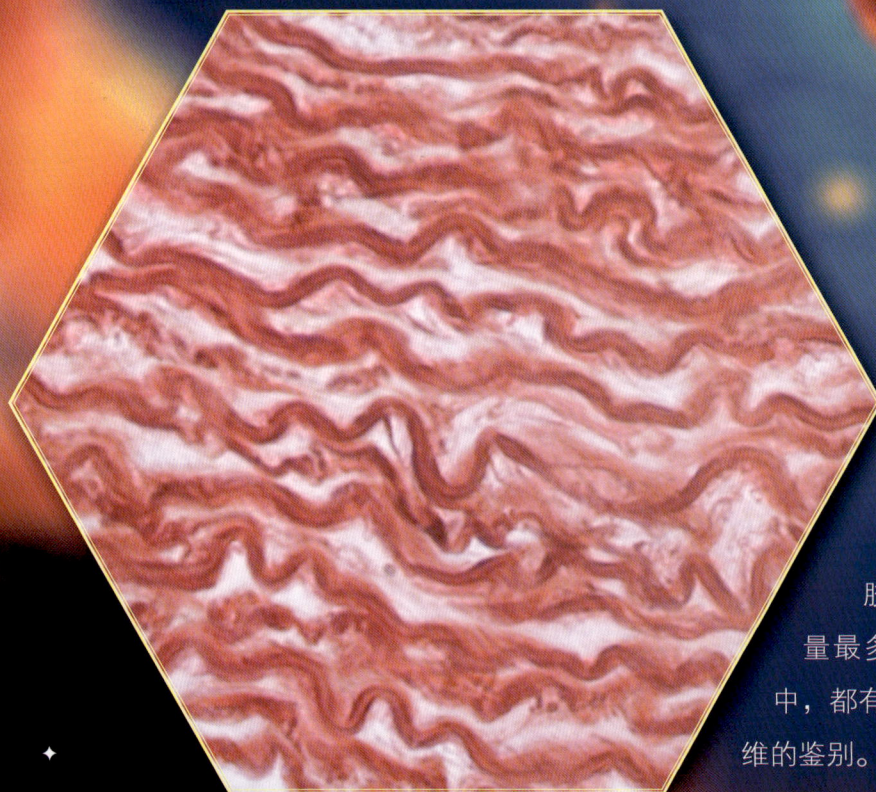

胶原纤维是三种纤维中分布最广、含量最多的，各脏器内及皮肤、巩膜和肌腱中，都有分布。胶原纤维染色主要用于和肌纤维的鉴别。

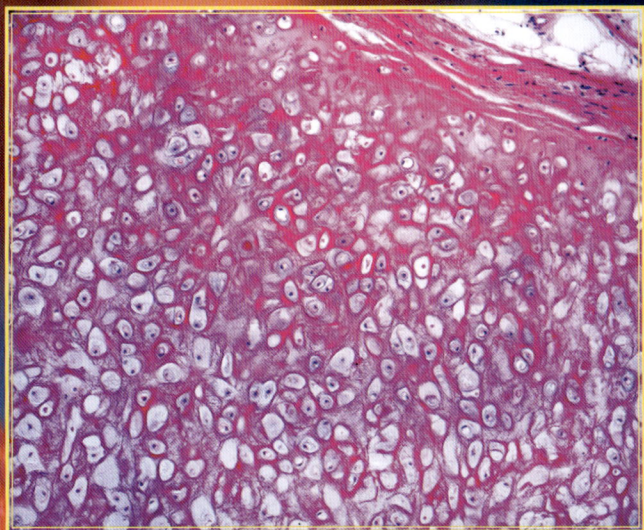

弹性纤维

弹性纤维一般有分支，排列不规则，比胶原纤维细。弹性纤维主要成分是弹性蛋白，可以保持皮肤弹性。弹性纤维产生于不同的细胞，在皮肤和肌腱中弹性纤维由成纤维细胞产生，而在大血管中的弹性纤维则由平滑肌细胞产生。

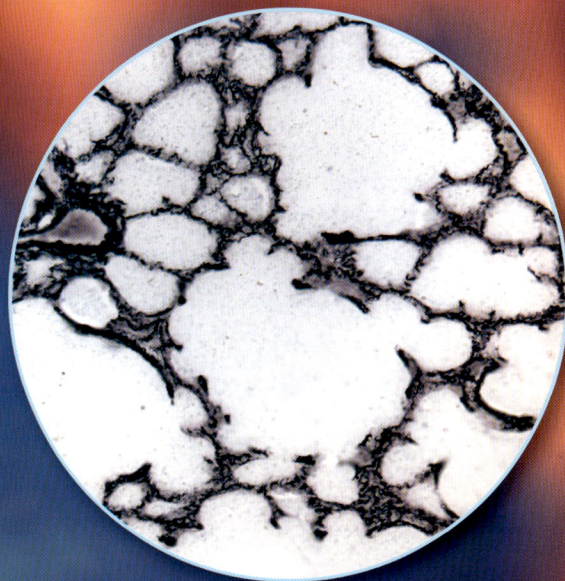

网状纤维

网状纤维的纤维很细，但是因有分支而呈网状，少量分布在疏松结缔组织中。网状纤维具有等间距的横纹结构，含有与胶原纤维同样的胶原蛋白成分。

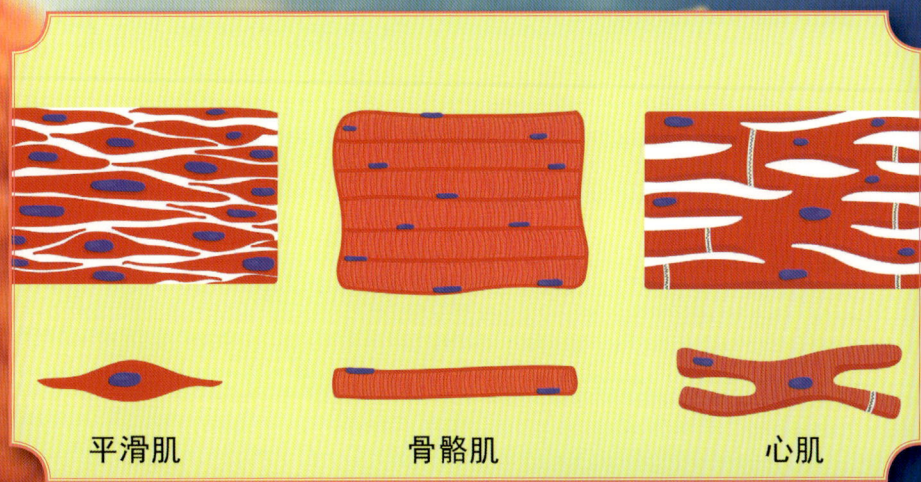

神经组织

神经组织由感应性极强的神经元和传导性极好的神经胶质细胞构成。神经元由细胞体和突起构成。突起中的短小树突有树杈一样的分支，将冲动传向细胞体；而较长的轴突依靠末端的神经末梢，将冲动由细胞体向外传出。

平滑肌	骨骼肌	心肌

肌肉组织

肌肉组织最基本的功能是收缩和扩展，主要分为三种：平滑肌、骨骼肌和心肌。肌肉组织最主要的构成结构是肌细胞，这些特殊分化的肌细胞聚集存在，经结缔组织围合成肌束。

趣味小链接

肌肉组织的伸缩性，保障了人体运动和内部的消化、呼吸、循环及排泄等系列生理活动。其中，骨骼肌的收缩受人的主观意志支配，属于随意肌；心肌与平滑肌不受人的意志支配，而是受自主性神经支配，因此属于不随意肌。

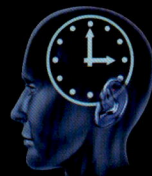

物质

　　人体是由80多种元素组成的。其中占人体总重量1／10 000以上的元素，如碳、氧、钙等，我们称之为常量元素；占人体总重量1／10 000以下的元素，如铁、锌等，我们称之为微量元素。

水

　　水是组成人体细胞的重要成分，在成人体重中占60%至70%，在儿童体重中占有80%以上的比例。水是生命的源泉，人体对于水的需要仅次于对氧气的需要。水会参与人体新陈代谢的全过程，帮助人体进行各种生理活动，水能够作为载体在人体内运送养料及氧气，以便排出代谢废物。

你一定要重视我哦！你全身上下都有我的存在呢！其实我比香喷喷的食物还重要呢！要记得多喝水啊！

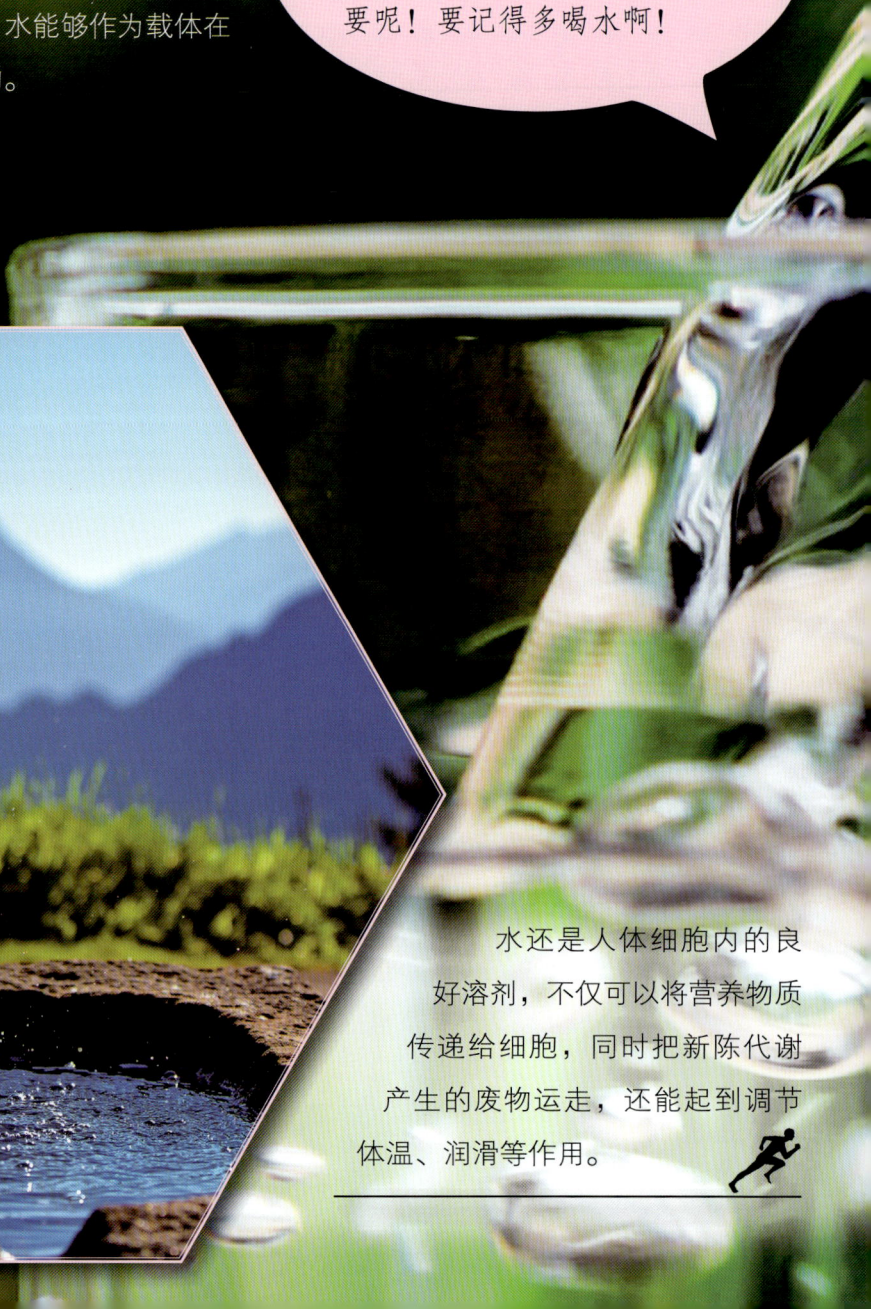

水还是人体细胞内的良好溶剂，不仅可以将营养物质传递给细胞，同时把新陈代谢产生的废物运走，还能起到调节体温、润滑等作用。

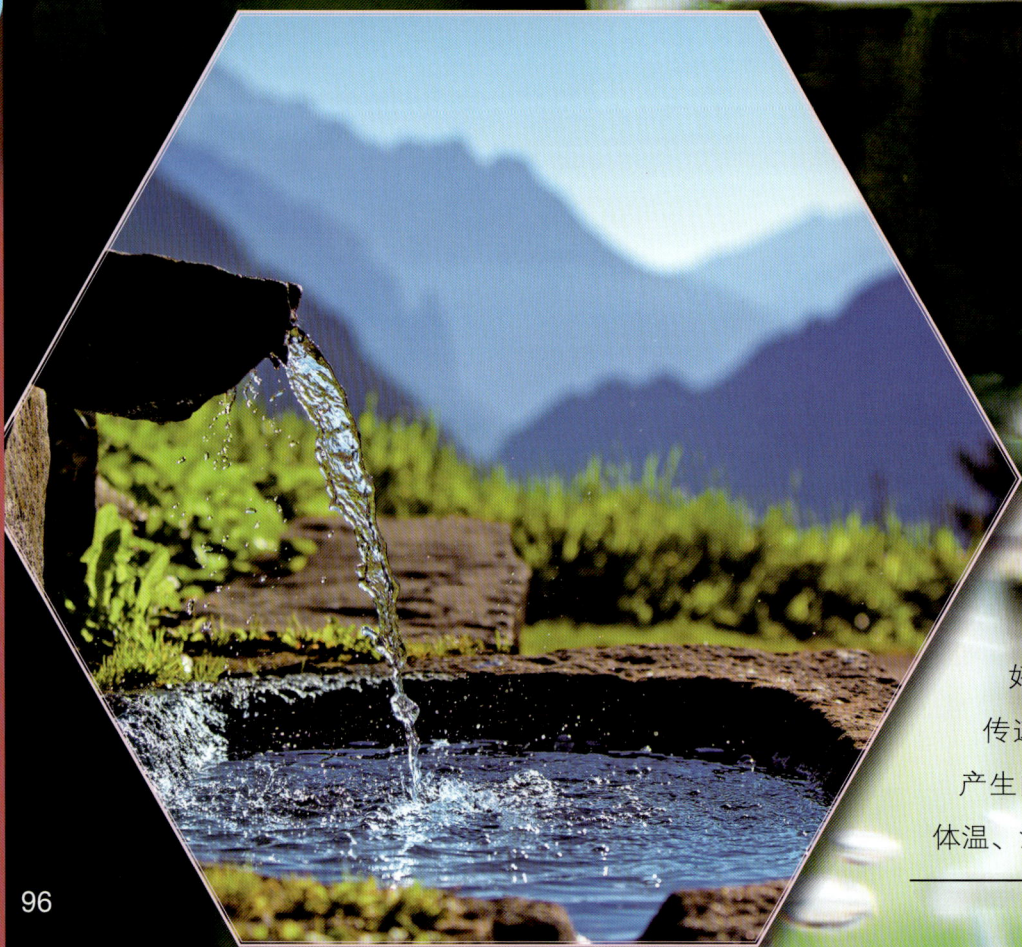

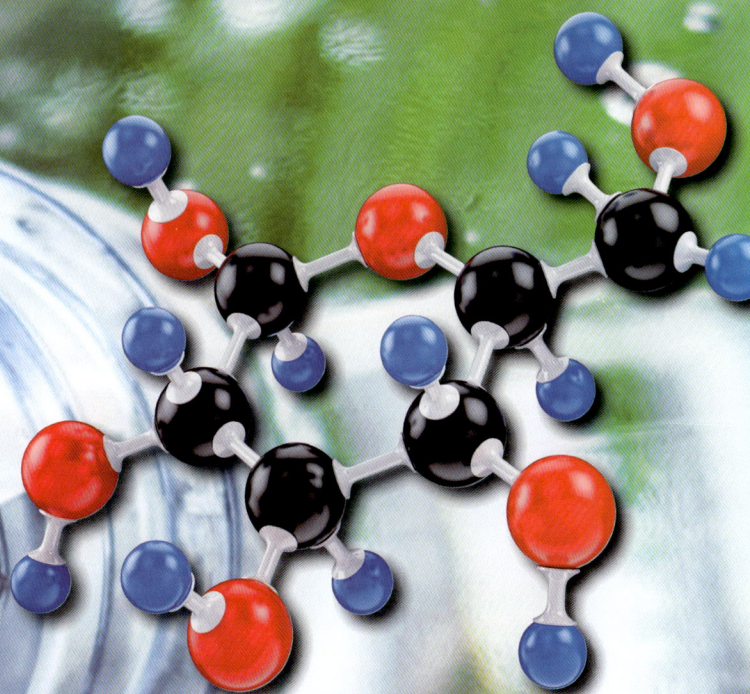

葡萄糖

葡萄糖是生物体进行新陈代谢必需的营养物质。葡萄糖输入体内后即被氧化成二氧化碳和水，还可以提供部分热量。此外，葡萄糖还能提升肝脏的解毒功能。

葡萄糖是一种非常重要的单糖，人体每天摄取的食物最终都要分解成葡萄糖和其他单糖，只有单糖才能参与机体代谢，而葡萄糖就是机体所需能量的主要来源。

葡萄糖可以快速补充体内的水分和糖分，因此血糖过低、头晕虚脱及心肌炎等患者，常将其作为快速补充液来使用。

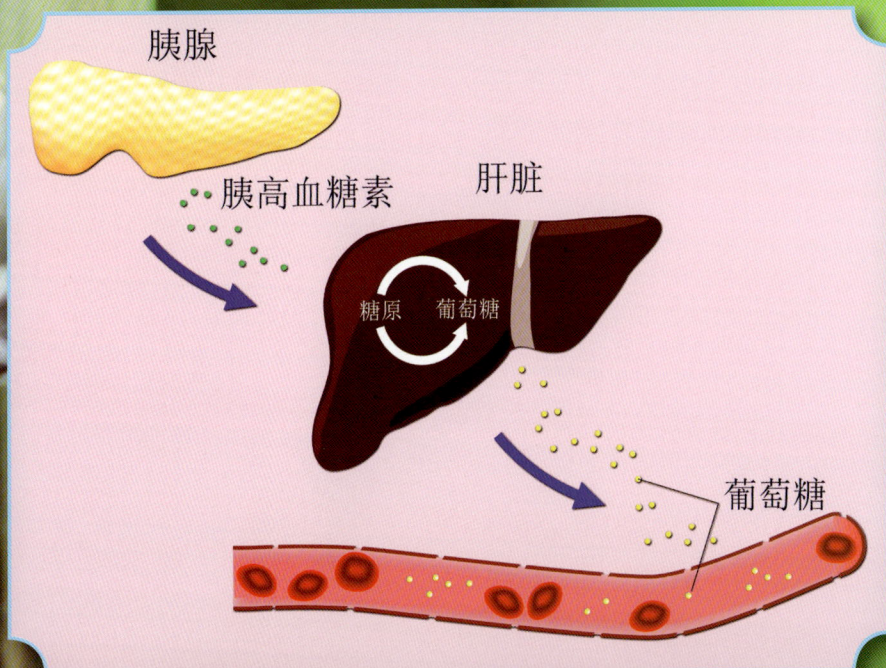

胰腺

胰高血糖素

肝脏

糖原 葡萄糖

葡萄糖

97

在人体内，脂肪主要分布在皮下组织、大网膜、肠系膜和内脏器官的周围，尤其在皮下组织中的分布最多。脂肪的含量多少与人体的营养吸收、能量损耗也存在一定关系。

脂肪

脂肪是人体组织的重要构成成分，由碳、氢和氧三种元素组成，是人体极为重要的能量提供者。

脂肪作为细胞内的储能物质，一方面提供热能，保护内脏，维持人体体温；另一方面还协助脂溶性维生素的吸收，并参与机体各方面的新陈代谢。

人们常常因为我的存在感到很困扰，但是我很重要呢！我不仅能够保持体温正常，还能够保护身体，不让大家轻易受伤哦！

蛋白质

　　在人体的组织和细胞中，均含有蛋白质成分。可以这样认为，蛋白质是生命存在的物质基础。机体所有重要的组成部分都有蛋白质的广泛参与，生命是依赖蛋白质的存在而存在的。

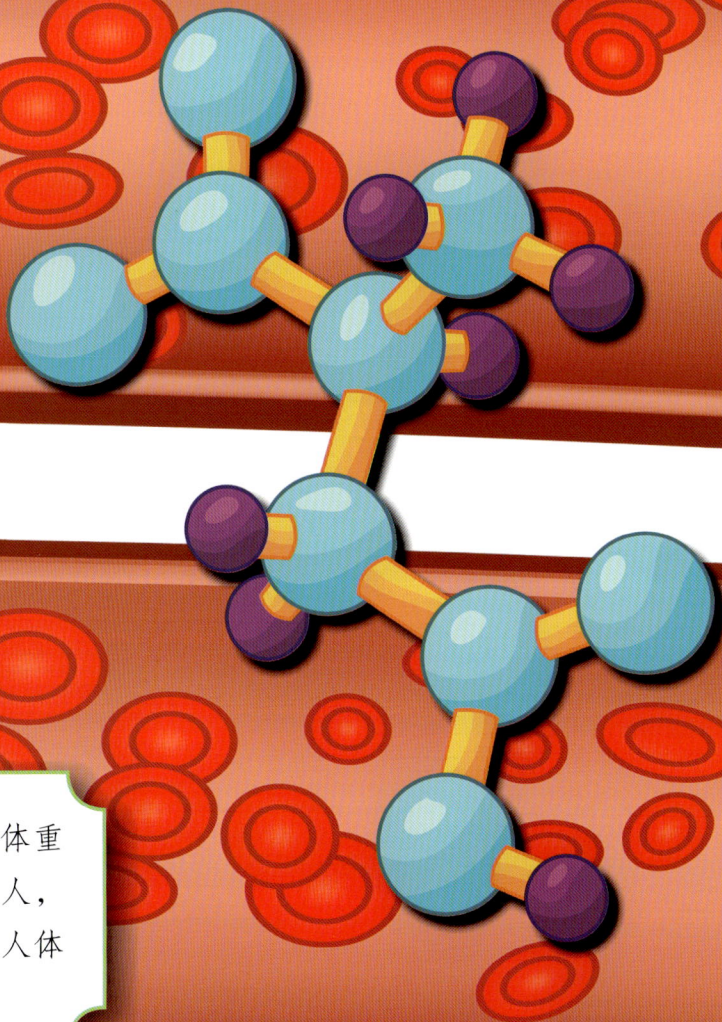

　　蛋白质在人体中所占比重较大，为人体重量的16%至20%。比如一个60千克重的成年人，其体内蛋白质就有9.6至12千克，可见其在人体的组成成分中比重之大。

　　若是把人体比作一栋建筑的话，那么蛋白质就是建造和修复这个建筑的非常重要的原料，建筑的地基建设和砖瓦的整合修葺、破碎更新，时时刻刻都需要蛋白质的参与。当生命活动需要能量消耗时，蛋白质也能在被分解后，为身体提供能量。

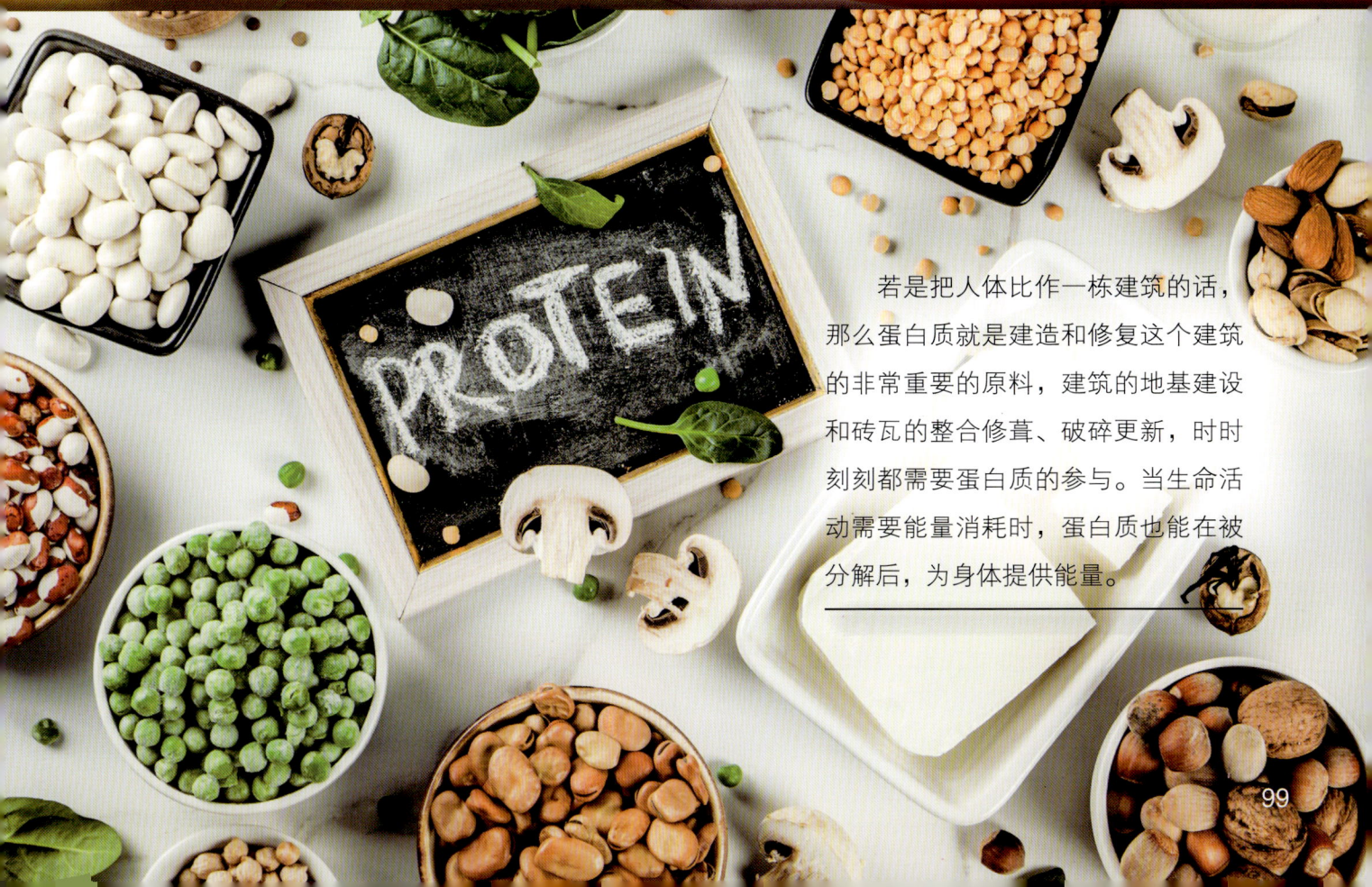

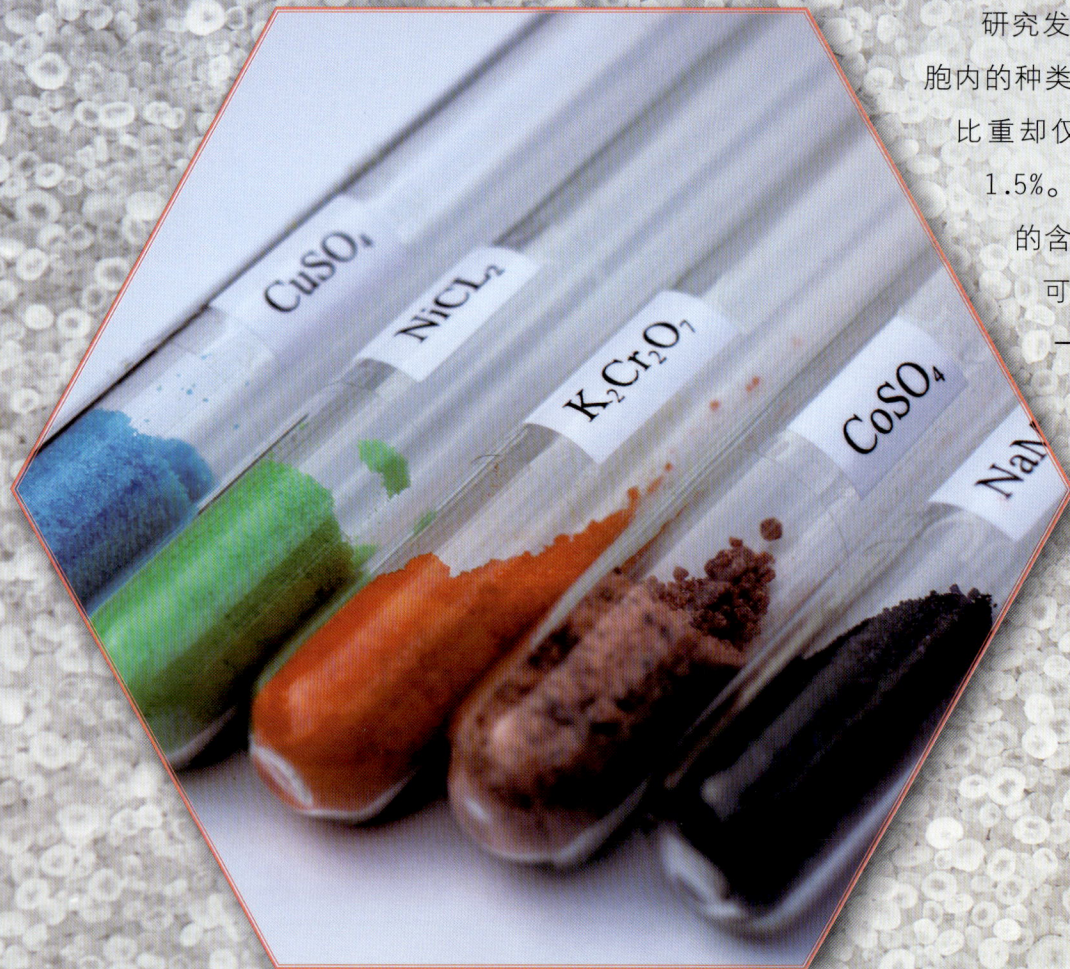

研究发现，无机盐在生物细胞内的种类多达20种，但是所占比重却仅有人体体重的1%至1.5%。尽管无机盐在人体中的含量很低，但其作用不可小觑。

无机盐

无机盐作为矿物质营养素的一种，往往是以离子形式存在着，通常是由有机物和无机物综合构成，其中的碳、氢、氧和氮均是以有机物质的形式存在。

我的名字叫作无机盐，但我和食盐是不一样的哦！尽管我在人体中的含量很少，我的作用却很大，你不能小看我啊！

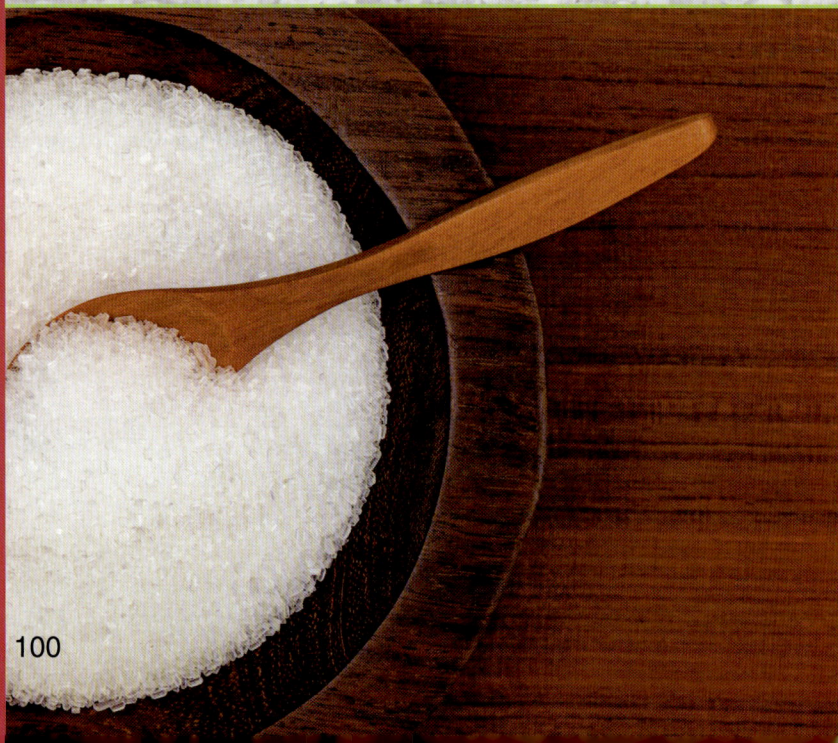

无机盐对人体的新陈代谢、生长发育、健康、衰老、死亡都发挥着重要的功能性作用。为确保无机盐比重和功能性作用的正常，我们要多注意饮食的多样化，减少肉类摄取，多吃粗粮。

氨基酸

氨基酸是构成蛋白质的主要成分。那些长链形状的蛋白质分子，就是由诸多种类不一的氨基酸有规则地排列而构成的。

氨基酸既为合成蛋白质提供了重要原料，又为促进机体生长的新陈代谢提供了物质基础，对于人体的生命活动来说非常重要。

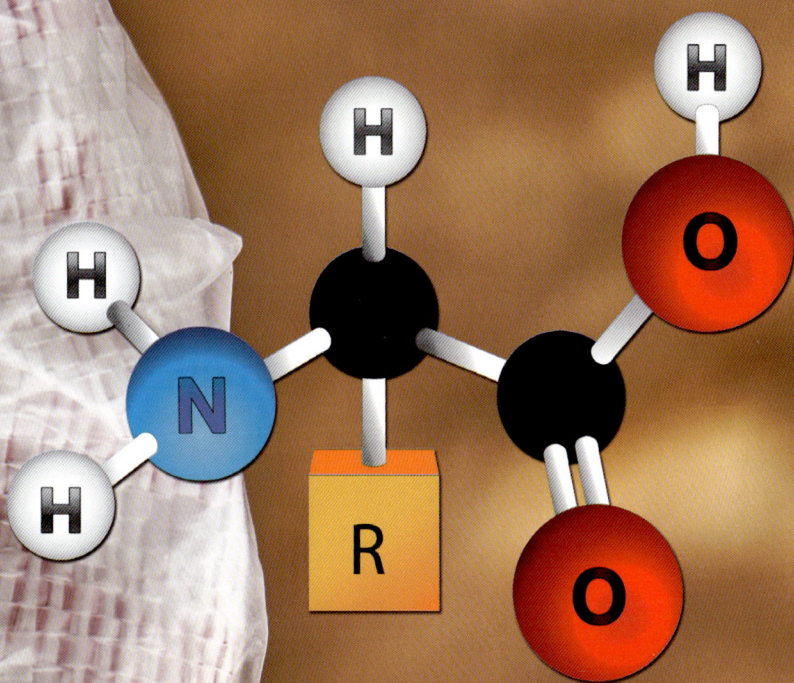

有选择性地进食一些氨基酸含量丰富的食品，有利于身体健康。如奶及奶制品类、鱼类、肉类，以及海参、蚕蛹、鸡蛋等食物中的氨基酸含量较高。一些豆类及豆制品、花生、杏仁等食物所含的氨基酸成分也很丰富。

钙

矿物质在人体中所占比重也较大，约为5%，而其中的钙就占了体重的2%。钙元素主要以晶体形式存在，人类的骨骼和牙齿中就含有大量的钙元素。

钙对人体各组织、器官的功能具有辅助调节作用，也是脑神经元的代谢所必需的元素。

我的大名你应该很早就听说过吧，我不仅存在于你的骨骼里，还存在于你的牙齿里呢，有了我你才能更好地发育啊！

钙元素很好地抑制了神经的过度兴奋，让人得以保持专注力；钙元素缺乏会导致神经、肌肉的兴奋性失调，使人情绪敏感失控，注意力分散。

Ca

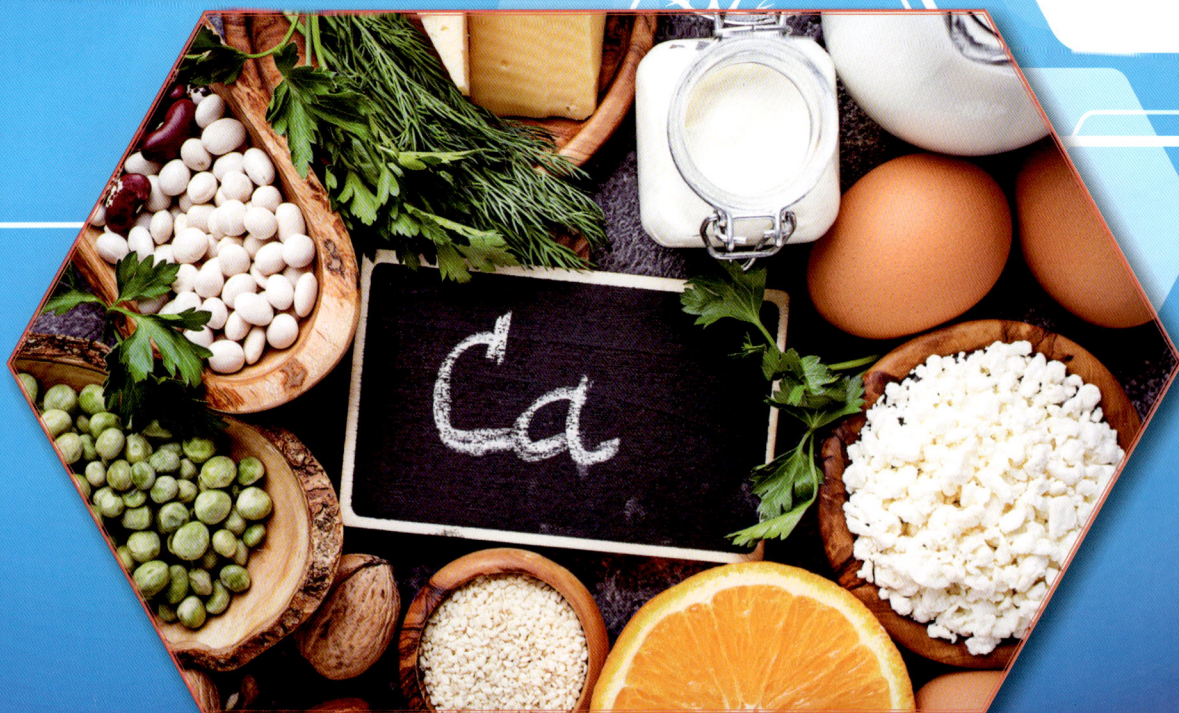

儿童人体百科全书

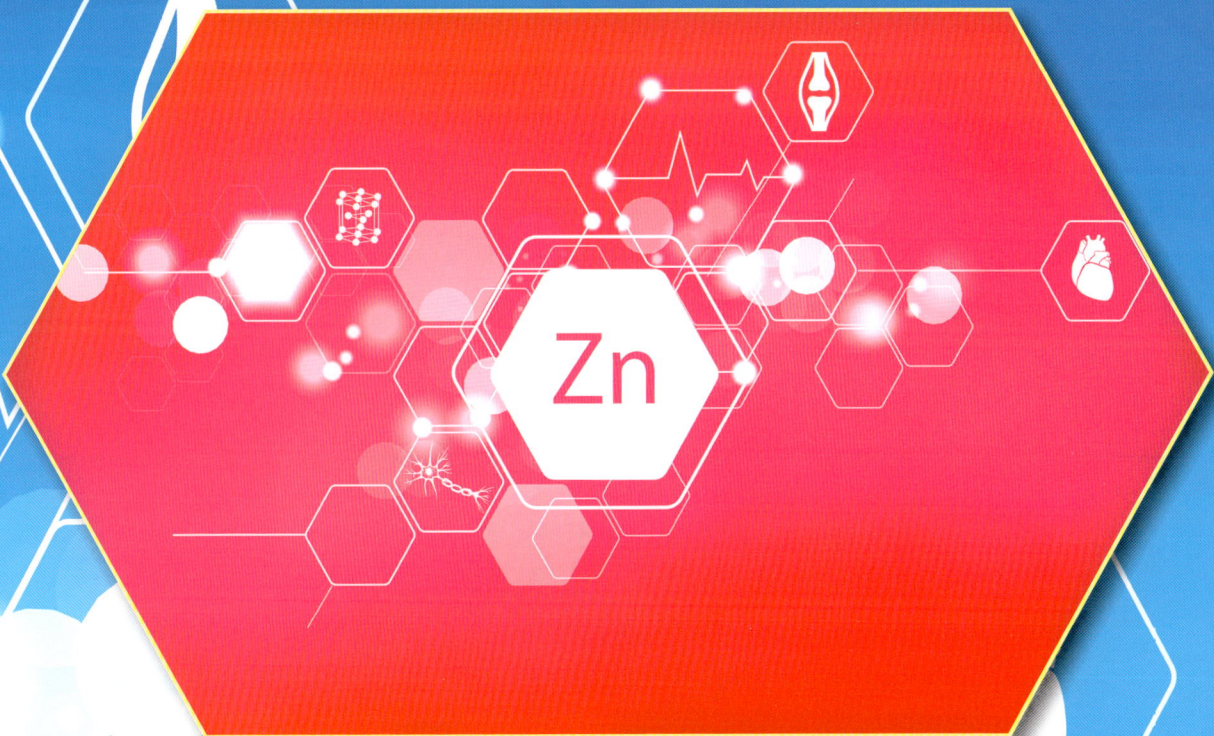

Zn

我是你身体里必需的微量元素之一，我告诉你一个秘密：我能够让你变聪明哦，但是摄入过量，你也会不舒服哦！

锌

锌有"生命之花"和"智力之源"的美称，可见锌元素对人体的重要性。锌元素的主要作用是保障人体合理性食欲，提升人体免疫力及对维生素A的正常代谢。

人体的所有组织都含有锌，锌对人体的生长发育、成熟和死亡过程都发挥着重要的作用。儿童缺锌可导致生长发育不良；孕妇缺锌可导致婴儿脑发育不良、智力低下，即使出生后补锌也无济于事。

中国营养学会建议成年男性每日锌的标准摄入量为15.5毫克，成年女性为11.5毫克。食物中肝类、肉类及牡蛎中的锌含量最为丰富。

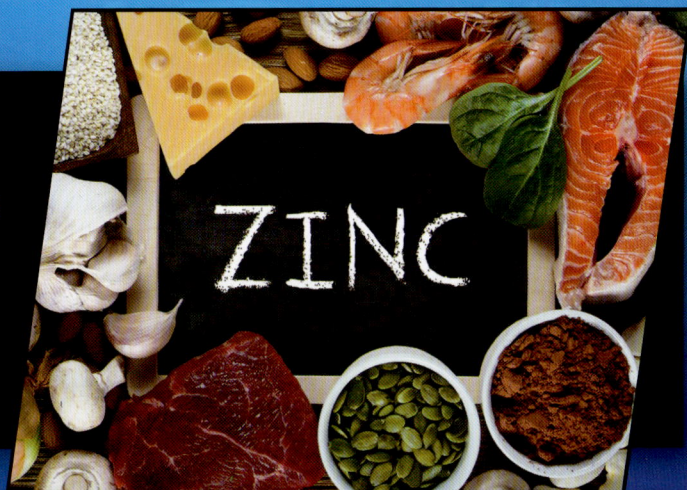

ZINC

铁

铁以血红素的形式存在于人体的红细胞中，是人体内含量较高的微量元素。在人体氧气输入的活动中，铁是最佳材料，氧的运输和存储都有它的参与。

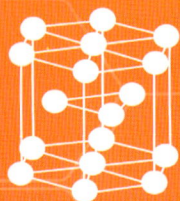

我可不是你平时看见的笨重的铁块呢！谁少了我都不行，没有我，你就会感冒哦！

铁在人体中的作用有多方面：促进身体发育，增加对疾病的抵抗力；调节各组织的呼吸以避免疲劳；构成血红素，防止贫血发生。

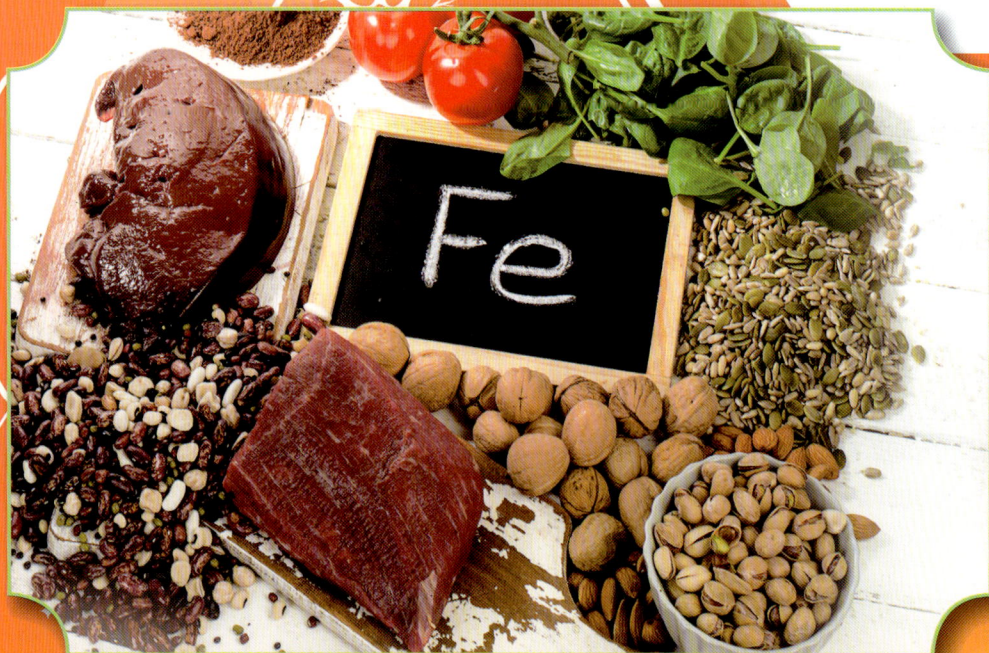

Fe

Fe

缺铁过多会快速降低人体免疫力和形成缺铁性贫血。经常食用动物肝脏、肾脏、血制品，鱼子酱、瘦肉，会有效吸收铁元素。

镁

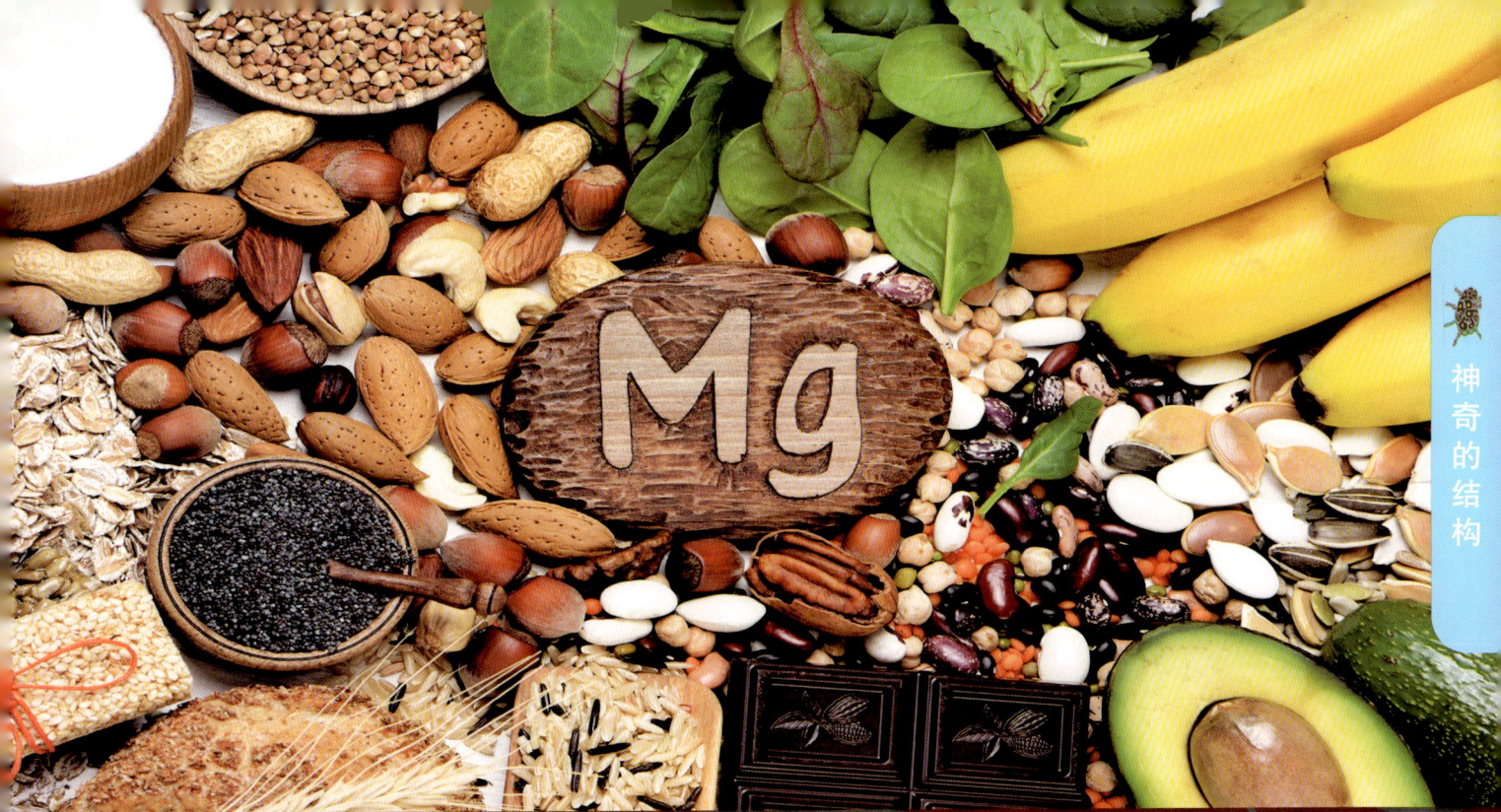

中国营养学会建议18岁以上成年人每日镁的摄入量为350毫克。新鲜绿叶蔬菜、坚果及粗粮是含镁较多的食物。

人体各细胞进行基本生化反应时离不开镁，神经、肌肉的机能基本性运作、血糖转化也离不开镁。此外，镁还是维持骨细胞结构和功能正常的必要元素。

女性经期时容易情绪紧张、心理压力过重，镁能够通过调节中枢神经来缓解这些症状。如果人体镁元素长期缺乏，会引发各类型头痛、畏光、畏声等问题。

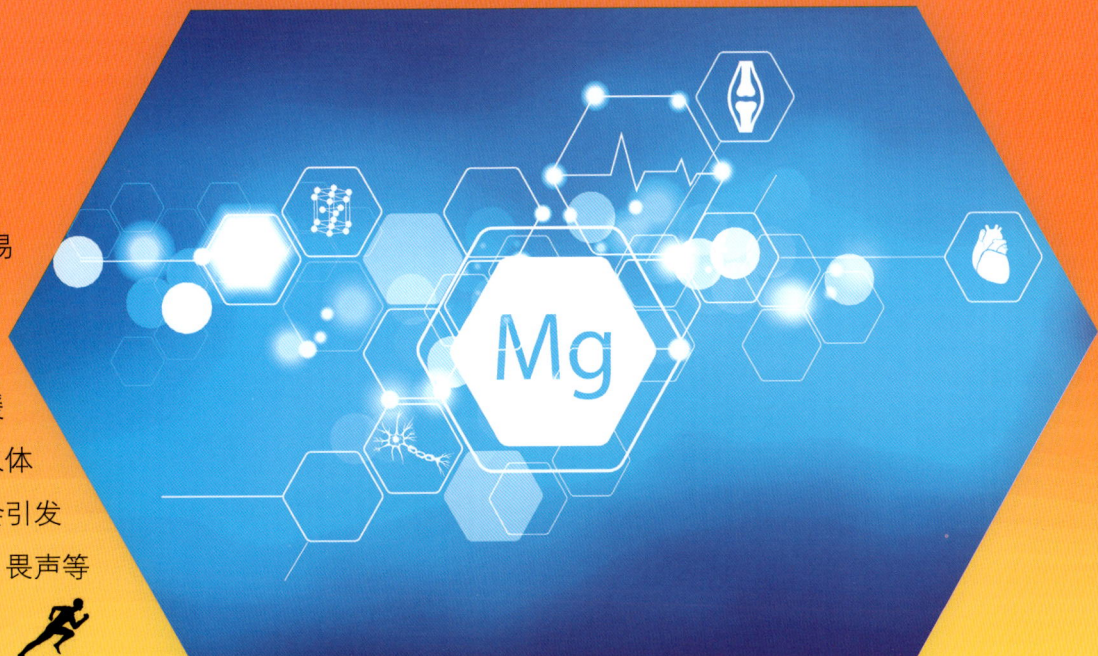

碘

很多儿童有智力障碍问题，多是由碘缺乏所致，因此碘元素也被称为"智力元素"。如果人体中缺碘，还会对精神和心理状态造成困扰。

碘在人体中含量不多，但因其功用的独特性而不可或缺。碘在人体中主要通过合成甲状腺素来发挥作用，每个合成后的甲状腺素分子含有4个碘原子。

我对维持你甲状腺的健康有着重要作用，不管过量还是少量，都会引起你身体的不舒服，不要小看我哦！

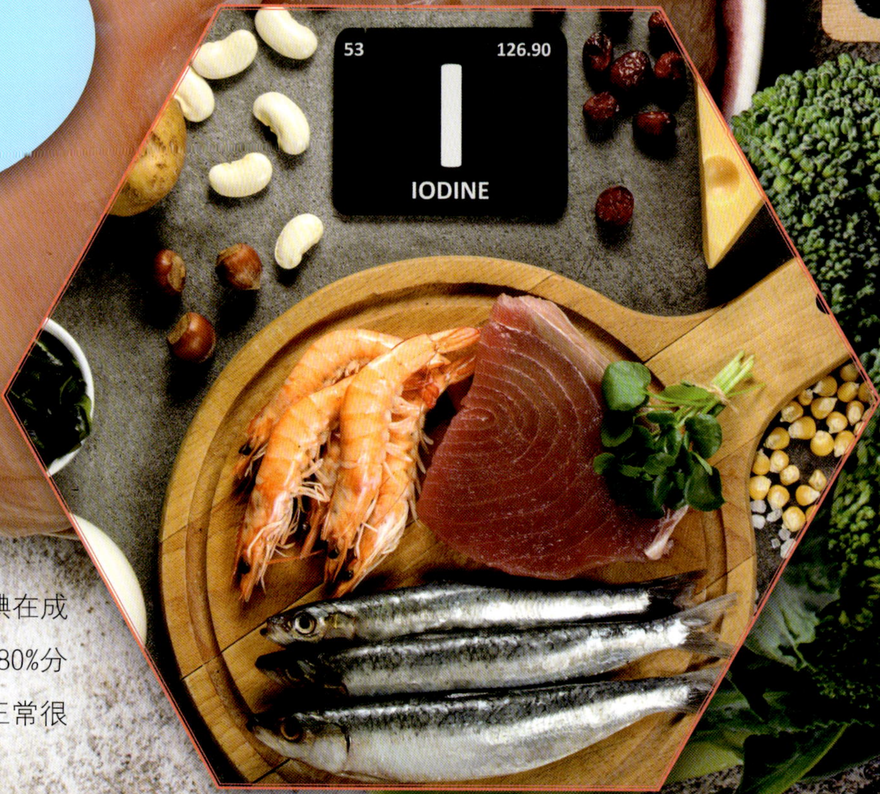

53　　　　　I　　　　126.90

IODINE

作为人体的必需微量元素之一，碘在成人体内的总量约为30毫克，其中70%至80%分布在甲状腺中，这对确保甲状腺功能正常很有益处。

甲状腺激素的合成和代谢都需要硒的参与，硒元素缺乏会直接导致甲状腺功能迅速下降，反应在人体上，就是产生抑郁情绪。很多抑郁症患者就是因为体内缺乏硒元素，从而导致自身的免疫功能降低，最终引发情绪高度失调。

硒可以调节抑郁情绪，缓和抑郁症状，改善精神状态从而提高生活质量。我们日常要多食用肉、鱼、贝类、柑橘等含硒丰富的食物，避免硒缺乏而导致情绪抑郁。

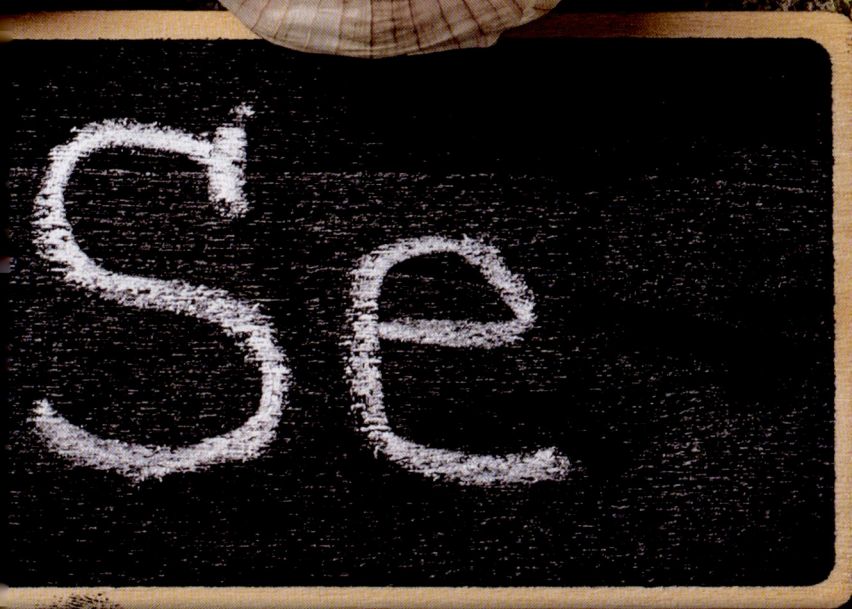

Se

硒也是机体内谷胱甘肽过氧化物酶的必备成分，而后者作为一种保护机体神经、避免组织受损害的重要抗氧化酶，有延缓衰老的功能。

Se

铜

铜作为人体必需的微量矿物质之一，其主要功能是有助于传递蛋白和催化血红素的形成。

铜对人体各组织器官的发育和功能的正常化都极为重要，血液、中枢神经、免疫系统、头发、骨骼、皮肤，以及大脑和内脏等，都需要铜这一微量营养素发挥作用。

成人每千克体重每日需摄入0.03毫克铜才能确保健康，孕妇和婴儿则加倍需要。多吃贝类、可可粉、坚果和蘑菇等食物，补铜效果会更明显。

Cu

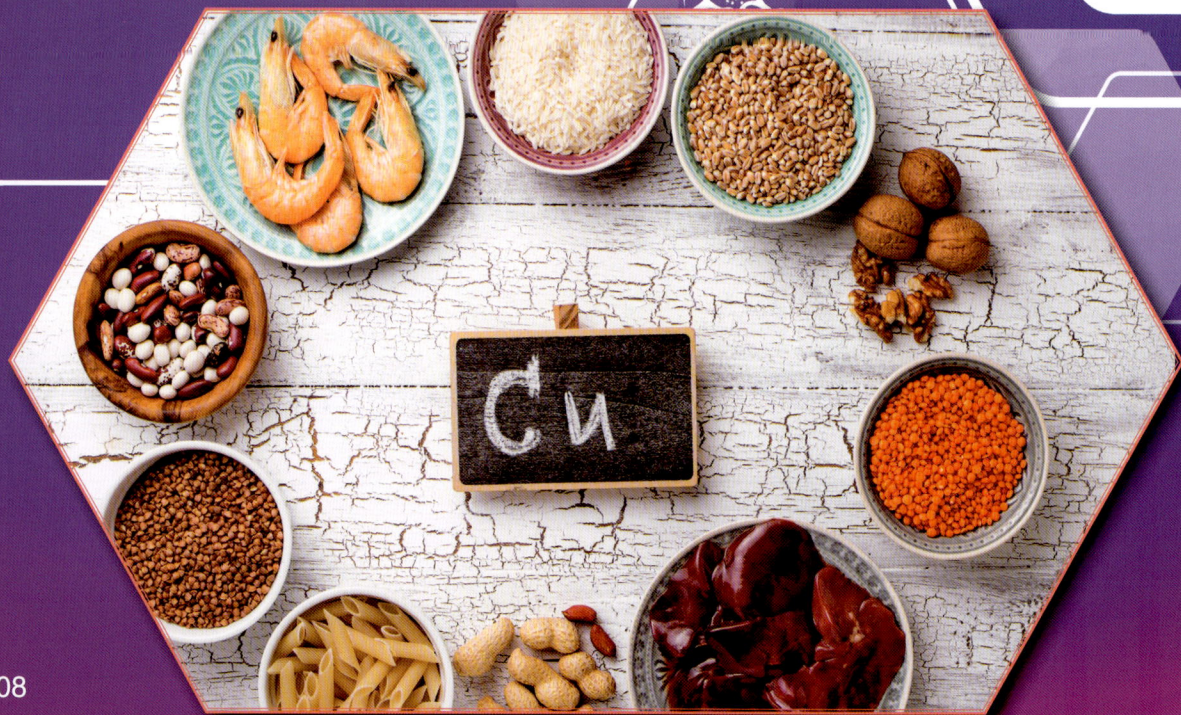

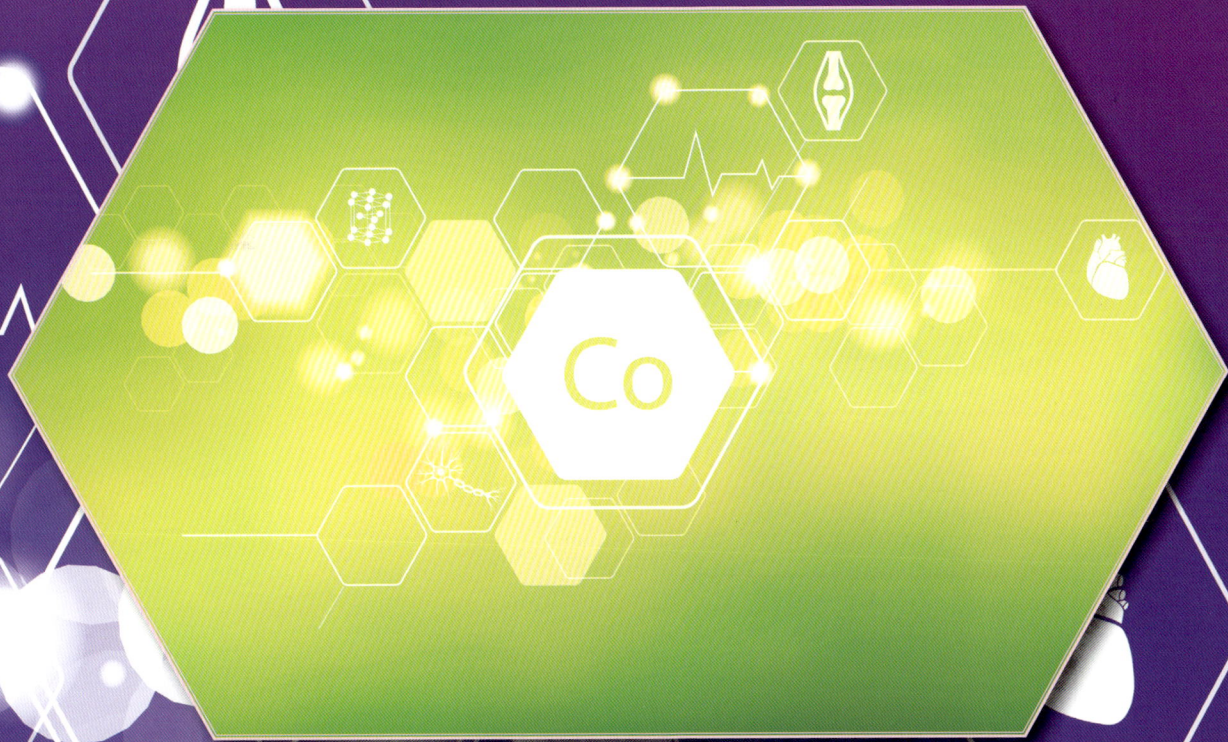

Co

钴

钴是维生素B_{12}的组成部分，因此作为人体的必需微量元素，它的功能的发挥需要通过维生素B_{12}来间接进行。

人体缺钴会导致肠道细菌无法合成维生素B_{12}，而维生素B_{12}是形成红细胞的必要物质，缺乏了钴元素就意味着红细胞的减少，最终会造成人体贫血。贫血形成后，人会面色苍白，发生口和咽部炎症及骨髓退行性病变，逐步危及生命。

钴的作用很大，能避免肝部的脂肪堆积，可以降低血压及血管扩张。钴还是酶的组成成分，因此可以促进各营养素合成。成人每日需摄入0.1微克的钴，婴儿及孕妇每日需0.3微克，以保证身体的健康。

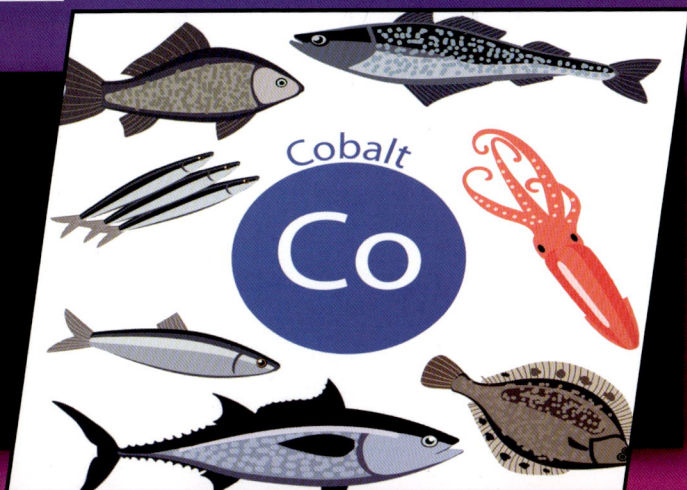

Cobalt
Co

铬

铬作为人体必需的微量元素，在体内的含量仅为7毫克左右，然而铬会随着年龄的增长而逐渐减少，其主要分布在人体的骨骼、皮肤、肾上腺、大脑和肌肉之中。

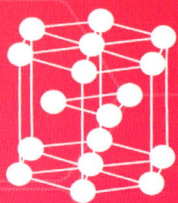

铬在胰岛素调节活动中也意义重大，它的参与大大提升了胰岛素促进葡萄糖进入细胞内的效率，是不可或缺的血糖调节剂。铬有助于人的生长发育，并能有效控制血液中的胆固醇浓度，防止因铬缺乏而导致心脏疾病的发生。

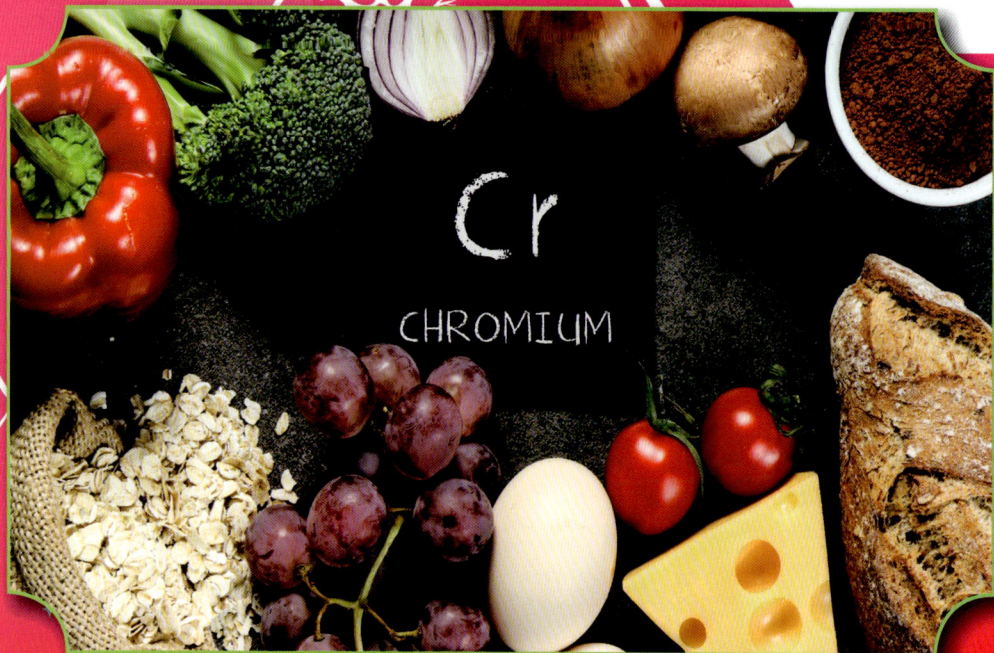

铬缺乏时，就会导致人体糖代谢失调，缺乏加重时，人就会患糖尿病、心血管病，更为严重的，甚至会导致白内障、失明和尿毒症。

我能帮助你保持身体健康，维持必需的生命活动，谁都不能忽视我呢！

Cr

Cr

CHROMIUM

我们日常食用的小麦、花生等粗粮的含铬量较高，一些动物的肝脏、牛肉、鸡蛋、玉米等也都是较好的含铬食品。

缺钼可能会由摄入过多的铜引起，会导致心搏不规律和尿酸减少，甚至还会增大致癌率。在缺钼的环境中生长的植物被认为是很强的致癌物质。

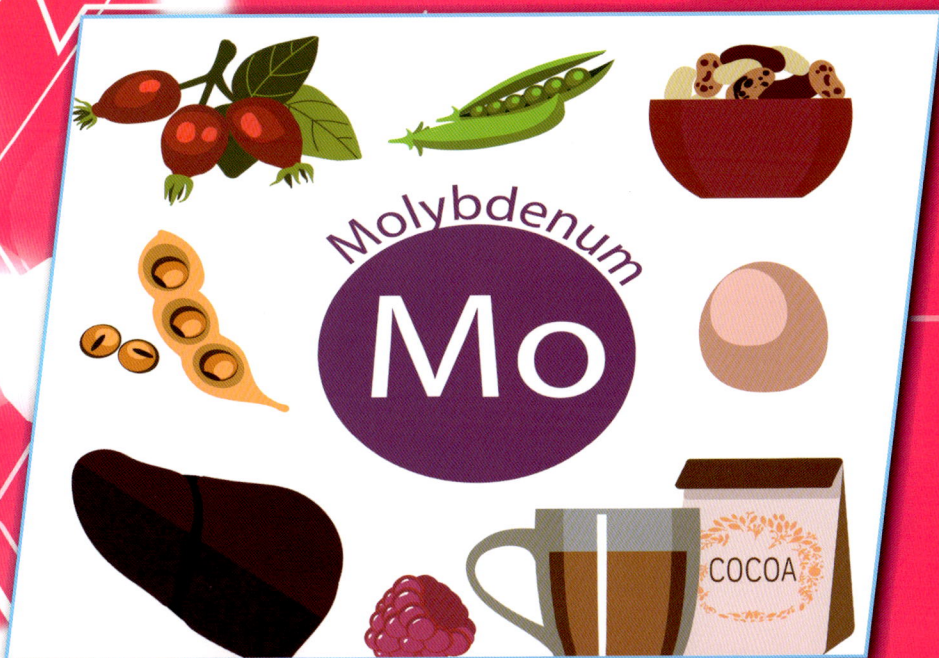

钼

钼遍布人体各组织中，成人体内钼的总量为9毫克，在肝和肾中的含量最高。在家畜、深绿色叶菜、豆类及精制的谷类中都有钼的存在。

钼对人体来说属于必不可少的元素，它具有明显的防龋作用，对尿结石的形成也有强烈的抑制作用。

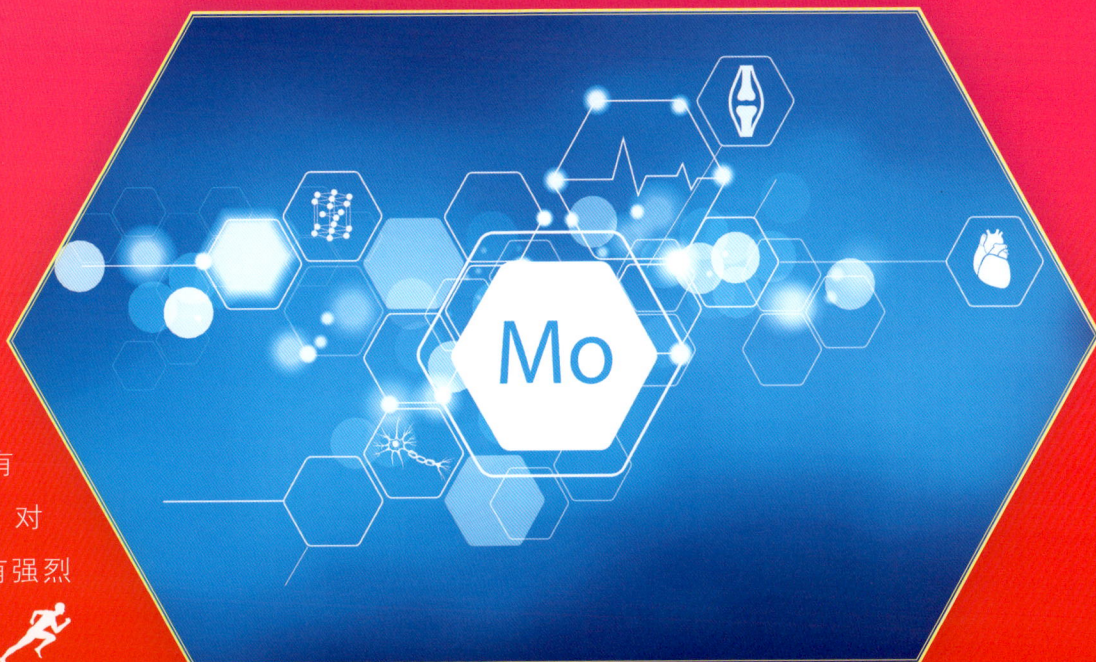

锰

锰是人体必需的微量元素。锰的参与构成了体内多种有重要生理作用的酶。锰的作用主要是防止脑功能异化，维持糖和脂肪代谢正常，改善机体的造血功能。

Mn

成年人每日锰供给量标准为每千克体重需摄入0.1毫克。锰含量较多的食物主要有坚果、粗粮和干豆，新鲜的蔬菜、干鲜果、鱼肝、鸡肝等食物的含锰量也较为丰富。日常饮食注意荤素搭配，基本可以满足锰的摄入需要量。

锰还能促进机体的生长发育、性成熟，能激活多种酶。锰可以提供高蛋白的代谢率，促进维生素的积蓄。缺乏锰会使骨骼畸形。

人体骨骼的生长实际是骨质的钙化过程，而硅就是参与骨质钙化的微量元素之一。此外，硅对内膜壁的保护和动脉壁弹性的维持也发挥作用。硅元素的缺乏会影响身体发育，造成骨髓异形和器官异形，严重的还会引发心血管类疾病。

硅

硅多分布于人体表皮及组织中，尤以人体主动脉壁内居多。硅在成人体内的含量约为18毫克，随着年龄的增长，体内的硅含量也会随之减少。

Si

在饮食中多注意硅元素的摄入，会延缓人体器官衰老过程。硅在糙米、带皮的小麦、玉米和土豆等非精制的食物中含量丰富。

维生素

维生素伴随着人体的生长、发育和代谢，作用很大。为维持基本的生理功能，我们必须从食物中获取这类微量物质。

维生素分水溶性和脂溶性两种，前者如B族维生素和维生素C，后者如维生素A、D、E、K等。两种维生素同时对人体生长发育及生理功能调节发挥作用。多吃新鲜的蔬菜和水果有利于维生素的摄取。

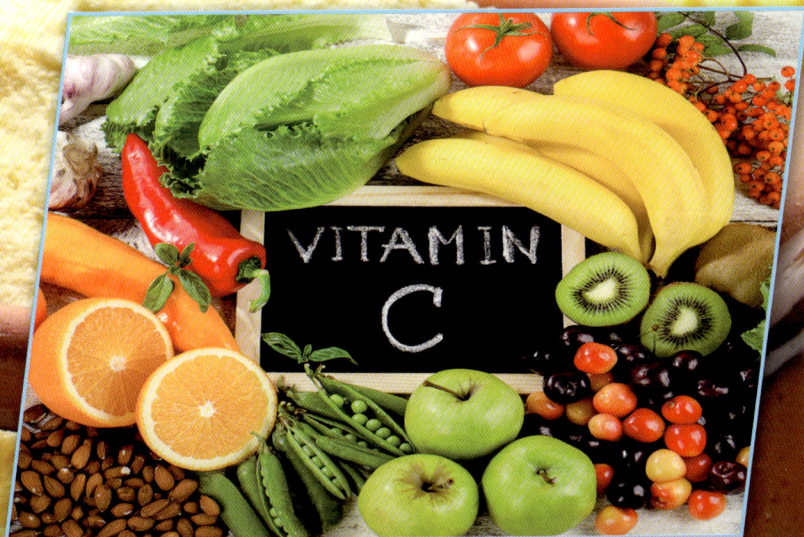

你一定要多吃水果蔬菜，不要只吃肉类啊，这样才能促进你的身体发育，让你快一点长高呢！

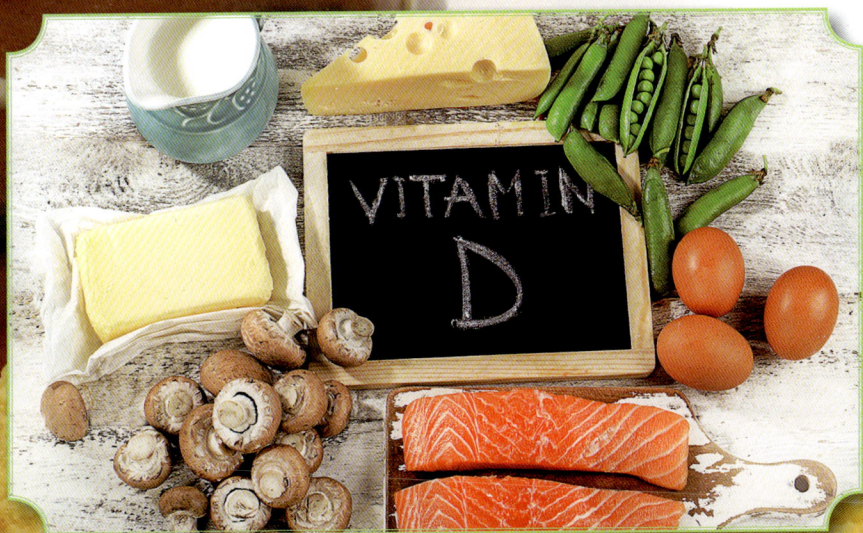

维生素是一种特殊的调节物质，不是人体细胞的构成物质，也无法为人体提供能量，主要在人体的物质代谢中发挥作用。目前已知的维生素有几十种，是维持生命活动、保持机体健康的必需活性物质。

趣味小链接

2005年7月，天水市甘泉镇吴家河村的村童——14岁的王某到河边游泳后，全身出现红疱，耳朵流脓，肚子坠痛，脸色发黄并伴有厌食的症状。在医生的指导下，王某服用了排铅的药物，症状才开始消减。儿童铅中毒的危害巨大，严重的话甚至会影响智力。我们一定要提高警惕，避免类似事件的发生。

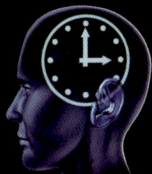

血液

　　人体血液的主要成分为血浆、血细胞等物质。人体血液是一种特殊的结缔组织，是生命系统中的组织层次。血液中储存着人体疾病信息，很多疾病的检查需要验血，包括遗传病。

血液

　　血液是在人体心脏和血管内流动的一种红色不透明液体，血浆和血细胞是其主要成分。成人的血液约占体重的1/13。血的密度是1.05至1.06千克/升，微大于水的密度。

　　血液的主要作用是运送营养、调节各器官活动和防御有害物质。血液内所含营养成分主要有无机盐、氧、激素、酶和抗体等。

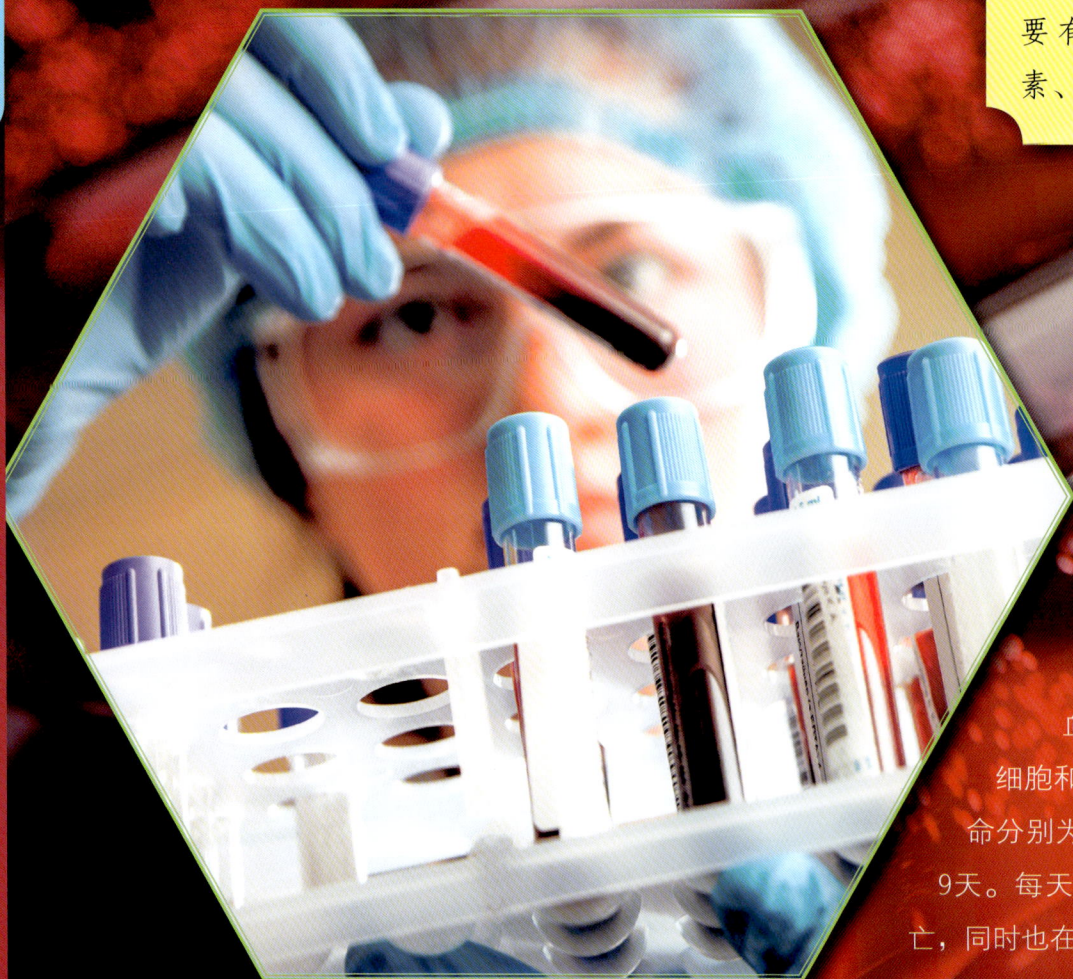

　　血细胞分为红细胞、白细胞和血小板三类，其平均寿命分别为120天、9至13天、8至9天。每天，血液中的细胞都有死亡，同时也在不断诞生。

血浆

血浆是一种浅黄色半透明液体，是血液的细胞外基质。血浆的组成成分多而杂，主要有水、蛋白质、脂类、无机盐、糖、氨基酸及代谢废物等，其中水所占的比重最大。

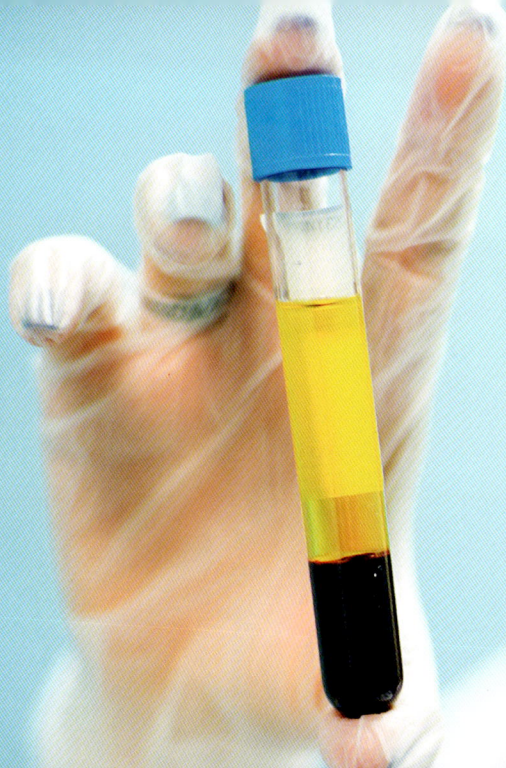

我跟随着血液在你全身各处流动，帮助运输营养物质和废弃物。

蛋白主要有白蛋白、球蛋白和纤维蛋白原三种，它们合起来被统称为血浆蛋白，存在于血浆中，是血液中最重要的基质蛋白。

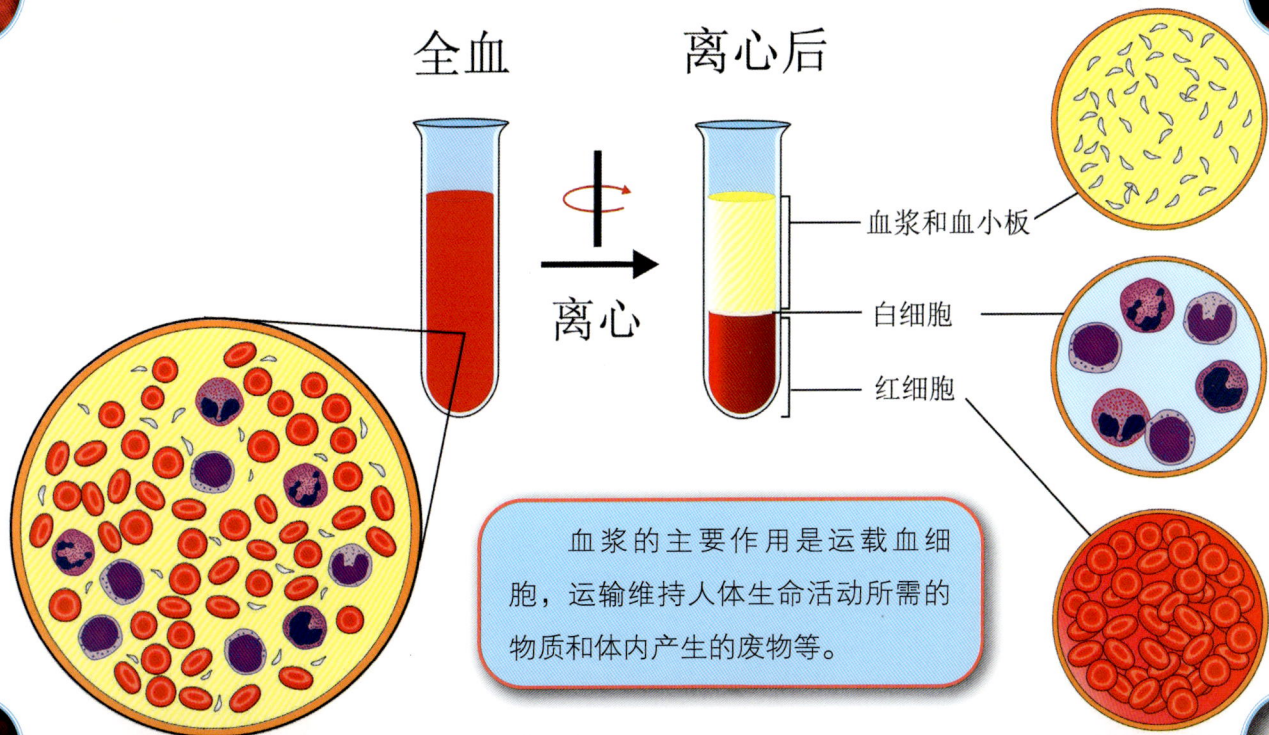

全血　　离心后

离心

血浆和血小板

白细胞

红细胞

血浆的主要作用是运载血细胞，运输维持人体生命活动所需的物质和体内产生的废物等。

115

血细胞

在血液中，能够随着血液在全身流动的细胞叫血细胞，也叫"血球"。血细胞有红细胞、白细胞和血小板三种，占血液容积的45%。三种细胞的功能有侧重：红细胞运输氧，白细胞提供免疫，血小板则负责止血。

红细胞没有线粒体，它们通过分解葡萄糖释放能量。红细胞能够运输氧气和一部分二氧化碳，运输氧气时呈鲜红色，运输二氧化碳时呈暗紫色。

红细胞

红细胞是血液中数量最多的血细胞，是脊椎动物体内通过血液运送氧气的重要媒介，还具有免疫功能。

骨髓孕育了红细胞，老化后的红细胞最终又回落到骨髓深处，此时，白细胞将这些老化细胞予以销毁；一些经过肝脏的红细胞，被肝部的巨噬细胞吞食、分解为胆汁，以此避免红细胞老化导致的血管栓塞发生。

血小板

血小板是血液中体积最小的细胞，主要功能是止血。止血活动的进行主要分为前后两个阶段：第一阶段是在创伤发生后，血小板迅速在创伤口聚集，形成松软的止血栓子；第二阶段是加速血液凝固成坚硬的止血栓子，最终实现止血。

我就在你的血管和淋巴管里活动，像警察一样时时刻刻都在巡逻，为保卫你的身体奋斗着呢！

白细胞

白细胞有核呈球形，但没有颜色，具有很活跃的移动性。白细胞可以从血管外组织内移到血管中，也可以从血管中移到血管外组织中。因此，在血液、淋巴及血管、淋巴管外的组织中，都有白细胞的存在。

117

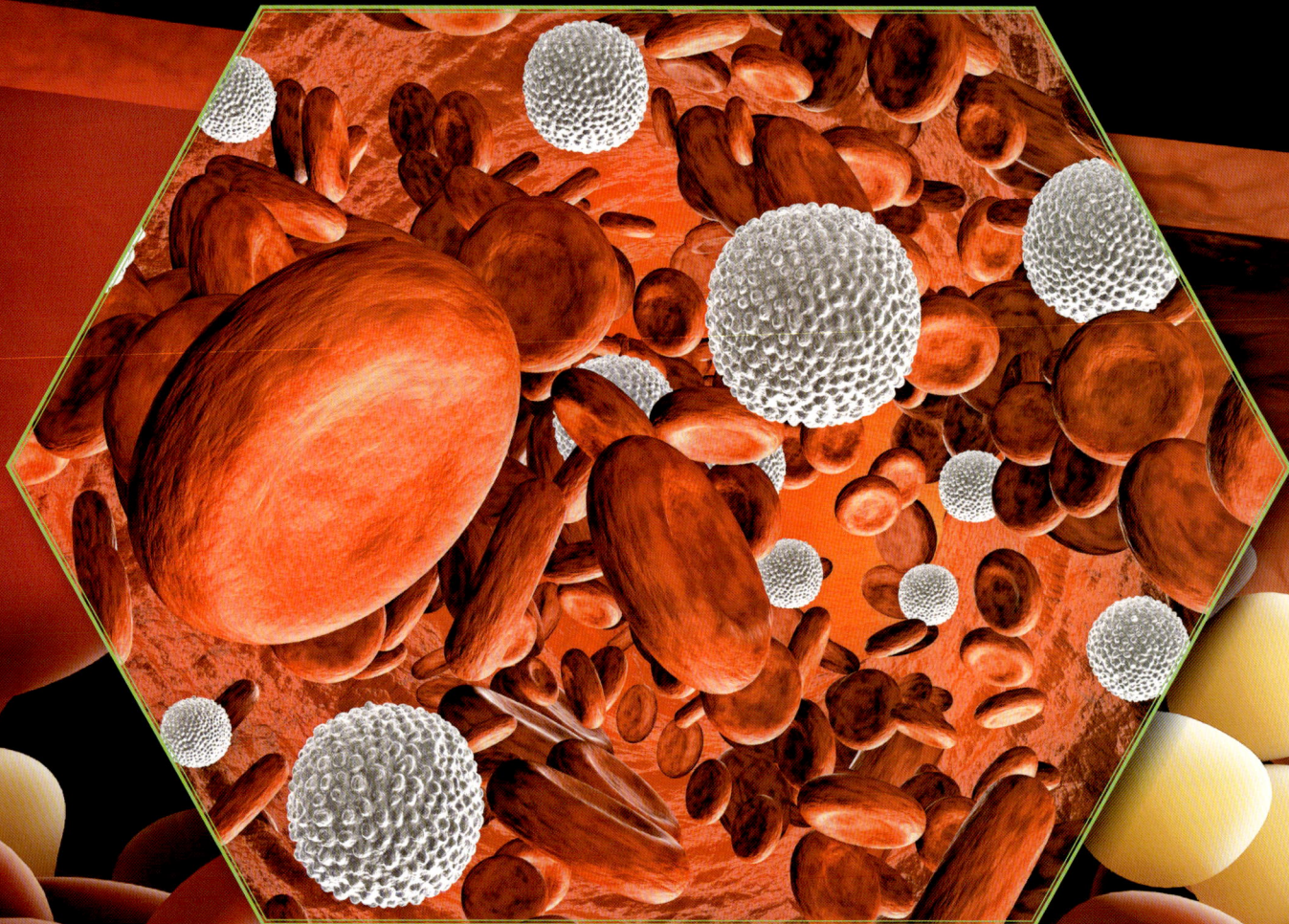

白细胞的吞噬功能，可杀伤或降解病原体及组织碎片；白细胞的分泌与调控功能，可以通过分泌多种细胞因子，进行炎症和免疫反应的调控参与。

白细胞最突出的功能是免疫，当病菌来临时，大量白细胞可以穿过毛细血管壁，快速聚集到病菌入侵处，将病菌围剿、吞噬。

我们提到的血型，一般是针对红细胞的类型而言的。目前，被国际输血协会公认的血型系统有30种，"ABO血型系统"和"Rh血型系统"被认定为最重要的血型系统。

血型系统的重要意义就是输血，如果血型系统不一致会造成溶血反应，当事人会发生溶血性贫血、肾衰竭，严重的甚至会休克、死亡。

正确区分我的类型是一件很重要的事情，你们一定要记清自己的血型哦！

趣味小链接

19世纪80年代，北美洲一位濒临死亡的产妇意外经过医生输血而被救活，使得输血治疗轰动一时。但不科学的输血治疗造成大量死亡的问题，直到20世纪初才有所改善，血型系统才逐渐成为输血的重点问题。

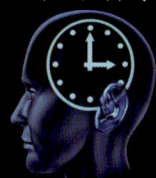

肌肉

我们的日常活动都离不开肌肉，肌肉由肌细胞构成，肌细胞具有收缩功能，它能根据人的需要收缩，做出各种动作。

为什么有些人的胳膊看起来硬邦邦的，很有力量呢？当然是因为我啦！你锻炼一段时间后，也能像他们一样健美！

肌肉结构

肌肉组织往往是对身体肌肉组织与皮下脂肪组织的总称。肌肉组织虽然形状及大小有所差异，但是其结构基本一致。

数以万计的肌纤维的长细胞组成了形状细长、呈纤维状的肌肉，而种类不同的肌肉其肌肉纤维构成也各不相同。

各肌肉纤维聚集形成肌纤维束，外部由一层膜状结缔组织包裹以固定肌纤维位置不动，内含保障氧和养料供给的血管及传递脑信息的神经。

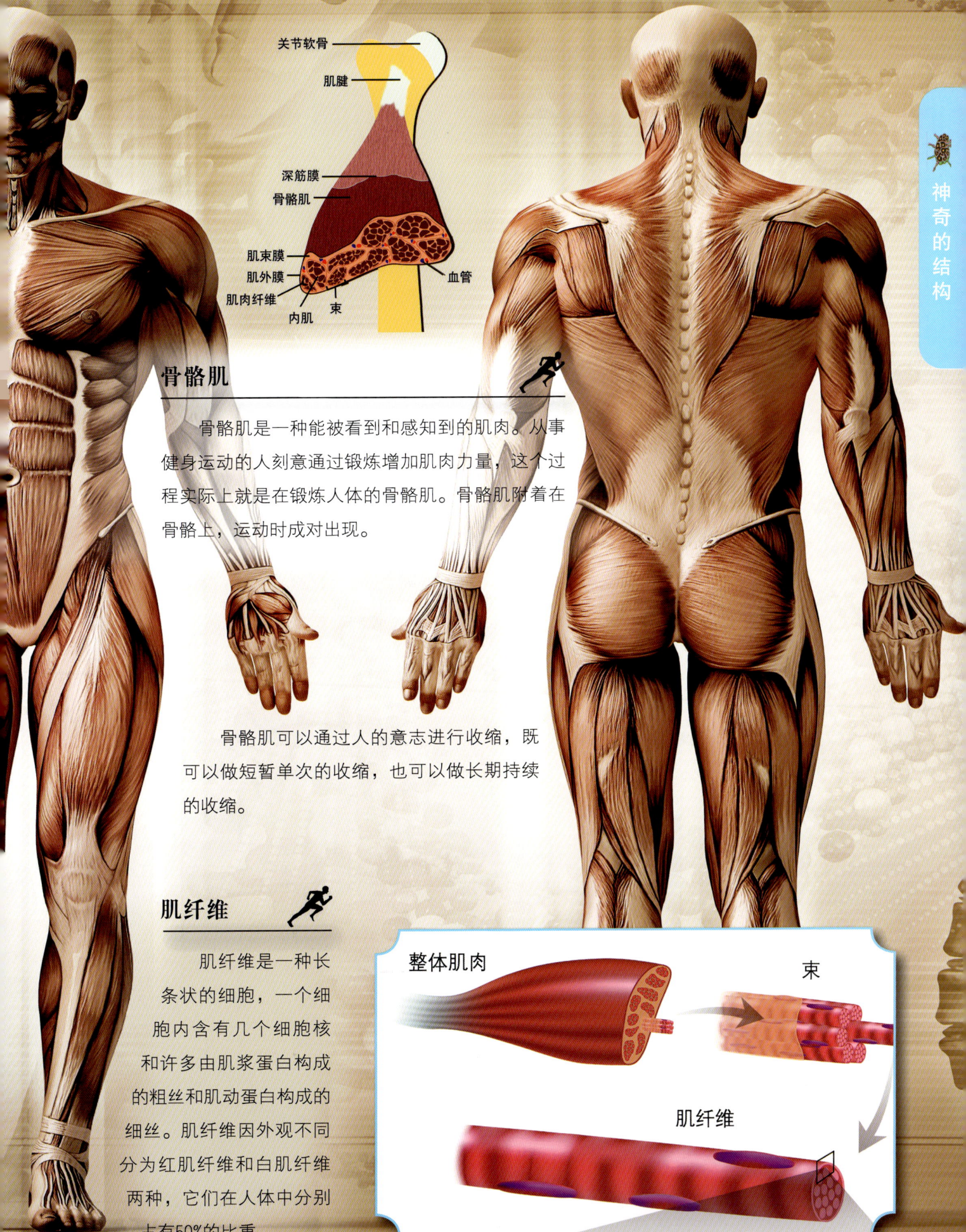

关节软骨

肌腱

深筋膜

骨骼肌

肌束膜

肌外膜

肌肉纤维

束

内肌

血管

骨骼肌

　　骨骼肌是一种能被看到和感知到的肌肉。从事健身运动的人刻意通过锻炼增加肌肉力量，这个过程实际上就是在锻炼人体的骨骼肌。骨骼肌附着在骨骼上，运动时成对出现。

　　骨骼肌可以通过人的意志进行收缩，既可以做短暂单次的收缩，也可以做长期持续的收缩。

肌纤维

　　肌纤维是一种长条状的细胞，一个细胞内含有几个细胞核和许多由肌浆蛋白构成的粗丝和肌动蛋白构成的细丝。肌纤维因外观不同分为红肌纤维和白肌纤维两种，它们在人体中分别占有50%的比重。

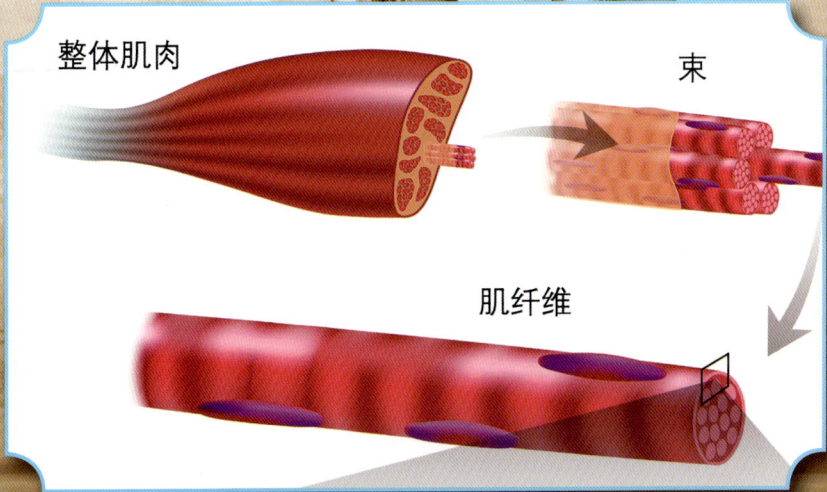

整体肌肉

束

肌纤维

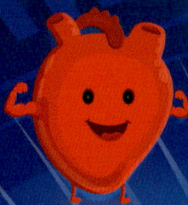

心肌仅位于心脏，具有极强的耐力和坚固特性，可以进行有限的伸展和一定力量的收缩。

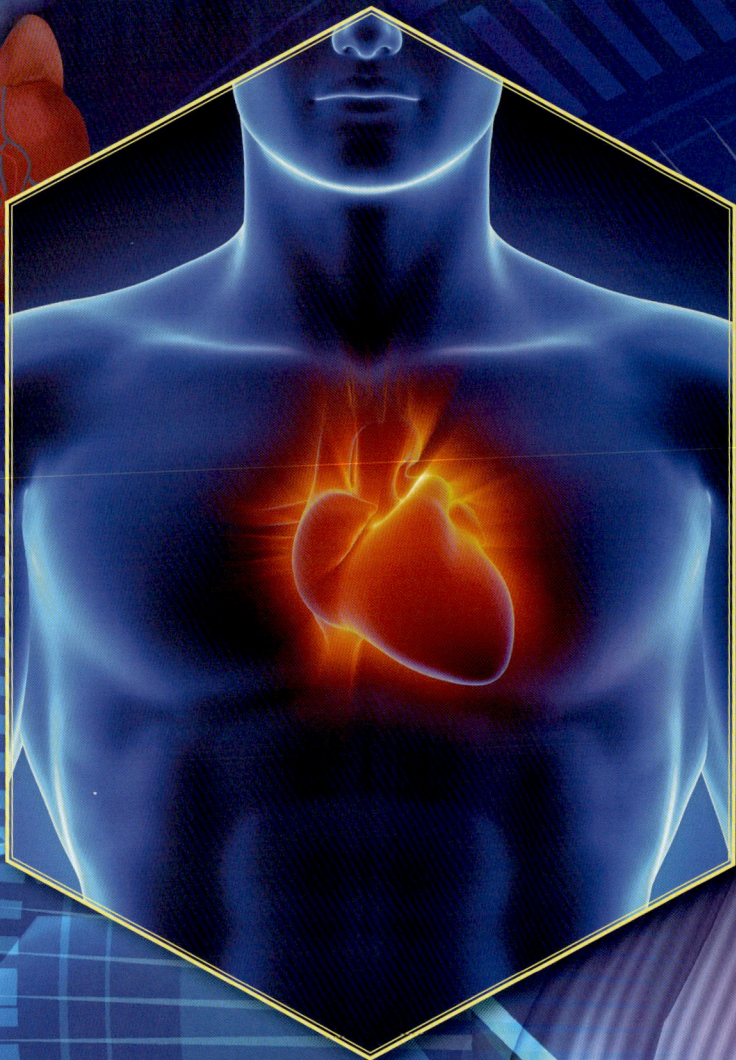

儿童人体百科全书

平滑肌

平滑肌基本上为梭形，直径在2至5微米之间。平滑肌具有一定的拉伸性，当长度达到400微米时，是其产生张力的最佳长度。

在人体的动静脉血管壁、呼吸道、消化道、膀胱和女性子宫内都有平滑肌的分布，其张力的维持可以进行很长时间，因此作用很大。

平滑肌主要由神经系统自发性控制而不受人的主观意志影响。每天，肠胃中的肌肉运动都在自发性工作而没有被我们主观感知和影响。

肌肉组织

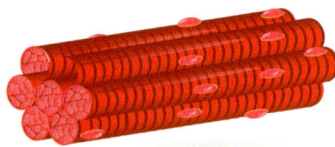
骨骼肌

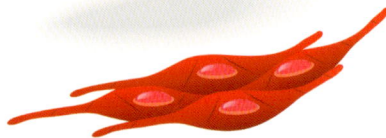
平滑肌

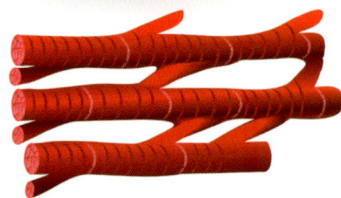
心肌

肌腹

　　骨骼肌包括肌腹和肌腱两部分，处在中间部分的就是肌腹。肌腹由肌纤维依靠结缔组织结合而成，呈红色，位于骨骼肌的两端，有一定的收缩力。包裹在肌肉外面的那层结缔组织就是肌外膜。

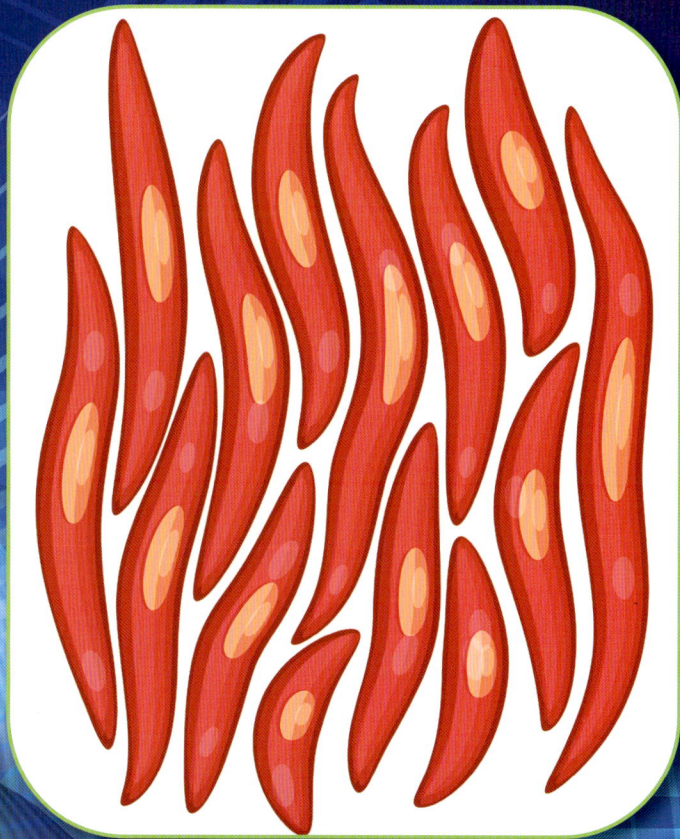

　　肌腹外有结缔组织膜包裹，内有血管和神经，主要起营养和调节作用。

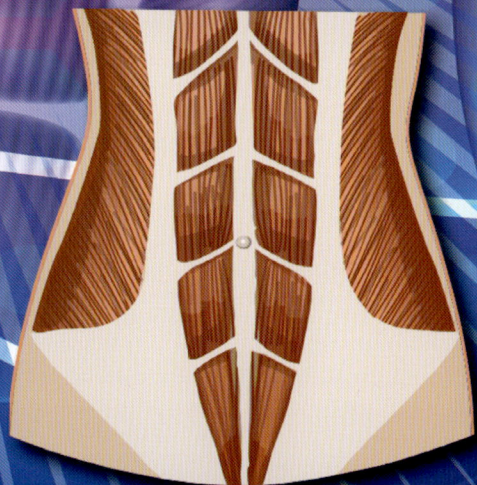

正常的腹肌

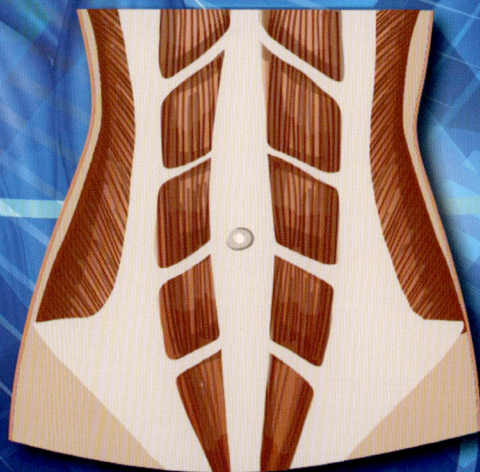

腹直肌分离

肌腱

肌腱是指肌腹两端呈索状或膜状的致密结缔组织，为白色，坚硬不能收缩。呈索状的一般是长肌的肌腱，呈膜状的一般是阔肌的肌腱，那个膜状物叫腱膜。

肌腱主要由平行的胶原纤维束构成，因此自身不具备收缩能力。

腱纤维通过肌内膜将肌纤维的两端连接起来，或者直接贯穿于肌腹中。尽管没有收缩能力，但韧性和张力十足，避免肌肉产生疲劳感。肌肉之所以能够较为固定地附着在骨之上，正是以腱纤维深入骨膜和骨质为前提，才得以实现的。

头颈肌

头颈肌分为头肌和颈肌。头肌主要包括表情肌和咀嚼肌。表情肌是扁薄的皮肌，位置浅表，肌肉收缩时可牵动面部皮肤，呈现各种表情。咀嚼肌主要有颞肌和咬肌，主要通过上提下颌骨，使上、下牙咬合。

颈肌分颈浅肌与颈外侧肌、颈前肌、颈深肌。颈浅肌与颈外侧肌包括颈阔肌和胸锁乳突肌。颈前肌包括舌骨上肌群和舌骨下肌群。颈深肌分深、浅两群。浅群包括前、中、后斜角肌，深群主要指椎前肌。

躯干肌

躯干肌是人体躯干上的肌肉群，主要有背肌、胸肌、膈肌和腹肌四部分。背肌可分为浅、深两层，浅层包括斜方肌和背阔肌，深层最多的是骶棘肌。

胸肌有胸大肌、胸小肌和肋间肌三部分。在胸和腹腔之间有一种呈穹隆形的扁平阔肌，被称作膈，方向凸向胸腔，是很重要的呼吸肌，通过一收一放来辅助呼吸。

腹肌指腹腔前壁与侧壁的肌肉，可分为前外侧群和后群。前外侧群包括前正中线两侧的腹直肌和外侧的三层扁阔肌，后群指的是腰方肌。其中，三层扁阔肌从外到内分别为：腹外斜肌、腹内斜肌和腹横肌。

上肢肌

上肢肌指的就是上肢的肌肉组织。上肢肌较其他肌肉更为灵活，结构也更精细，包括肩部肌、臂肌、前臂肌和手肌四部分。肩关节周边所分布的就是肩部肌，对肩关节的运动起保护作用。

臂肌全都是长肌，可分为前后两群。前群有肱二头肌、肱肌和喙肱肌三部分，合称为屈肌；后群为伸肌，指的就是肱三头肌。前臂肌在尺骨和桡骨的周边，呈长棱形，也分屈肌和伸肌前后两群。手肌在手掌处，分为外、中、内三群。

下肢肌

下肢肌指的就是下肢的肌肉组织。包括髋肌、大腿肌、小腿肌和足肌四部分。髋肌起自骨盆的内面或外面，跨越髋关节，止于股骨。

大腿肌可分为前、内、后三群。前群在股部前面，有股四头肌和缝匠肌，缝匠肌是人体全身最长的肌；内群位于股部内侧，有耻骨肌、长收肌、短收肌、大收肌和股薄肌；后群在股部后面，有股二头肌、半腱肌和半膜肌。

小腿肌可以分为前群、外群和后群。小腿肌前群有胫骨前肌、趾长伸肌、踇长伸肌，都可使足背屈。后群有小腿三头肌，由浅面的腓肠肌和深面的比目鱼肌合成。足肌可分为足背肌与足底肌。

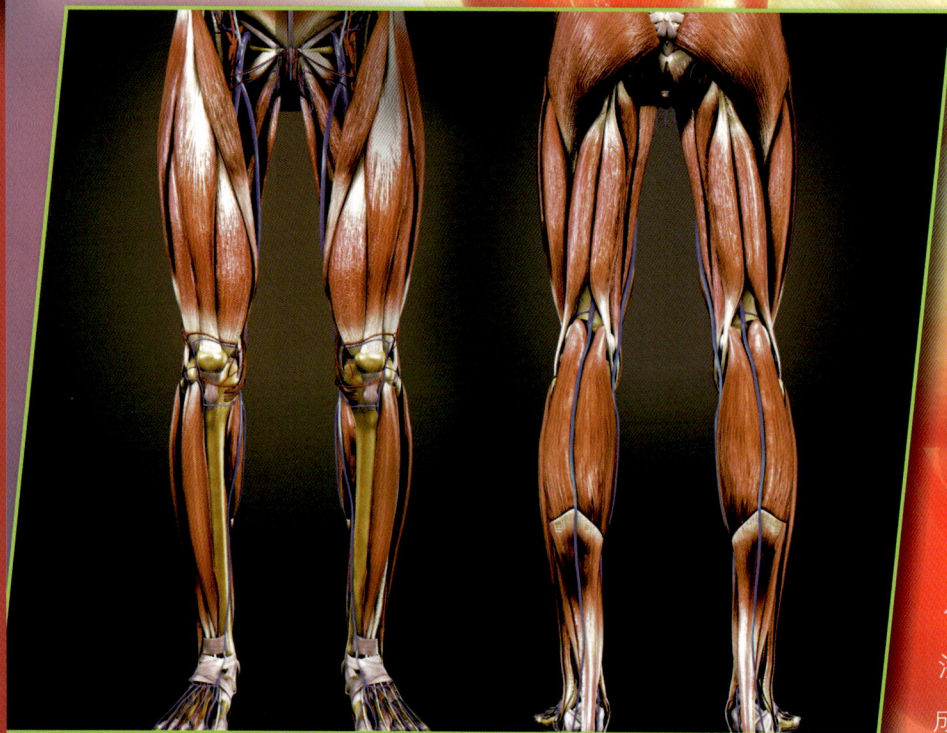

儿童人体百科全书

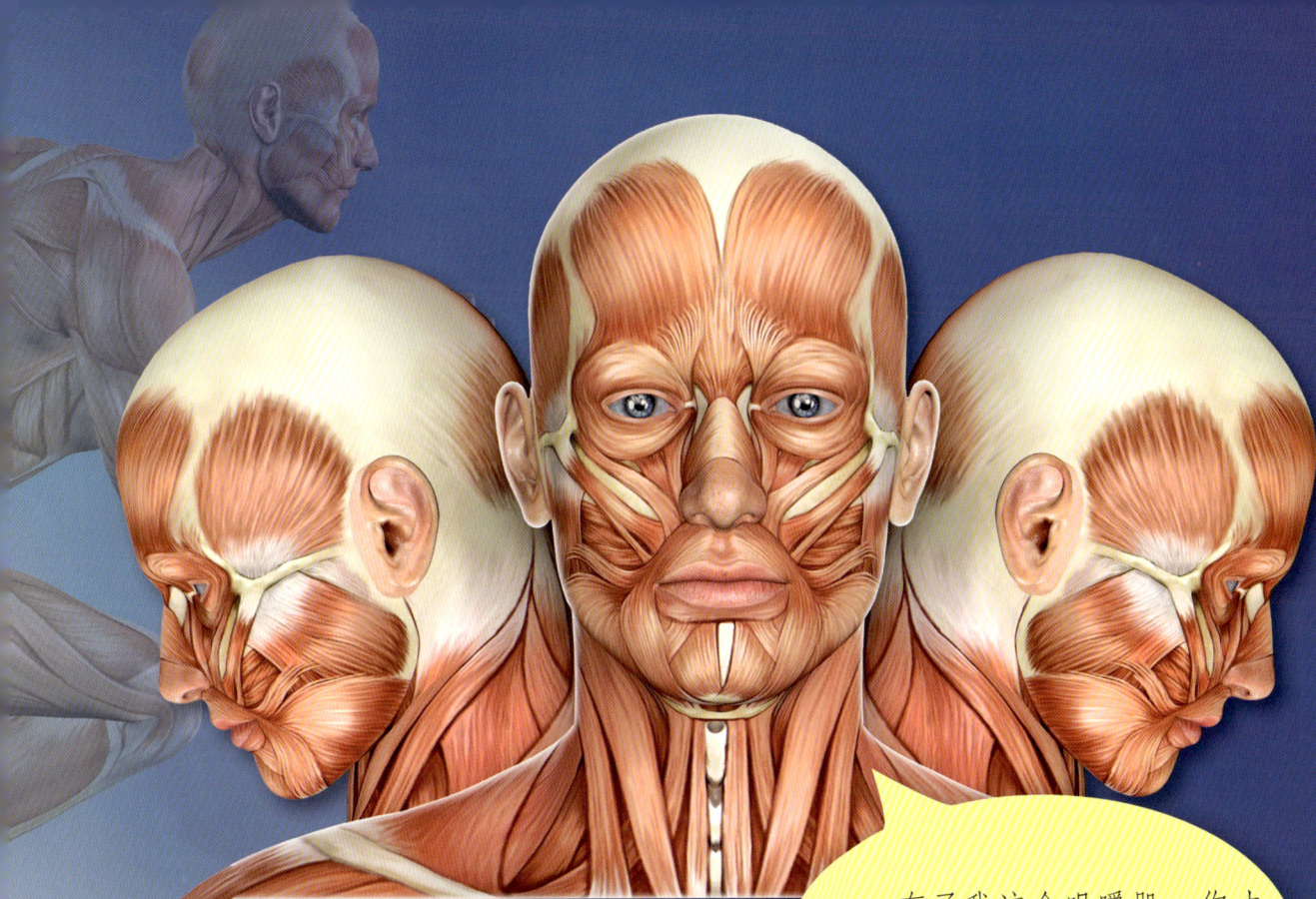

有了我这个咀嚼肌，你才能使下颌骨运动，才能更方便地吃掉食物呢！

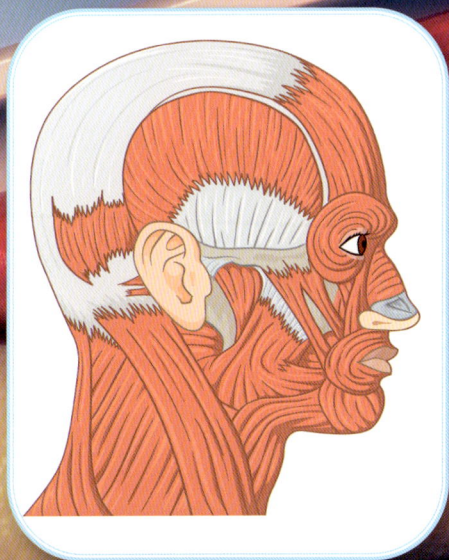

面部肌肉

面部肌肉可分为两部分，一部分是小而扁的面肌，它们一端附着于骨或软骨上，另一端附着于皮肤。这些肌肉完成睁眼、闭眼、鼻部运动和嘴唇运动。

另一部分是有力的咀嚼肌，它们使下颌骨左、右运动或张口、闭口。咬牙动作由咬肌和颞肌完成，这两种肌肉非常强壮有力，能帮助我们处理食物。

趣味小链接

1987年，中国举办第一届健美比赛，引起了国人的观摩狂潮，当时大赛根据各个部位肌肉的锻炼情况及美感，分别选出了女子组冠军和男子组冠军。肌肉健美比赛一直延续至今，并越来越得到广泛关注。

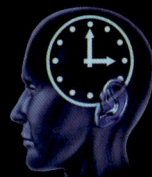

骨骼

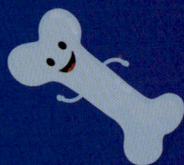

骨骼是人体的重要组成部分，具有重要的保护、支持、造血、贮存和运动功能，对于人类的运动和健康意义重大。没有骨骼，我们人类就无法站立和行走，就无法进行健康的、积极的日常生命活动。

骨骼

矿物质化的骨髓组织是人体骨骼的主要组织成分，骨骼的其他组织还包括骨质、骨膜、神经、血管和软骨等。骨髓的内部是坚硬而精巧的蜂巢状结构。

成人的骨骼都是由206块骨头组成，新生婴儿则有270多块骨头。按照部位，颅骨29块，躯干骨51块，四肢骨126块。其中最长的骨头是股骨。骨与骨之间由关节和韧带连接起来。

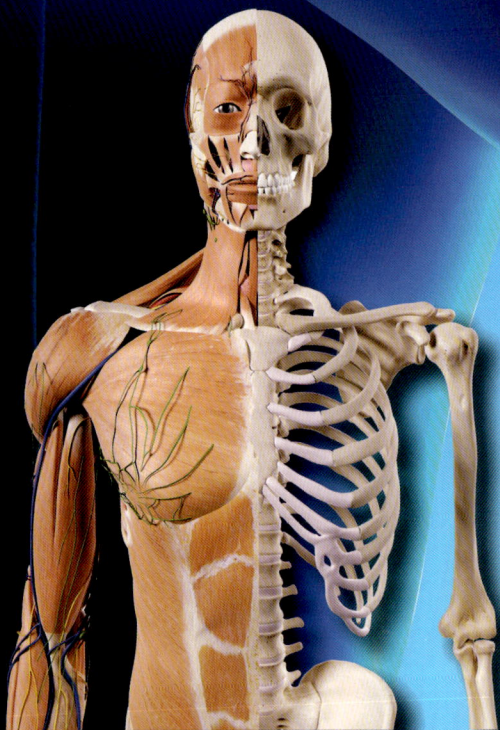

有了我，你才能更好地支撑自己并进行各种运动，才能保护自己的身体呢！

人体的骨骼形状不同，内外结构复杂，在高效承担人体自身负重的同时，还能确保足够的坚硬，以保护人体可以承受和缓冲来自外力的磕碰与撞击。

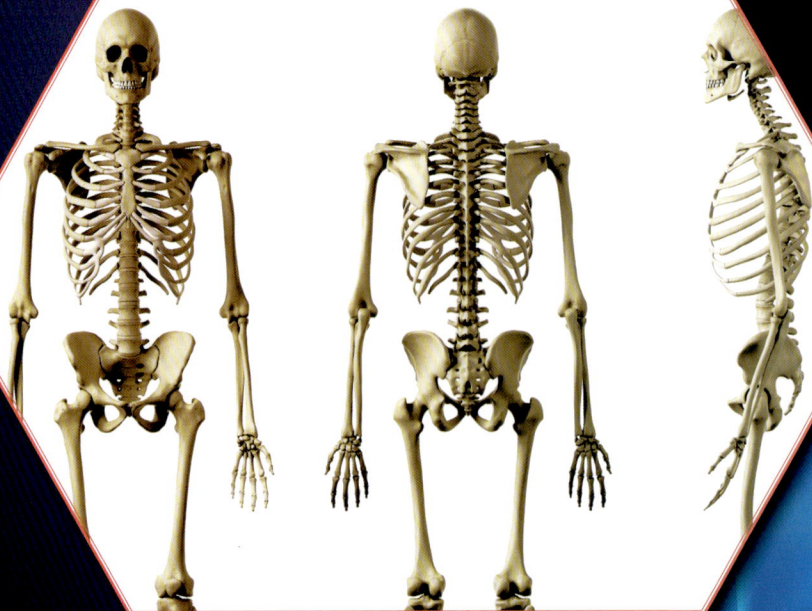

骨的结构

骨的结构主要包括骨膜、骨质和骨髓。骨膜由坚韧的结缔组织构成,含有丰富的血管和神经,对骨的营养、再生和感觉发生作用。

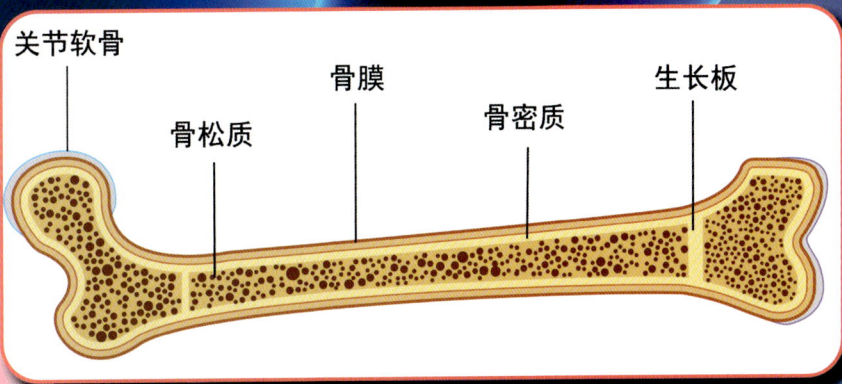

关节软骨　骨膜　生长板
骨松质　骨密质

骨质由骨组织构成,分为密质和松质两种。前者分布在骨的表面,质地致密,有极强的耐压性;后者呈海绵状分布在骨的内部,由相互交织的骨小梁排列而成。骨小梁的排列正好与骨所承受的压力方向相同,因此可以承受更大的压力。

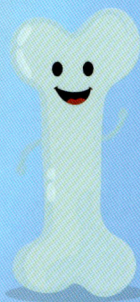

骨髓存在于骨松质腔隙和长骨骨髓腔内,由多种类型的细胞和网状结缔组织构成,分为红骨髓和黄骨髓,是一种柔软富有血液的组织。

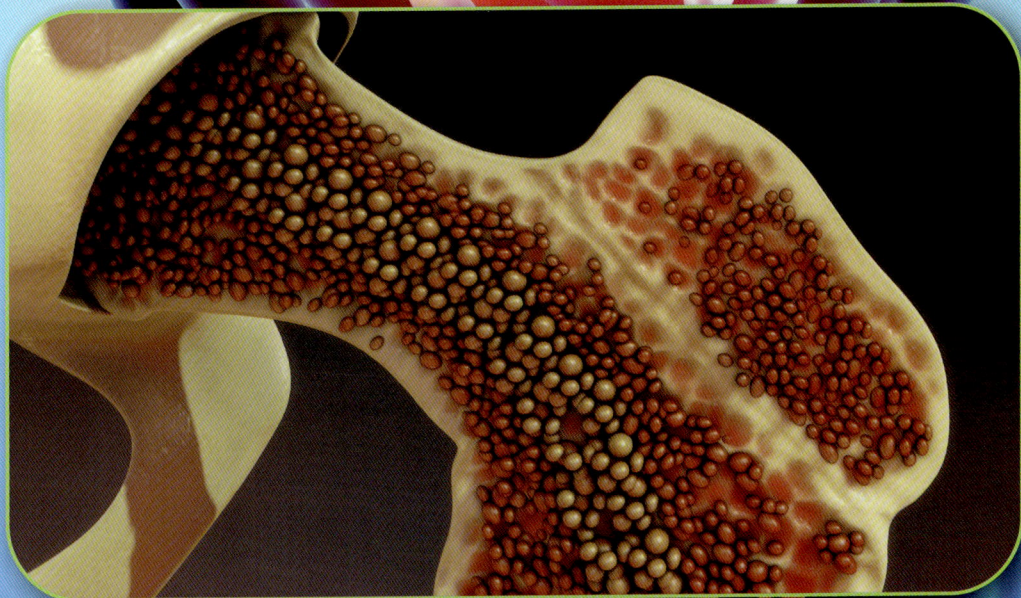

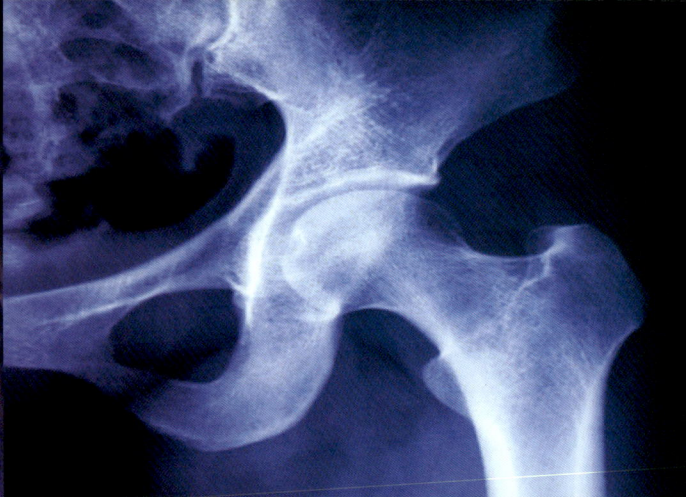

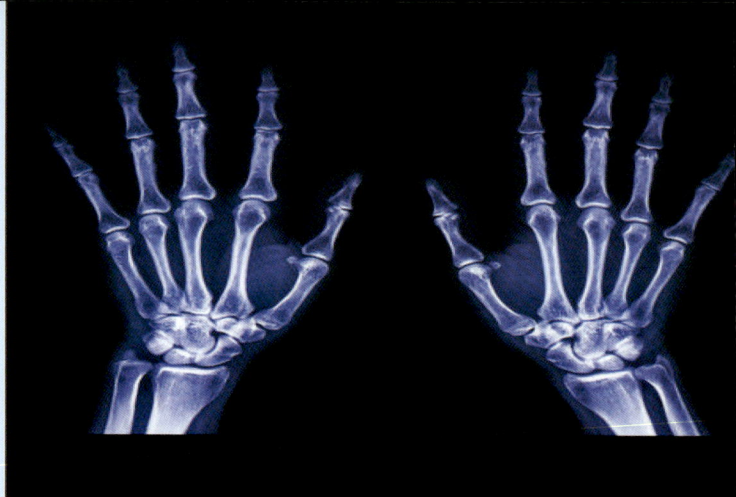

如何看到骨骼

医生可以通过X射线看到生命机体内部的骨骼构成和分布。X射线能辅助医生诊断骨骼病症，由此还能看出一些骨骼是如何将柔软的器官包绕和保护起来的。

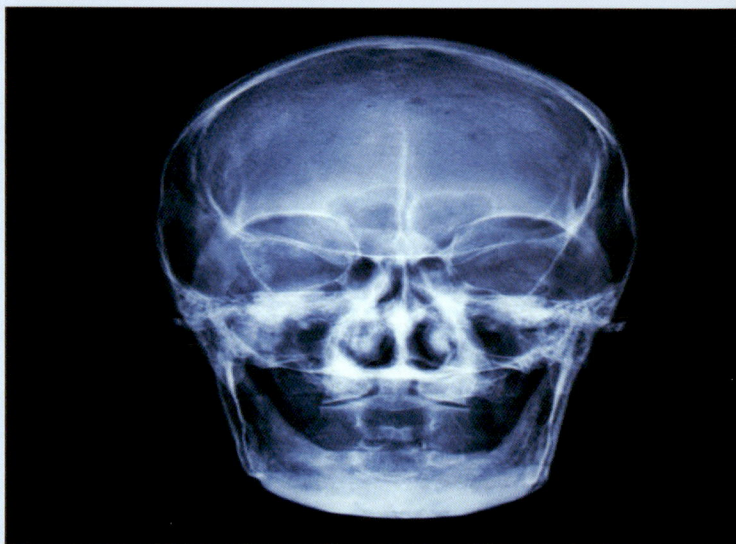

骨骼的功能

保护功能：骨骼好比身体的框架，保护人体重要脏器免受外力损伤。比如，脊柱和肋骨保护着肺部和心脏，颅骨保护大脑组织。

造血功能：人的幼年时期是骨骼造血功能的旺盛时期，成年后，骨骼依然还有小部分造血功能。

运动功能：身体内的骨骼和肌腱、关节和韧带协同工作完成运动功能。

支持功能：骨骼构成了骨架，骨架确定了身体外形基本不变。

贮存功能：骨骼可以贮存如钙和磷等身体营养和代谢所必需的矿物质。

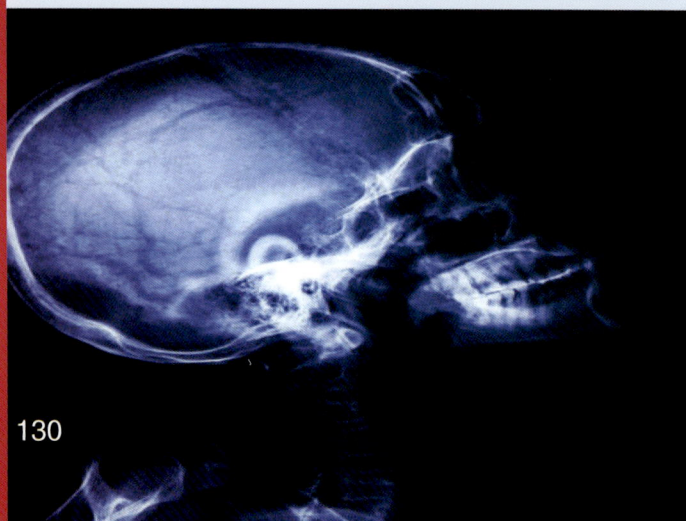

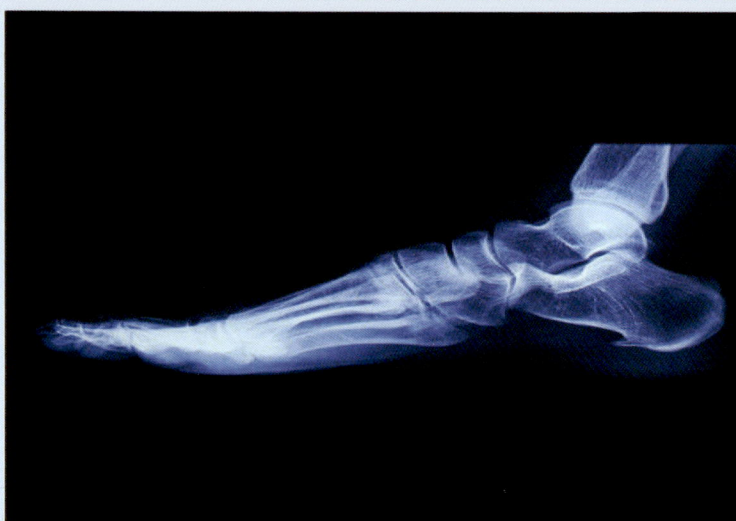

儿童人体百科全书

130

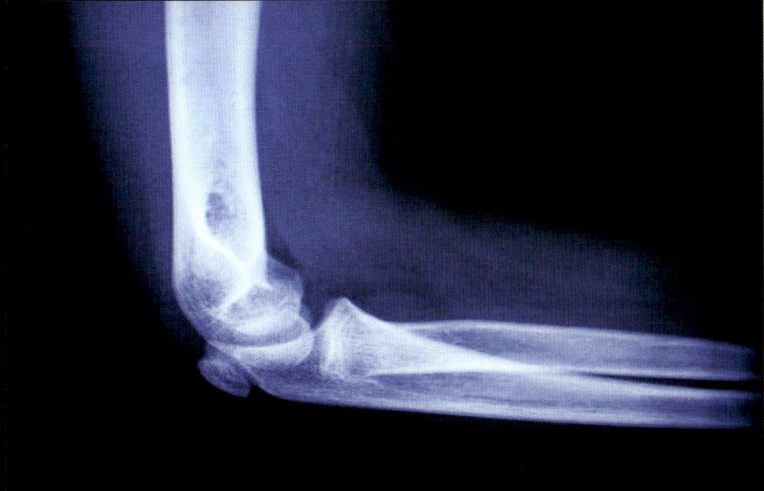
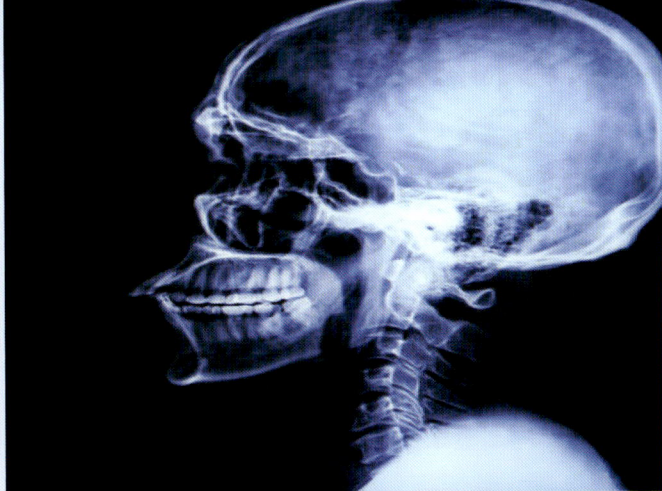
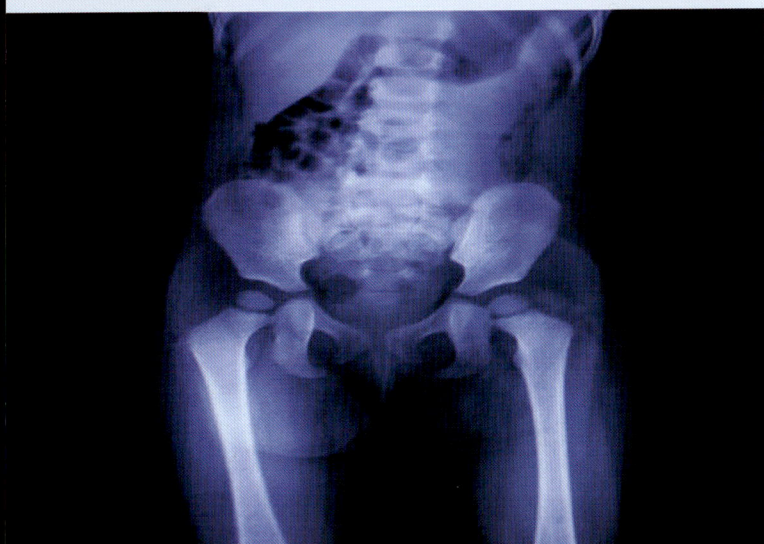
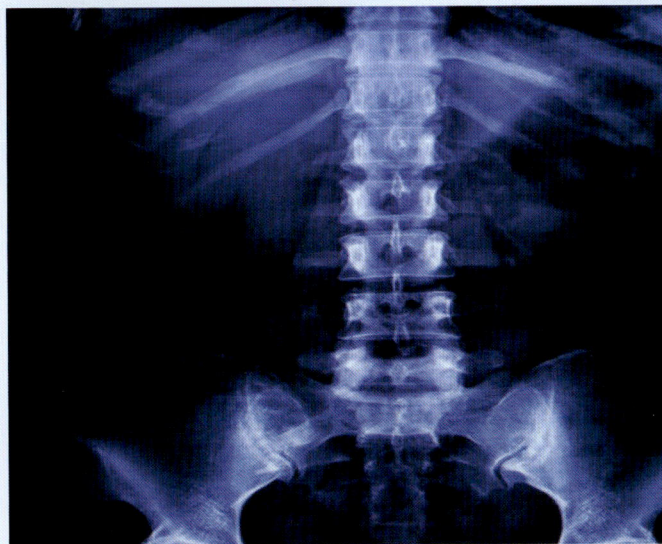
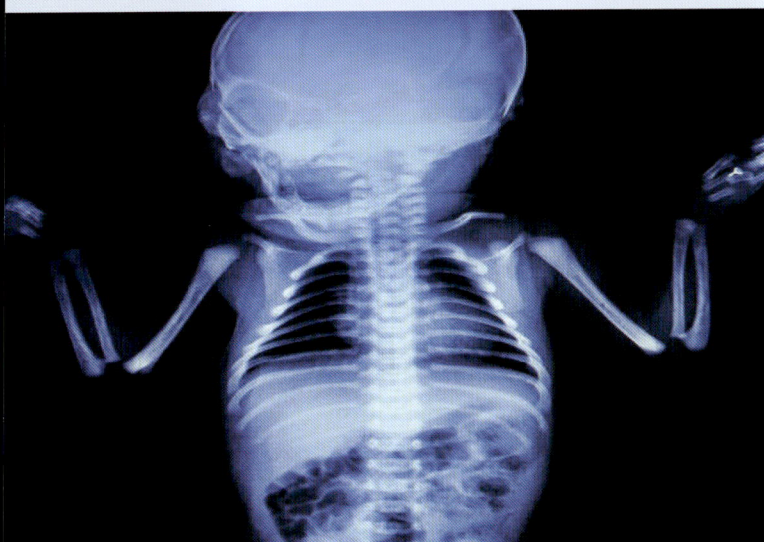
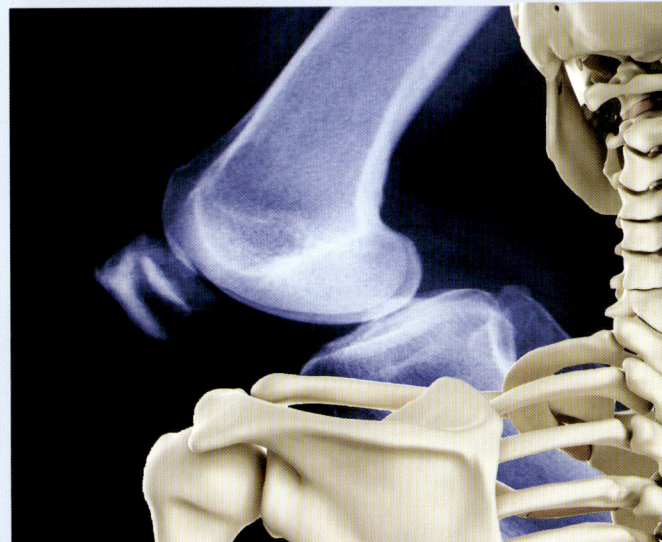
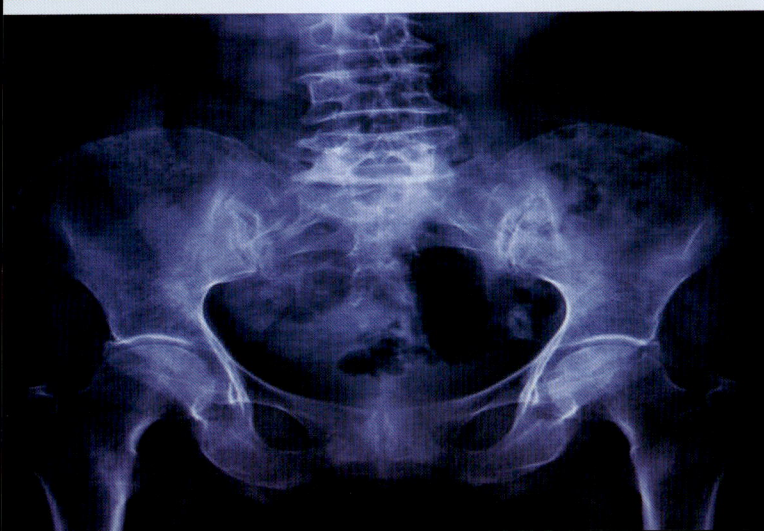
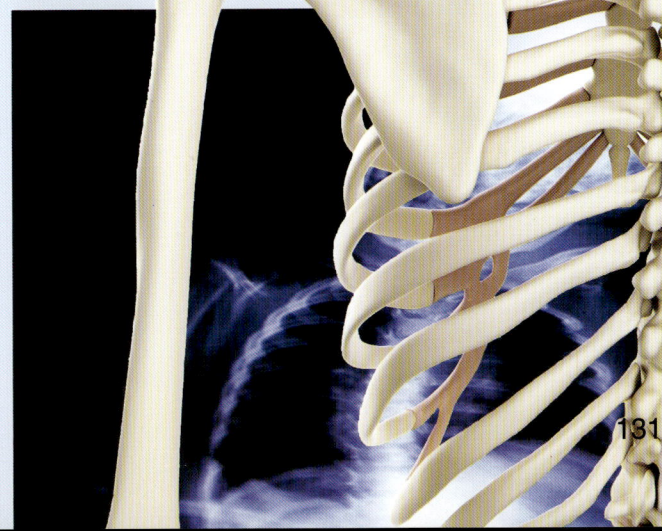

骨的元素

　　骨骼的形状和大小各异，但是其基本结构相同。外层都是坚硬的骨密质，中间是骨松质，部分骨骼中央有空腔，空腔里是胶冻样的骨髓。骨骼里面分布着大量网状血管，为骨髓提供营养物质。

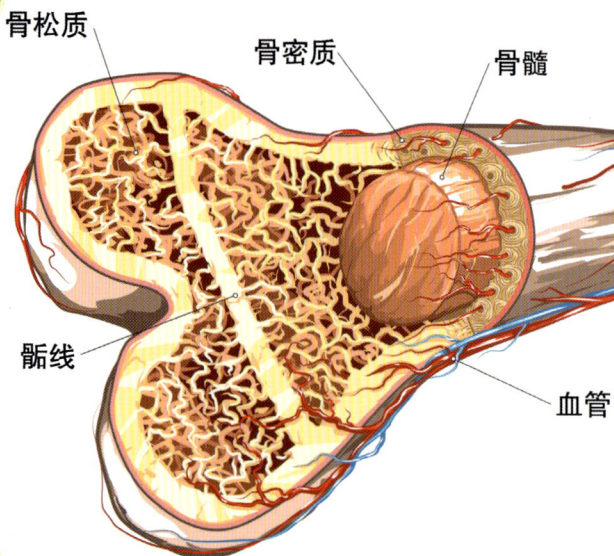

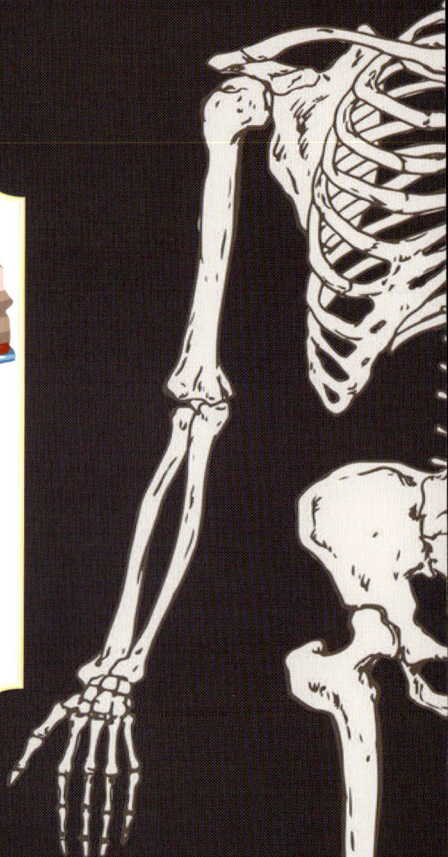

骨骼"稳定剂"——钾

　　钾存在于身体的每一个细胞中，包括骨骼。钾有助于维持机体酸碱平衡，参与能量代谢，维持神经肌肉的正常功能，对于骨骼十分重要。

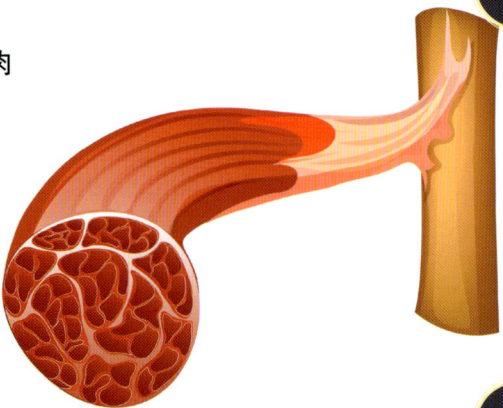

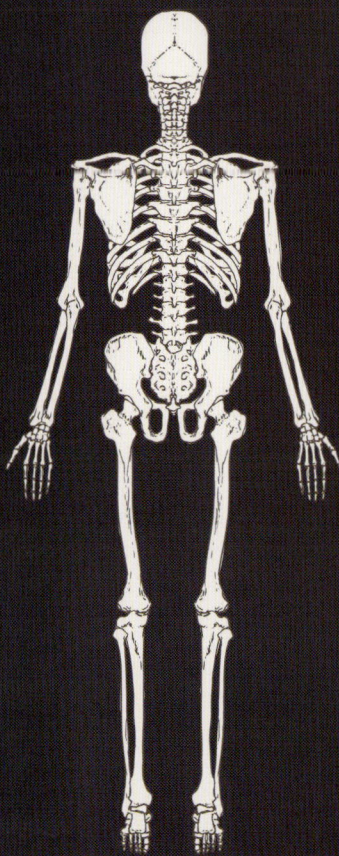

骨骼"基石"——钙

人的骨骼中存在大量的钙质，钙对骨骼结构和健康极为重要。骨骼时刻都在不断变化和改进，这其中都需要钙的参与。当人体摄入的钙减少，骨骼中的钙就会本能地流入血液，以维持血钙浓度。这样，随着骨骼中钙的流失，骨骼密度就会降低，骨质变得疏松，由此很容易引起骨折和发生佝偻病。

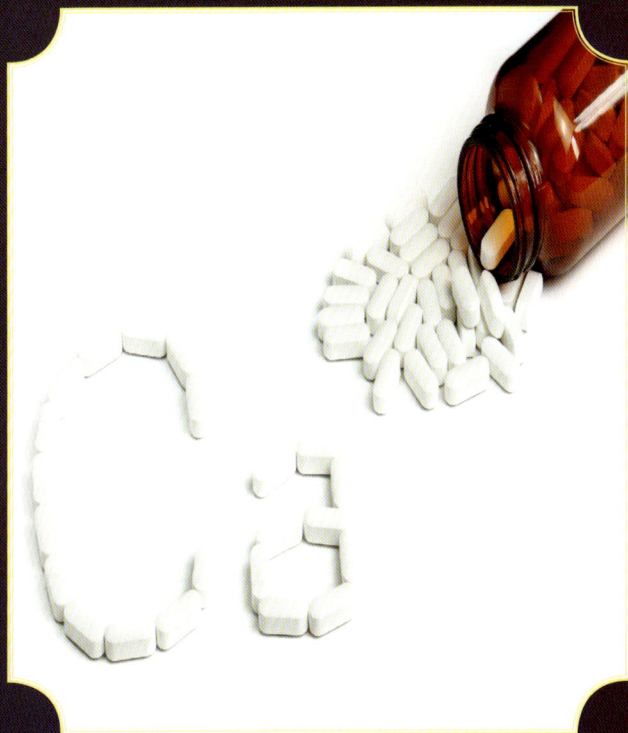

骨骼"混凝土"——蛋白质

蛋白质能占到骨骼元素的22％左右，而且胶原蛋白是其主要成分。正因为蛋白质的存在，骨骼才非常坚硬且富有韧性，可以有弹性地抵抗外力的冲击。蛋白质中的氨基酸和多肽利于钙的吸收。

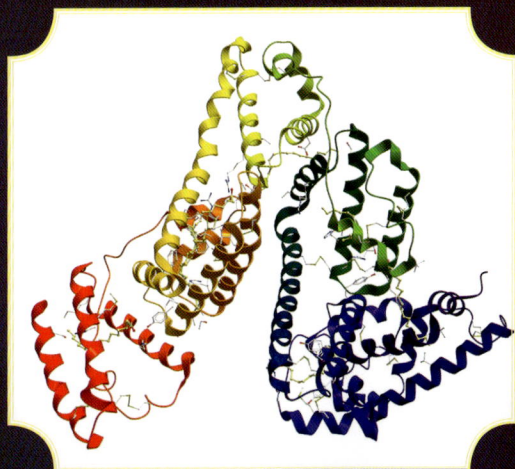

骨骼"清道夫"——维生素B₁₂

高半胱氨酸是人体中自然产生的一种氨基酸，含量过多会引起骨质疏松，导致脆性骨折。维生素B₁₂则可以清除血液中的高半胱氨酸，避免骨折的发生。

骨骼"保卫者"——镁

镁是人体必需的微量元素，约60％以上的镁都存在于骨骼中。虽然骨骼中镁的含量很低，但是其在新骨的形成过程中的作用十分显著，可增强骨骼韧性。缺镁极易导致骨骼脆弱、断裂。

骨骼的"加油站"——维生素D

维生素D的功能是促进肠道对钙的吸收，减少肾脏对钙的排泄。在增加钙吸收量、减少钙损失的双重作用下，保证机体内部有足够的钙供给骨骼。当机体缺少维生素D，钙供给就无法达标，很容易形成各种骨骼疾病，如软骨症、骨骼发育不全、下肢无力等。

骨骼"添加剂"——维生素K

如同食物需要一定的添加剂一样，骨骼也需要"添加剂"维生素K来激活骨骼中的骨钙素，以增强骨骼的抗折能力。

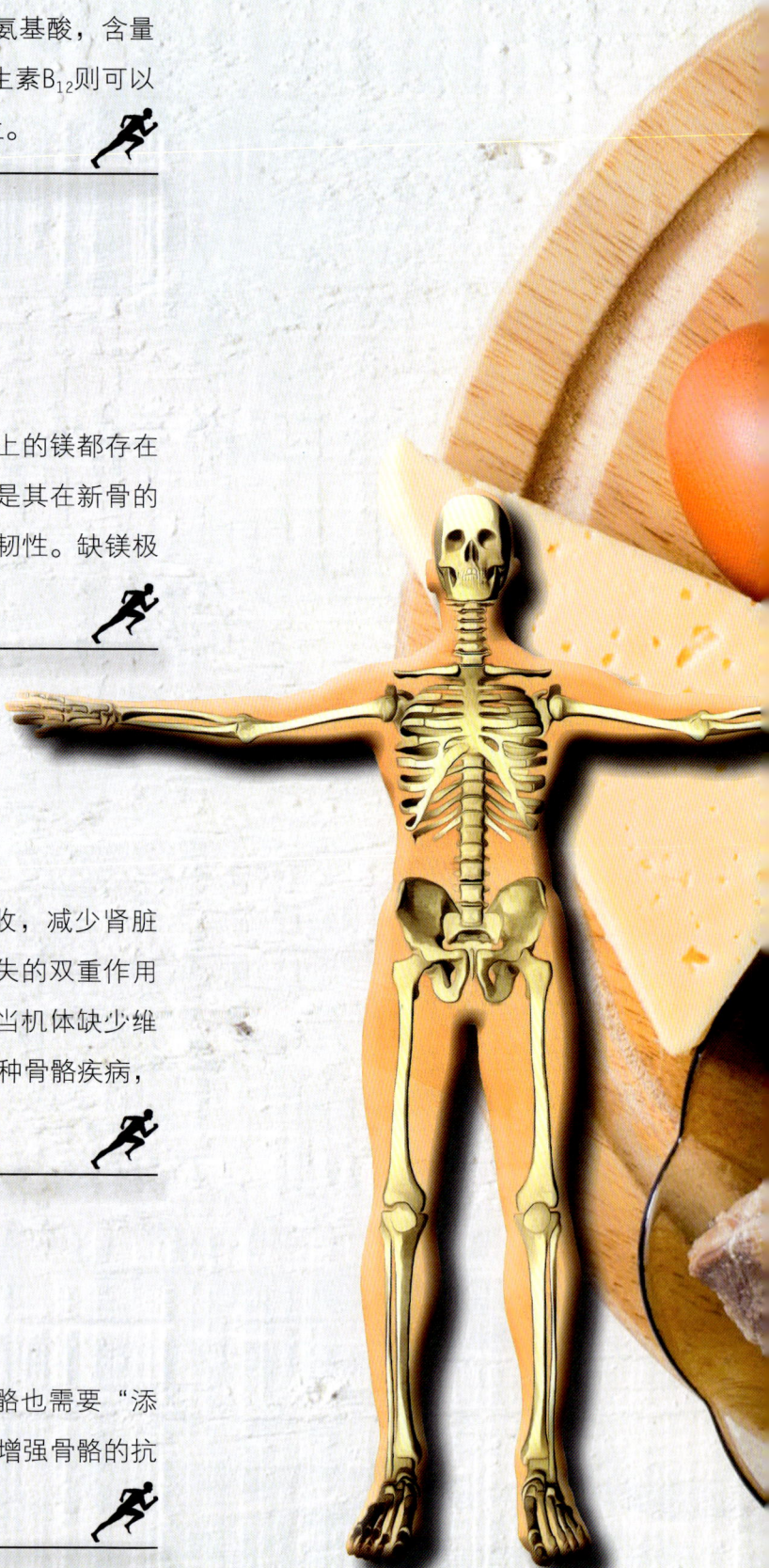

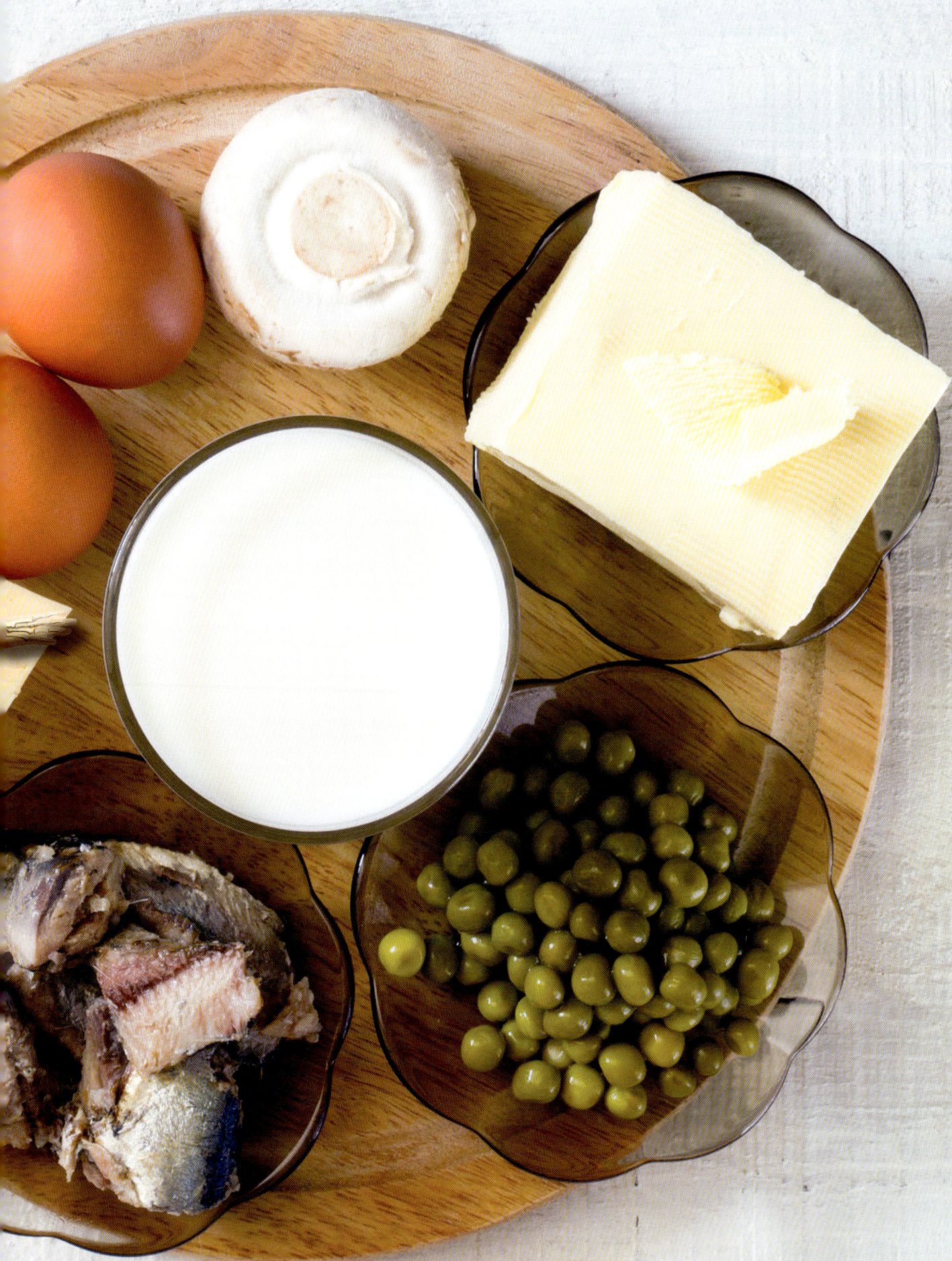

长骨主要分布在四肢，呈长
管状，有两端一体，两端称作骨
端，骨端较膨大部分称作骺，骺的表面
有关节软骨附着，形成了关节面。两端之间是中空的骨干。
长骨的表面是皮质骨，内部是松质骨。

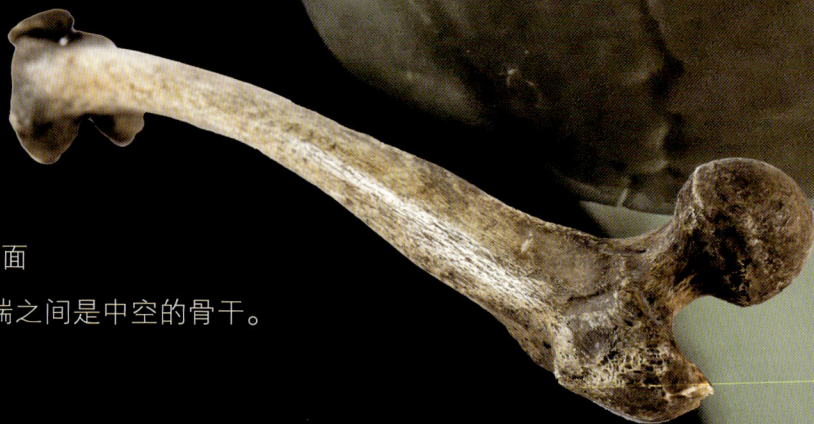

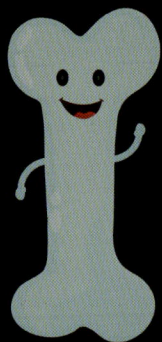

短骨

短骨是形似短柱状或立方体的骨块，多成群分布在
如腕骨、跗骨、脊柱和足的后半部等连结牢固、有一定
灵活性的部位。

不规则骨

不规则骨主要是指形状不规则的骨骼，人体骨骼中，
除长、短、扁骨外，基本上都可以归为不规则骨，如躯干
部的椎骨、头部的额骨、足骨的跟骨等。有些不规则骨内还
有腔洞，称为含气骨，如上颌骨。

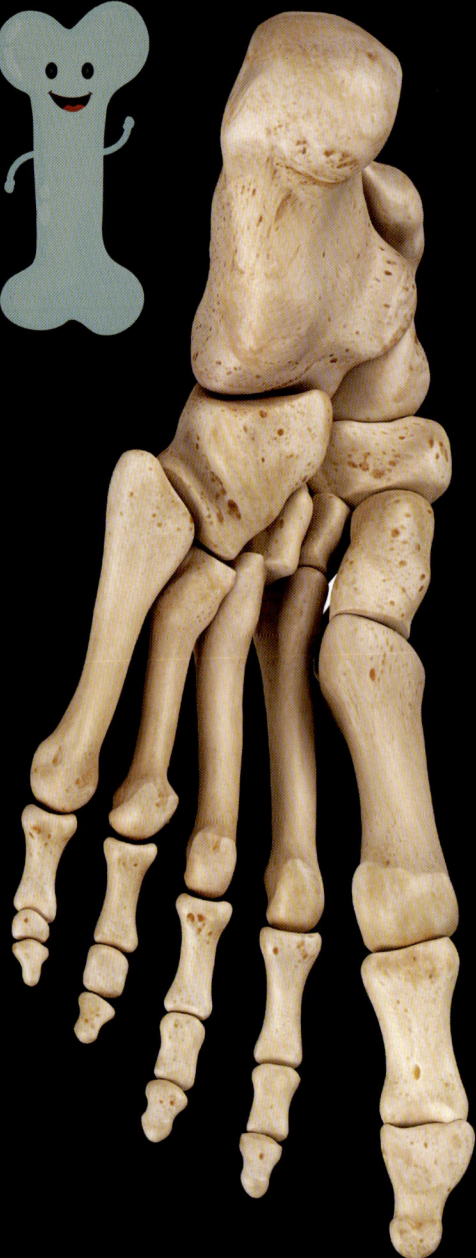

扁平骨

扁平骨是呈板状的薄而弯曲的骨，是由平行的两面致密骨夹着中
间一层海绵骨组成，有保护骨内脏器的作用，如颅骨和胸骨；也为肌
肉的附着提供了极好的骨面，如肩胛骨和髋骨。

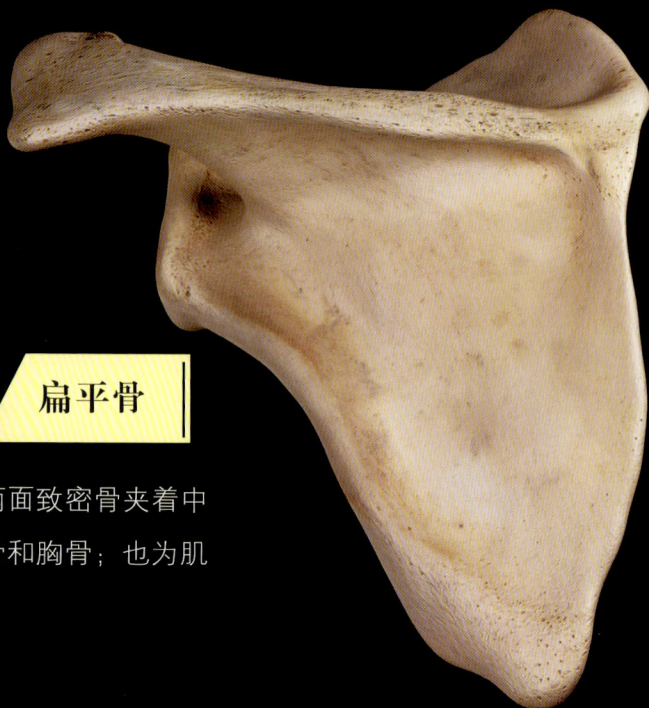

颅骨

颅骨又称头骨，是人头部的骨架，由23块扁骨和不规则骨组成，起着支持和保护脑等重要器官的作用。除下颌骨和舌骨外，其他各骨之间都借缝或由软骨连接。

颅骨分脑颅骨和面颅骨两部分。脑颅位于颅的后上部分，有8块，共同围成颅腔，腔内为脑器官。面颅为颅的前下部分，共15块，构成面部支架，附着了视觉器官、嗅觉器官和味觉器官等。颅骨上也分布着许多细细的孔，很多血管和神经就从这些细孔中穿过。

在我内部具有至关重要的记忆器官，这就是大脑，不管你多么贪玩，都要记得学习啊！

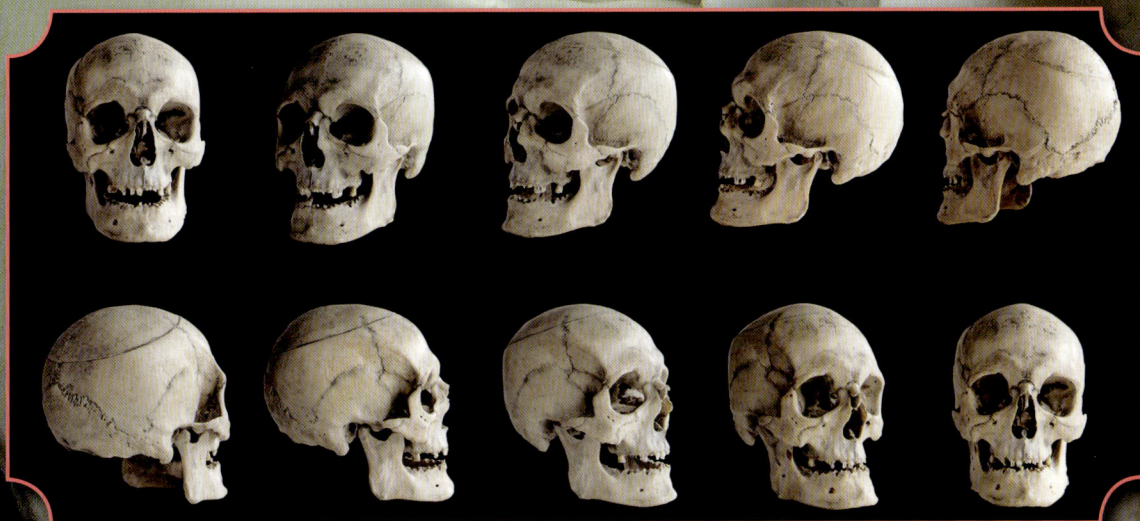

锁骨

锁骨是S状的细长骨，上端连接颈部，下部连接胸部，是上肢与躯干的唯一骨性支架。在锁骨的中后段，分布在上肢的血管和神经会在那里通过。锁骨作用很大：维持肩关节的位置正常，辅助提高劳动效率，增加上肢活动范围。

> 锁骨一体两端，上面光滑下面粗糙，中间部分是锁骨体，没有骨髓腔。锁骨内侧2/3凸向前，外侧1/3凸向后，关节面与胸骨柄、肩胛骨形成关节，分别为胸骨端、肩峰端。

肩胛骨有了锁骨的支持，保证了上肢骨与胸廓保持适当距离，这让上肢的活动更为灵活。锁骨位于皮下，由于位置表浅，受外力作用时极易发生骨折。

颧骨

颧骨在眼眶外下方、面中部前面，呈菱形，共有额蝶突、颌突、颞突和眶突4个突起。颧骨颞突与颞骨颧突结合，形成颧弓。

> 颧骨及颧弓是面部的重要支撑和骨性标志。颧骨及颧弓与其他骨部一起构成了人体面形轮廓。颧骨及颧弓对颅脑和面部的肌肉具有重要的保护作用。

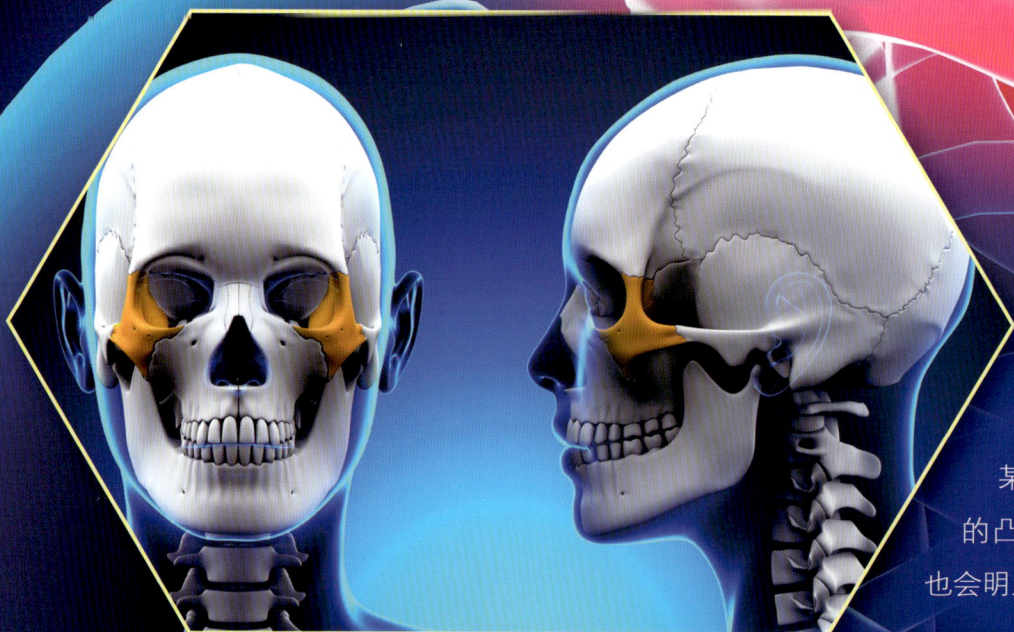

颧骨的外形轮廓直接影响着一个人面部的外形轮廓，若颧骨因为某种原因改变了形状和向外的凸出角度，则对应面部外形也会明显随之改变。

我和其他骨骼最大的不同就是我是弧形的，这样我就能更好地保护你的内脏呢！

肋骨

肋骨共有12对，呈左右对称的弧形，其前端前7根借由肋软骨与胸骨相连，称为真肋，其余为假肋。其中第8、第9、第10根借由肋软骨与上一肋的软骨相连，形成肋弓。在肋骨结构中，常因为游离无稳固连接而把第11、第12根肋前端称作浮肋。

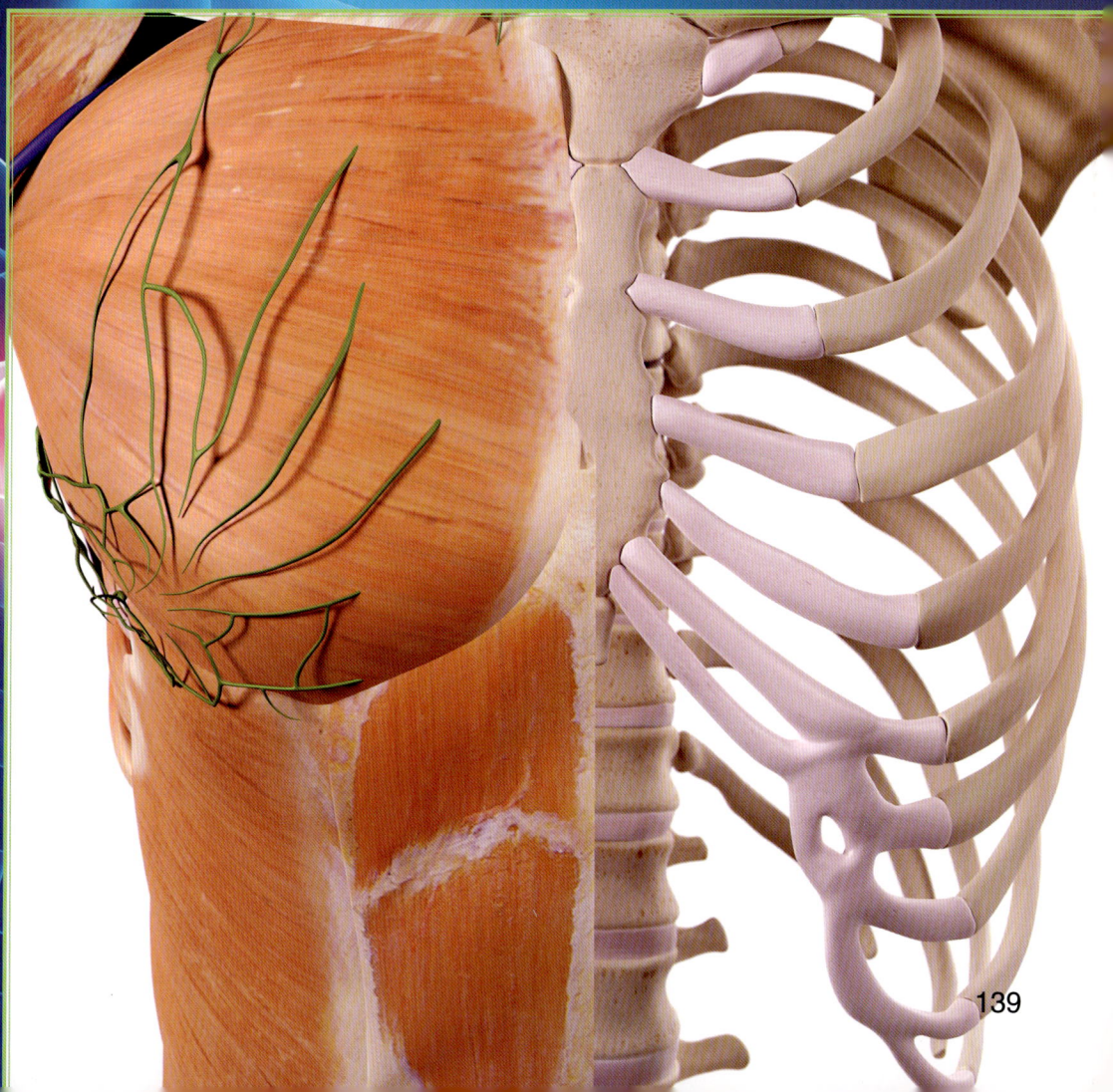

脊柱

脊柱位于人体背部正中，贯穿人体上半身躯干，是身体的支柱。它由24块椎骨、1块骶骨和1块尾骨构成，并通过关节、韧带及椎间盘连接起来。

为了维持人体重心，脊柱成长为特殊弯曲而又柔软灵活的复杂结构。它上连颅骨，下接髋骨，中附肋骨，还是胸廓、腹腔和盆腔的后壁。

细长的脊柱骨连接着大脑与内脏，承担着输送养分、神经传达等工作，因此脊柱有"脊梁"之称。同时，人体所有的经脉都起源于脊柱中的脊髓，所以它又被称为"人体的第二心脏"。

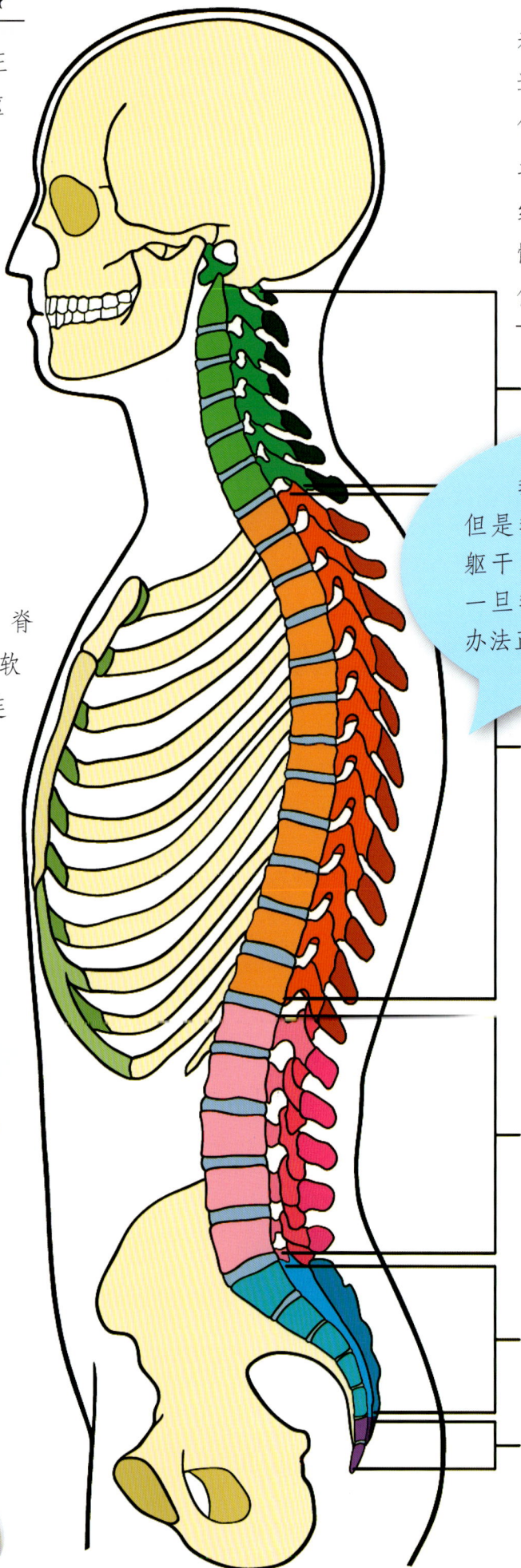

颈椎

我看起来只有一根，但是我贯穿了你的上部分躯干，支撑着你的运动，一旦我受到损伤，你就没办法正常运动了呢！

胸椎

腰椎

骶椎

尾椎

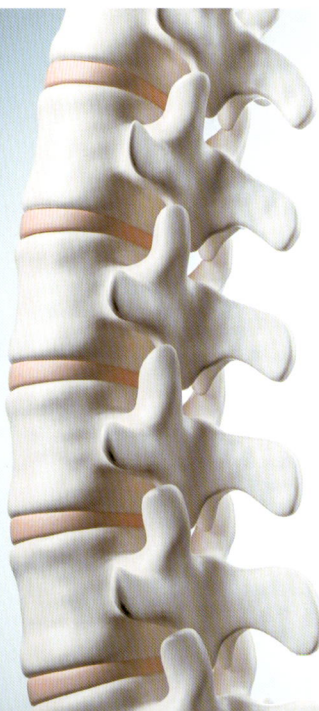

儿童人体百科全书

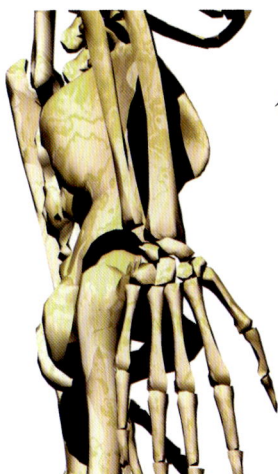

髋骨

髋骨又称胯骨，是由髂骨、坐骨及耻骨联合组成的不规则骨。髂骨是最上面占比最大的区域，坐骨则形成髋骨的下部和后部，位于髂骨下方和耻骨后面。

侧 面

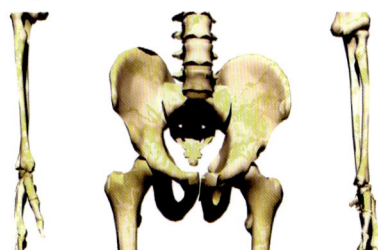

正 面

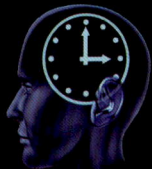

骨盆的关节由耻骨联合、骶髂关节及骶尾关节三个部分构成。在连接骨盆各部之间的韧带中，有两对最重要的韧带：第一对是骶骨、尾骨与坐骨结节之间的骶结节韧带；第二对是骶骨、尾骨与坐骨棘之间的骶棘韧带。

我连接着你的上肢和下肢，能够帮助你实现下蹲等动作，是你身体必不可少的一个关节呢！

趣味小链接

驼背在医学上是指胸椎后突，是一种不健康的脊柱异常形态。青少年的骨骼处于发育、成长期，很容易因为姿势不当而引起脊柱变形，因此需要在行、走、坐、卧上多加注意。

大脑

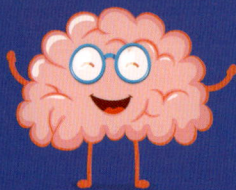

大脑是人体的"中央处理器"，它向全身各个器官与组织发送并收集信息，使我们具有学习、推理和感觉的能力，同时也控制着我们有意或者无意的行为。

脑

脑在颅腔内部，结构异常复杂，功能高度完善，是中枢神经系统的核心部分，是生命机能的主要调节器。

你一定知道我的存在吧！我的重要性在人体中排在第一位呢！

脑可大致分为端脑、间脑、中脑、脑桥、延髓和小脑6个部分，其中的中脑、脑桥与延髓合称脑干。脑中分布着大量的神经核和神经中枢，还伴有上、下行的神经纤维通过，与大脑、小脑和脊髓连接，这样的形态和运行将神经中枢各部分联结为一个超级思维器官整体。

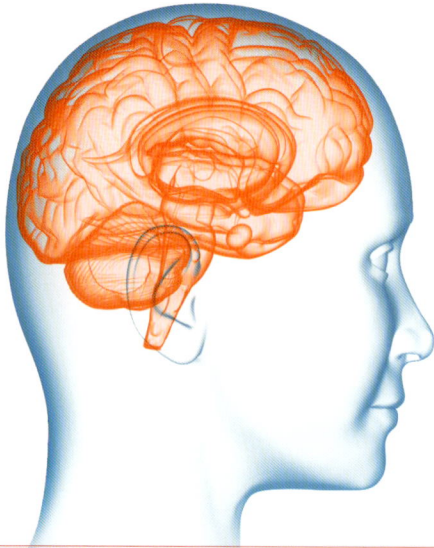

脑各部内的腔隙称脑室，充满脑脊液。脑脊液包围并支持着整个脑及脊髓，对外伤起一定的保护作用。在清除代谢产物及炎性渗出物方面，与身体其他部位淋巴液的作用相同。

人类的大脑

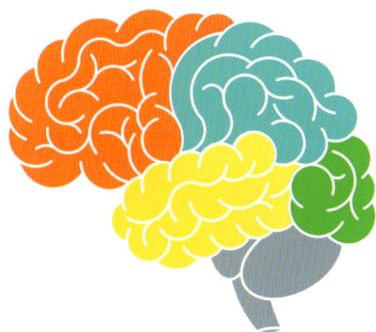
侧视图

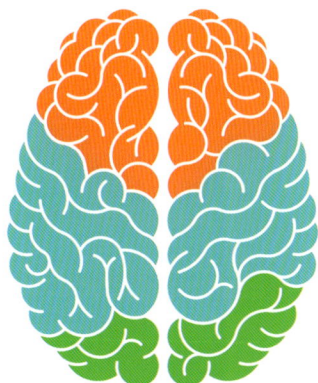
顶部视图

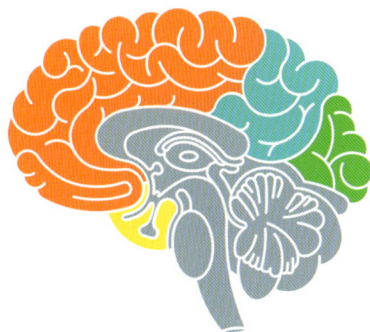
纵切面

大脑

大脑从整体上分为左右两个半球，功能各有侧重，信息相互传递。之所以可以左右协作，是因为脑中大量的连合纤维为左右分开的脑半球建立起了连接。大脑表面有很多下凹的沟或裂，在沟或裂之间又形成了一种隆起，称为回。沟和回增加了大脑皮层的表面积，为产生更高级功能搭建出了结构基础。

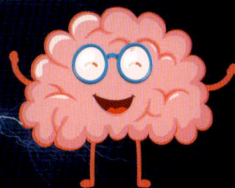

大脑如同人体的司令部，负责对全身的感觉运动及反射活动进行精细化的管理和决策。大脑发出的信息通过神经传递到身体运动神经元，以达到支配肌肉的目的。与此同时，被接受部位的器官和组织将感觉信息通过神经回传给大脑。

大脑皮层作为调节和控制躯体运动的最高中枢，真正地主导着机体内的一切活动。大脑皮层可以通过条件反射对体温进行适当的调节，这种调节一方面可以通过有意识有目的的身体活动来达成，另一方面可以通过创造人工气候条件来达成。

小脑

　　小脑位于大脑半球的后下方，微呈卵圆形，位于脑桥和髓北侧，横跨在中脑和延髓之间，是中枢神经系统仅次于大脑的第二大器官。小脑表面有许多深浅不一的平行横沟，各横沟之间有一个叶片。

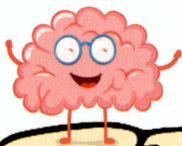

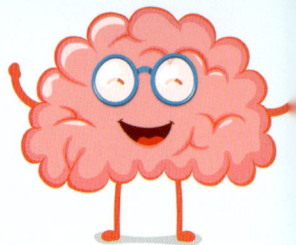

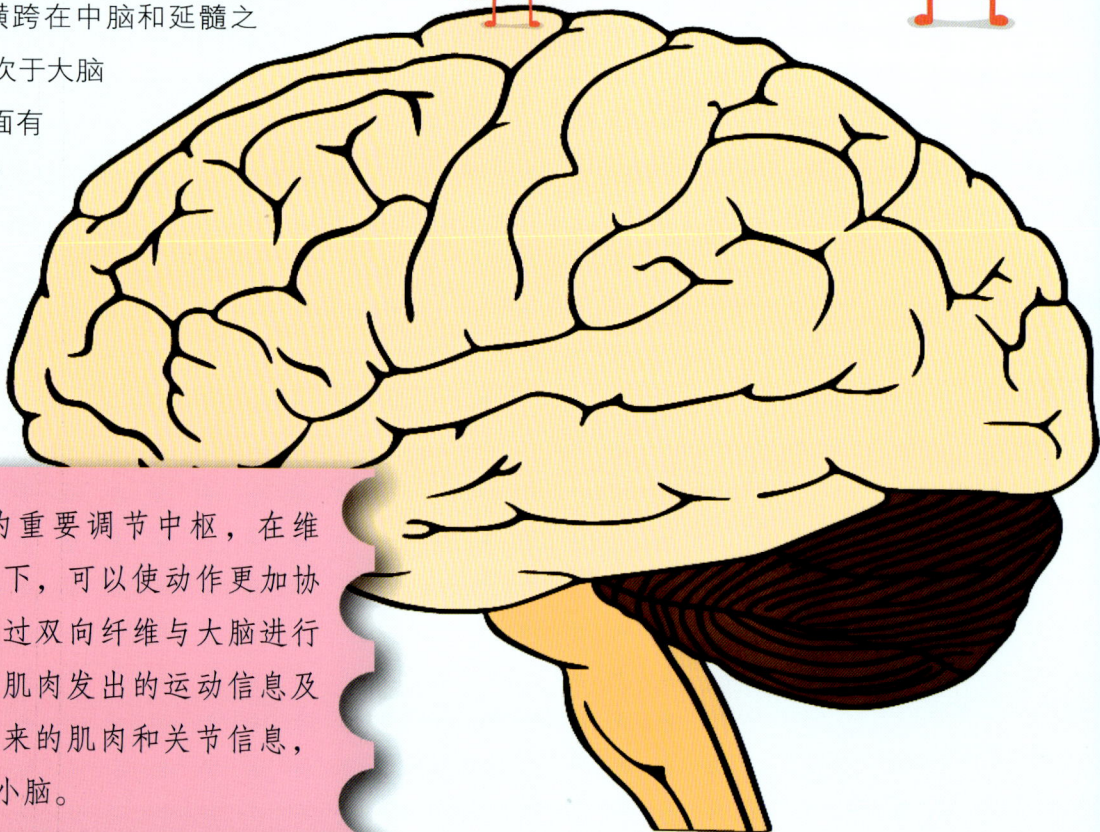

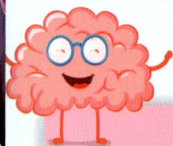

　　小脑是运动的重要调节中枢，在维持身体平衡的前提下，可以使动作更加协调、精准。小脑通过双向纤维与大脑进行联系，大脑皮质向肌肉发出的运动信息及执行运动时反馈回来的肌肉和关节信息，都在第一时间传入小脑。

大脑发育过程

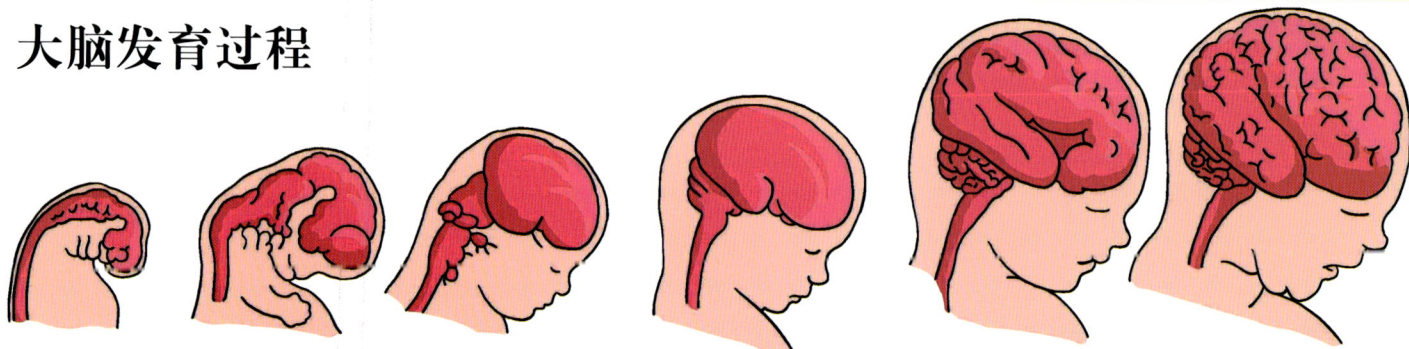

　　脑是身体的指挥中心，是重要的思维器官，因此脑的发育直接影响着一个人的后天生命质量。脑的发育受先天遗传、后天环境、营养与疾病等因素的影响很大，一个健康的大脑需要丰富的环境刺激、充足的营养供给、优良的教育培养等多方面的保证。

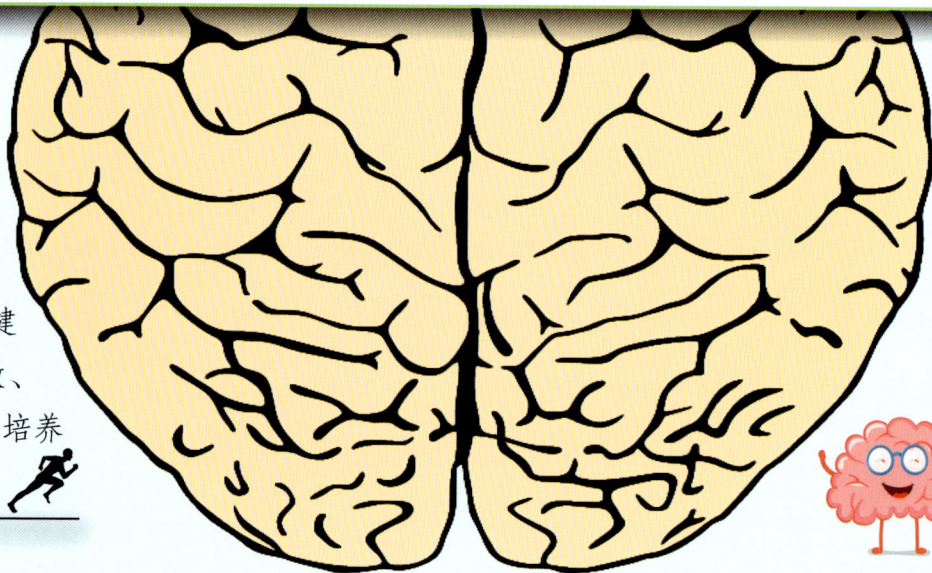

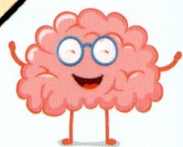

儿童人体百科全书

胎儿时期，脑的重量在350克至400克之间，是成人脑重的25%，此时的脑结构和外形与成人基本没有差别，但是在功能上却相差甚远。

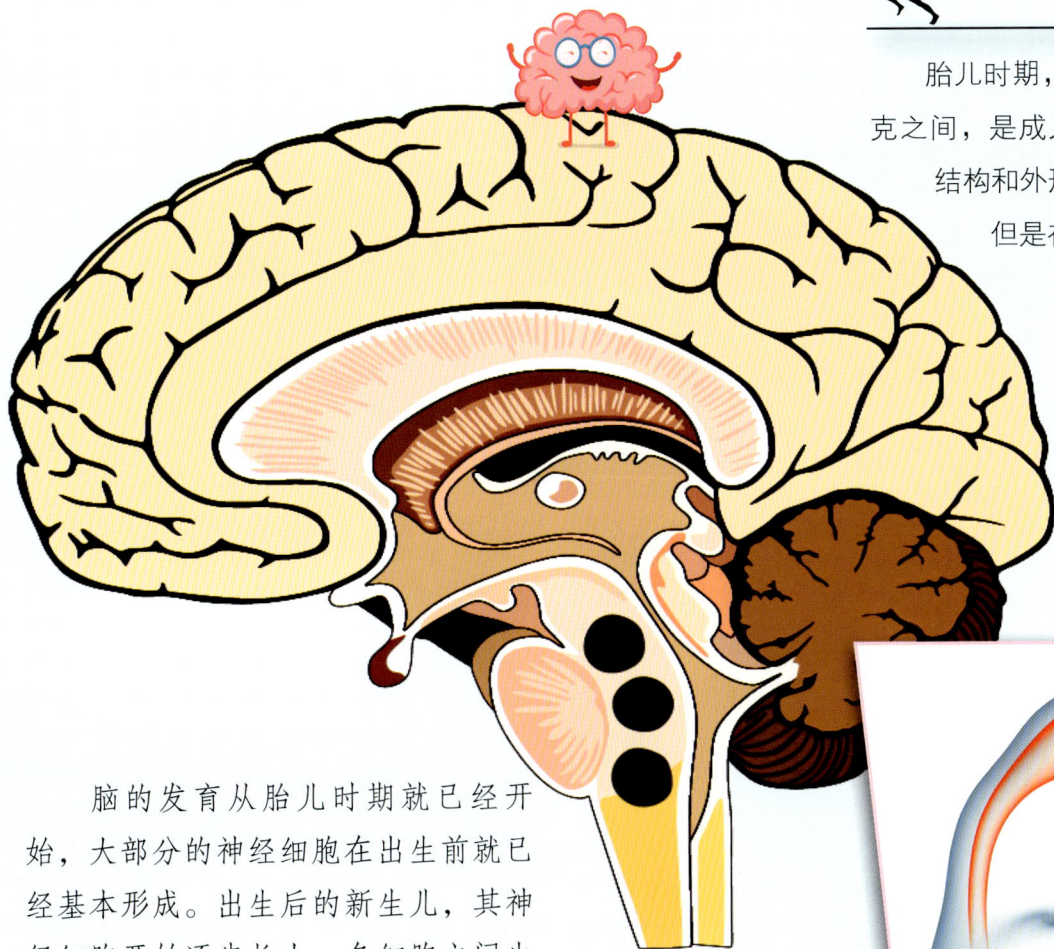

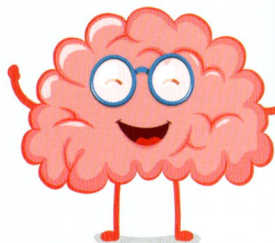

脑的发育从胎儿时期就已经开始，大部分的神经细胞在出生前就已经基本形成。出生后的新生儿，其神经细胞开始逐步长大，各细胞之间也开始建立复杂的联结。

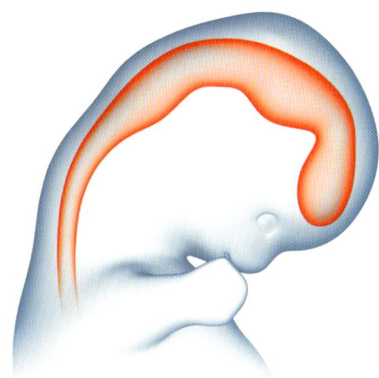

4—6周

我会和你一起长大哦！你勤于思考，我就会快快成长，变得又圆又胖呢！

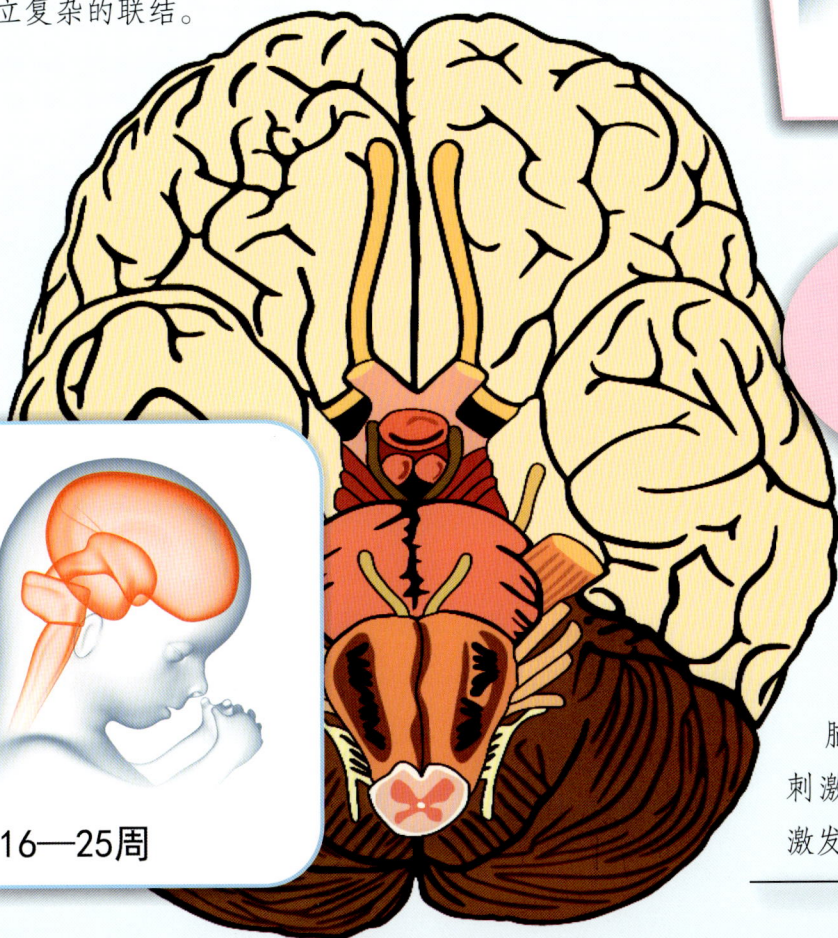

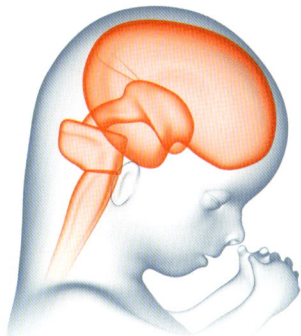

人类在出生后的最初几年，脑结构已经基本发育完全，只是需要等到连接脑细胞的神经纤维能迅速传递刺激之后，新的功能才会被逐渐激发出来。

16—25周

梦

梦是一种人体生理现象。睡眠时，局部大脑皮质还没有完全停止活动，在身体内外的微弱刺激下，就引起了脑中的景象活动。

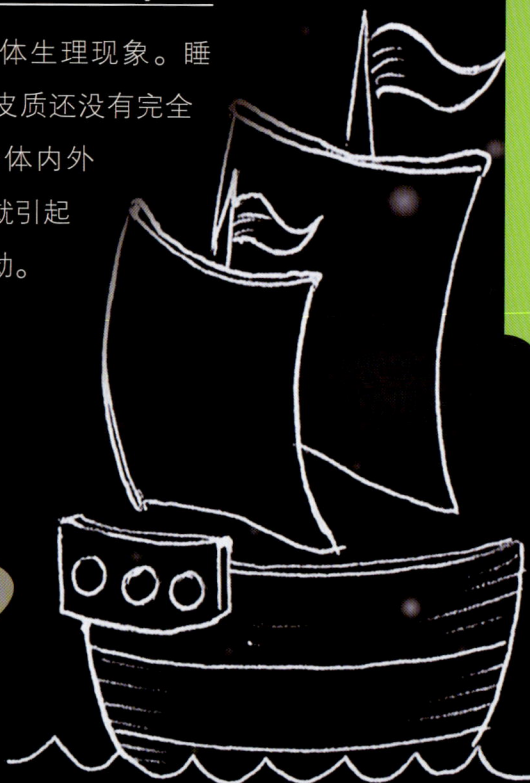

梦的产生与外界刺激有关，气候环境变化和情志刺激都会造成睡眠不安而引发做梦。人体脏腑失调也可能引起做梦，如气血失常、五脏六腑偏盛或偏弱导致失衡就会引发做梦。很多人体内有寄生虫或者身体处于过饥或过饱状态，也会引发各类梦境。

有研究表明：一个人一生有1/3的时间都是在睡眠中度过的，而人在睡眠过程中，有1/5的时间都是在做梦。可见，梦与睡眠的关系极为密切。

你睡觉的时候会不会偶尔梦见自己有了超能力，就像奥特曼一样呢？是我帮你实现愿望的哦！

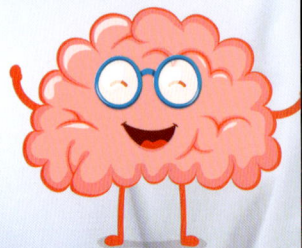

睡眠

睡眠是一种自发的和可逆的静息状态，人处于睡眠状态时，对外界刺激的反应性明显降低，意识也处于暂时中断状态。

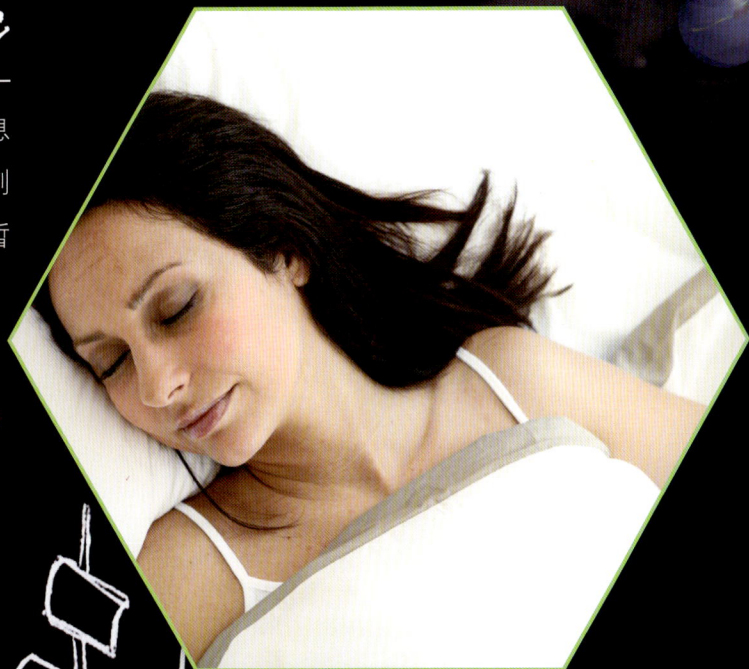

现代医学界普遍认为，睡眠是一种主动过程，是大脑负责睡眠与觉醒的中枢神经的管理结果，是为了保证精力而进行的合适的休息。好的休息、休整和恢复，有助于保持身体健康和体力的补充。

睡眠分为两种，即浅度睡眠和深度睡眠。成人平均每天需要的睡眠时间为6至8小时，婴幼儿则需要10至12小时。

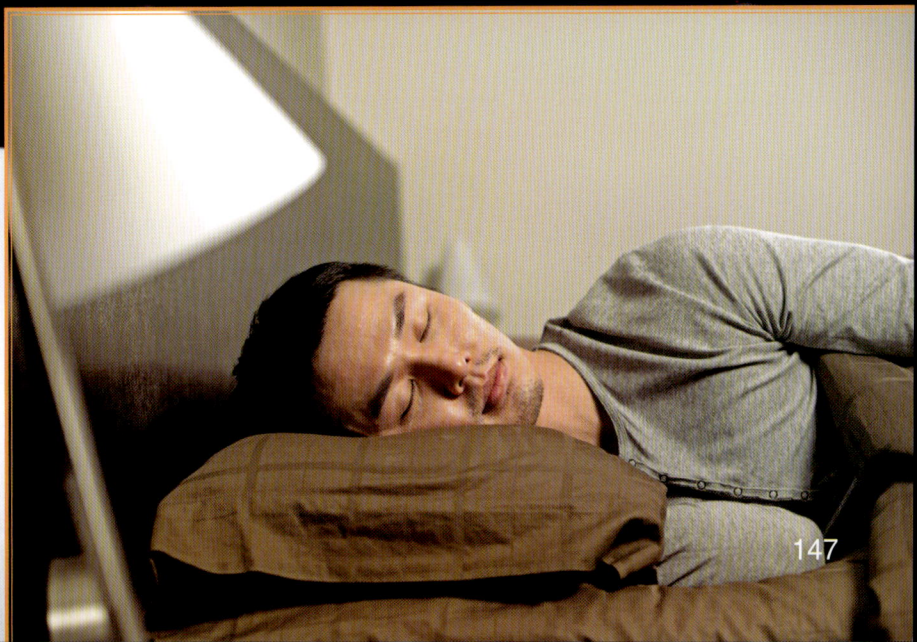

记忆

记忆作为进行思维、想象等高级心理活动的基础，过程包括识记、保持、回忆和再认三个环节。

有了我，你就明白开心、难过、想念和喜欢是什么啦！我是每个人都拥有的好朋友呢！

知识的获得依赖记忆，记忆是智力活动的基础。有项调查统计显示：在100位科学家中，只有一位记忆力较差；在100位演说家中，只有3位记忆力较差；在100位成功商人中，只有4位记忆力较差；而在100位普通人中，竟有79位记忆力较差。

语言

语言是人与人之间采用共同处理规则来进行表情达意的沟通指令，是最重要的、独有的交际工具。人们使用语言的方式主要是肢体行为和文字，其中肢体行为包括手势及表情等。

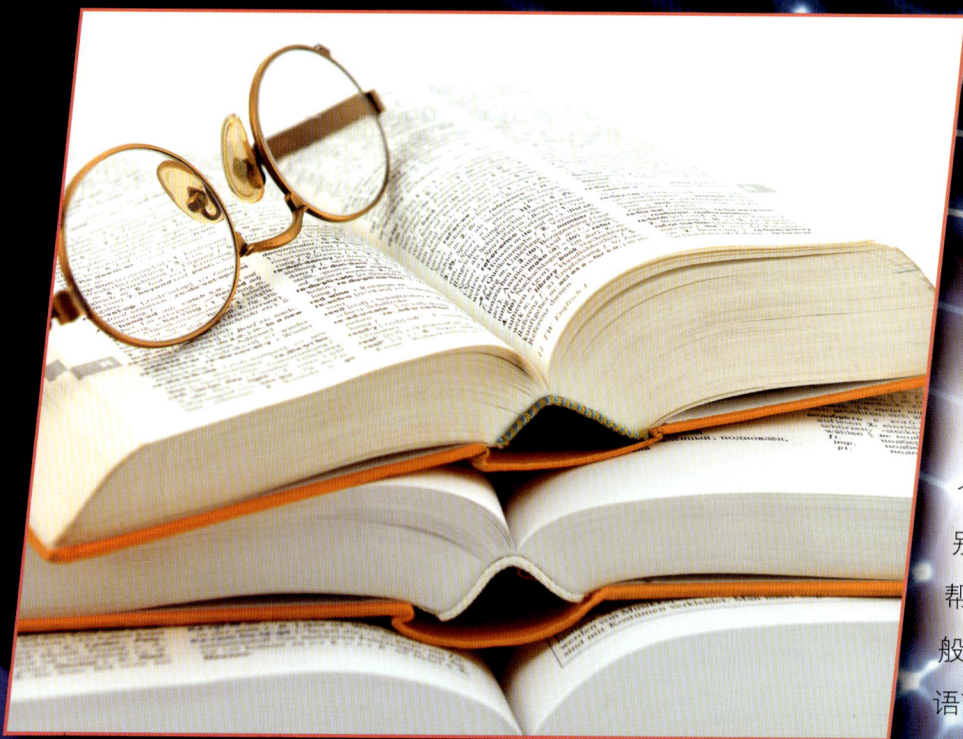

语言的形成与大脑的功能和记忆有关。大脑皮层中有4个语言中枢，其中两个中枢分别负责说和写，其他两个中枢帮助我们理解说和写的过程。一般而言，大脑的左半球主要负责语言的处理。

心理

　　人们把随思考、记忆活动产生的各种情绪称为心理，它是由大脑活动引起的。大脑皮层具有记忆、思考、产生感觉及发出命令等功能。在大脑内侧，有专门负责产生感情、个性、欲望的丘脑。

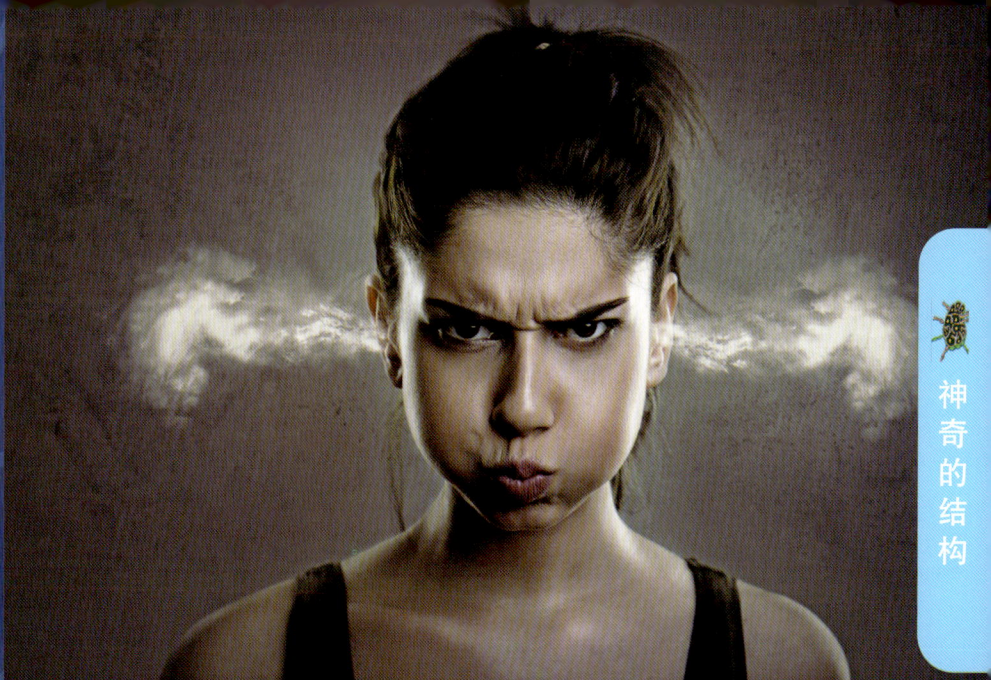

　　人们在进行各类活动时，通过身体各感知器官感知外界事物，然后经过大脑分析产生对这一事物感知时所带来的喜、怒、哀、乐等各种情感体验，这一系列的过程就是心理活动过程。

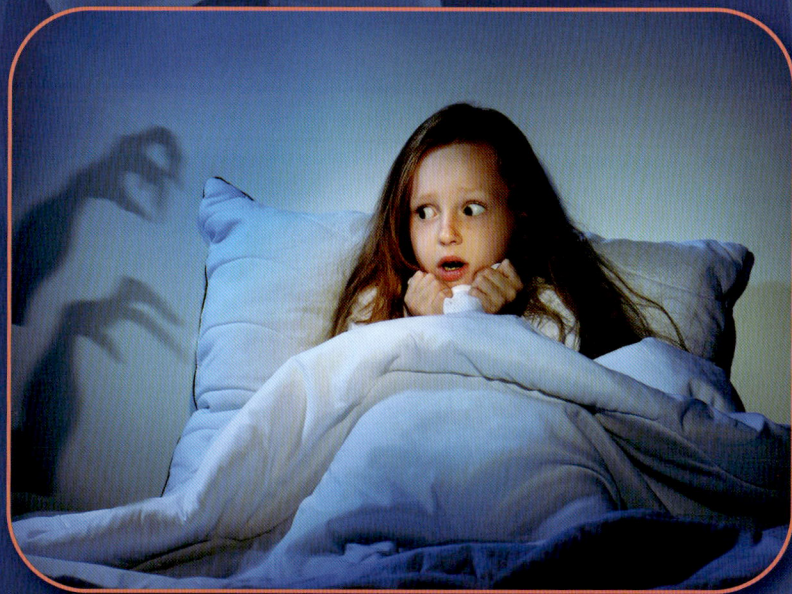

感情

　　感情是人对外界刺激发生时所形成的各种感觉、思想和行为的一种综合心理、生理反应或状态。每个人对外界的刺激反应有所不同，不同的气质、性格和空间等因素，都会左右这一刺激所产生的结果。

　　感情由刺激产生，涉及许多区域，特别是丘脑。它是从大脑皮层传出的信号经心理调节之后产生的结果，是人类新思想的反应。

趣味小链接

　　为什么大脑里有那么多褶皱？英国剑桥大学精神病学研究员丽莎·罗南认为，胎儿在子宫时大脑就开始发育，随着大脑皮层因发育而不断扩张后，大脑外表面的压力也开始增加，为了保证发育的正常进行，大脑就通过褶皱的方式来减小压力。

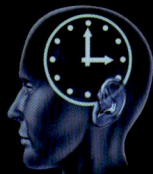

149

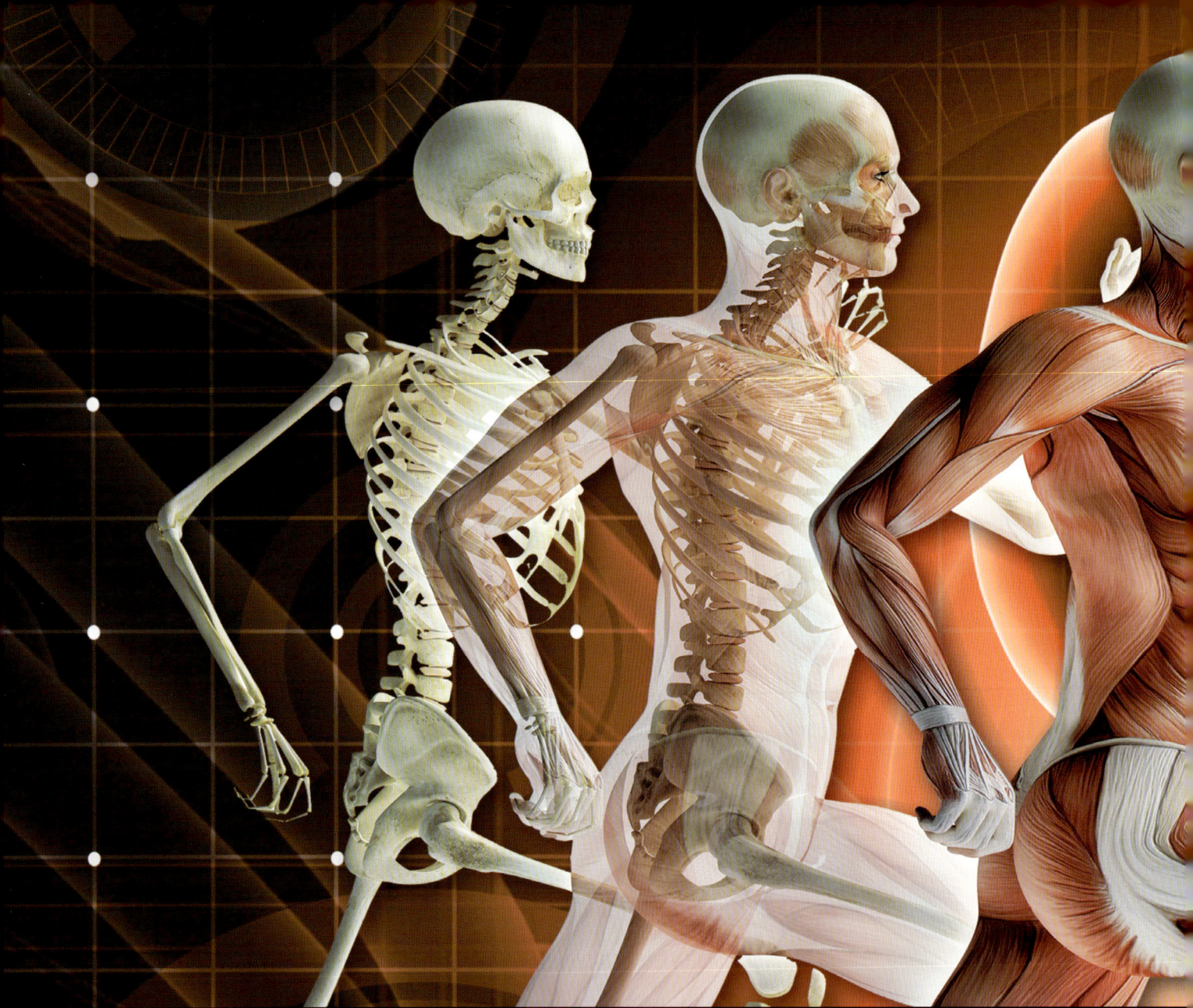

完善的系统

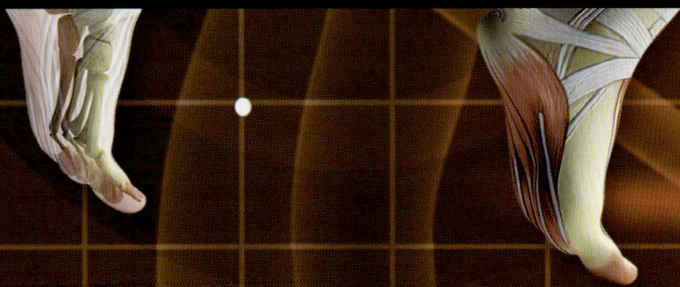

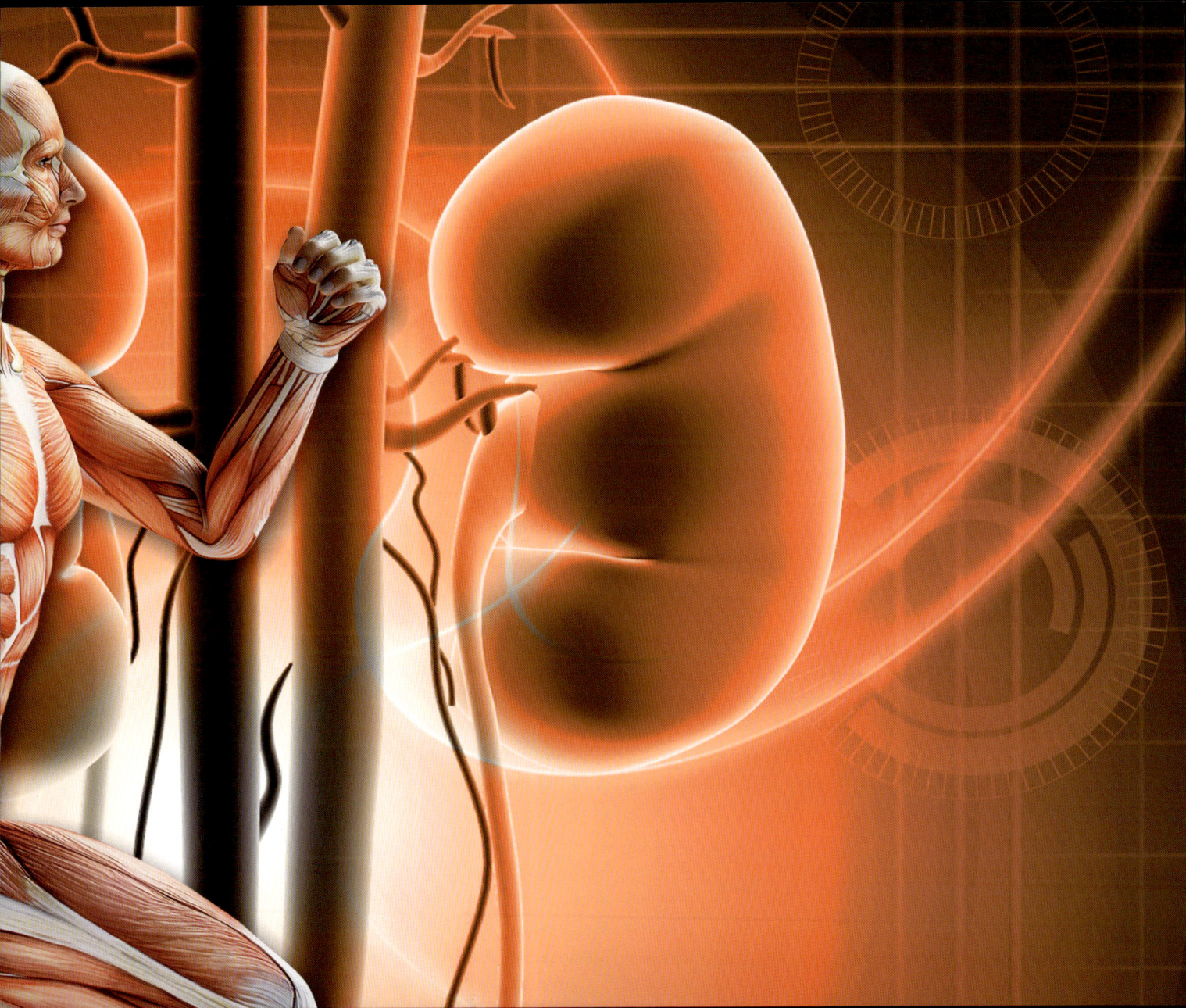

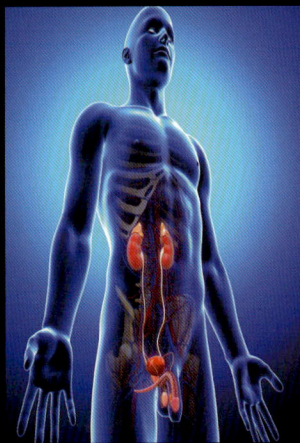

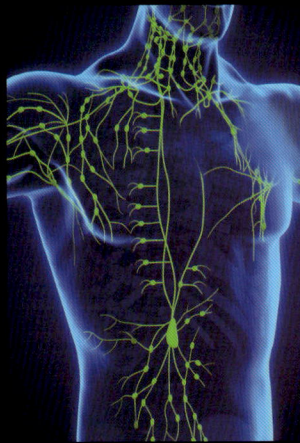

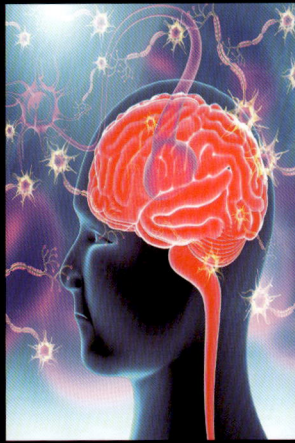

人体基本单位细胞由简单到复杂，然后形成了组织，组织结构又构成了人体的器官。最后，若干个功能相关的器官联合起来，形成了人体的系统。人体有九大生物系统：运动系统、消化系统、呼吸系统、泌尿系统、生殖系统、内分泌系统、免疫系统、神经系统和循环系统。

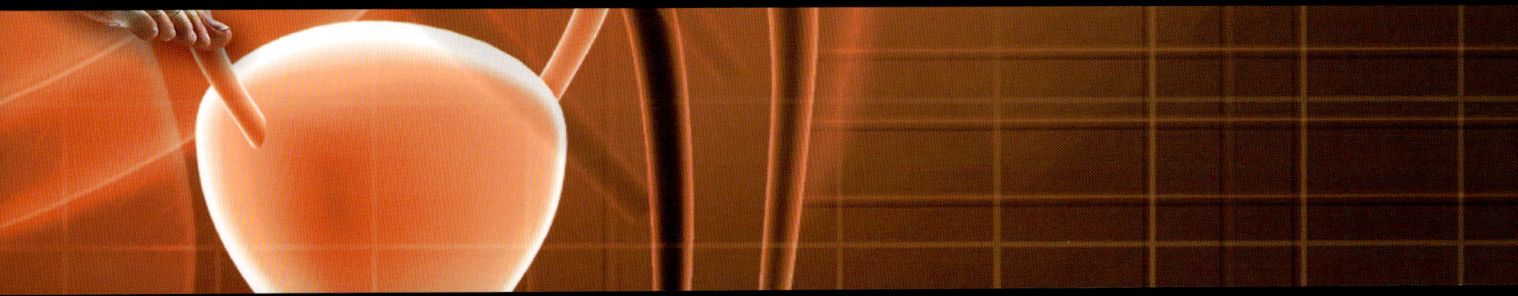

运动系统

　　人类的运动系统由骨、关节和骨骼肌组成。分布全身各处的骨借关节连接构成骨骼，具有保护内脏和稳定人体基本形态的功能；骨骼肌附着于骨，在神经支配下进行收缩和扩张产生运动。骨骼肌是运动系统的主动部分，骨和关节是运动系统的被动部分。

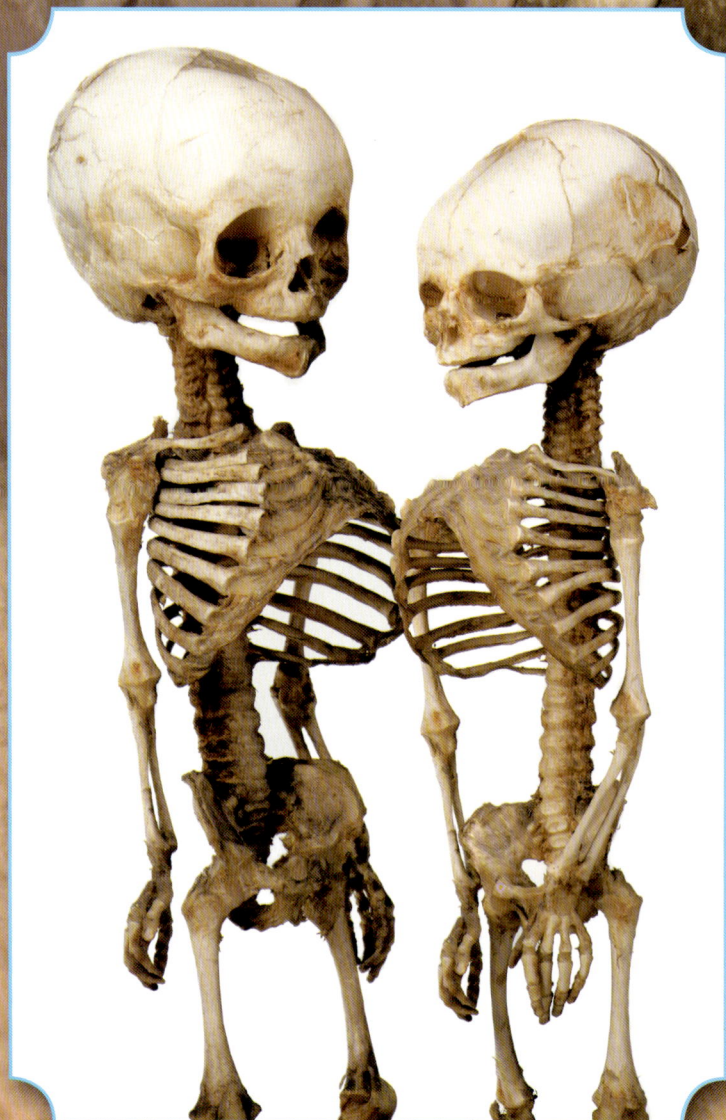

骨

　　骨是骨骼的组成单位，是以骨组织为主体构成的器官，活体的骨时刻都在进行新陈代谢。骨的发育需要较长时间，处于不同位置的骨，其功能和形状也各有不同。

　　躯体的运动是由骨的运动产生的，但骨本身不会运动，需要骨骼肌的牵引才能实现。附着在骨上的骨骼肌受到神经的刺激后，就会牵动骨围绕关节进行一定范围的运动。

关节

骨与骨之间的连接结构称为关节，能活动的称作"活动关节"，不能活动的称作"不动关节"。关节由关节囊、关节面和关节腔三部分构成。在关节周围的韧带和肌腱起着稳定关节的作用。

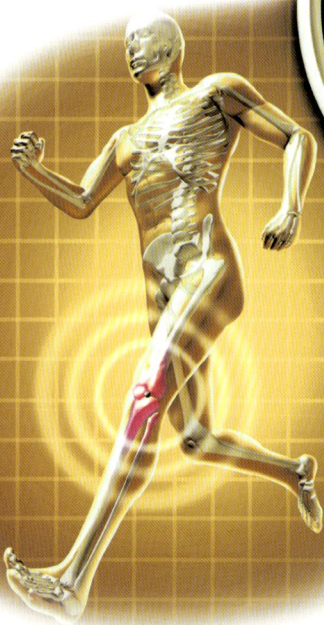

关节面由关节头和关节窝组成，上面有一层关节软骨，具有缓冲作用。关节囊是一种内外两层的结缔组织，附在关节面和骨面周围。其外层硬而韧，在运动中抵抗外力冲击；内层软而薄，可以分泌滑液缓解关节摩擦。关节腔是关节围成的密闭空腔，其所含少量滑液也起缓解摩擦的作用。

你知道为什么你能下蹲、起跳或者奔跑吗？就是我在帮忙啊！

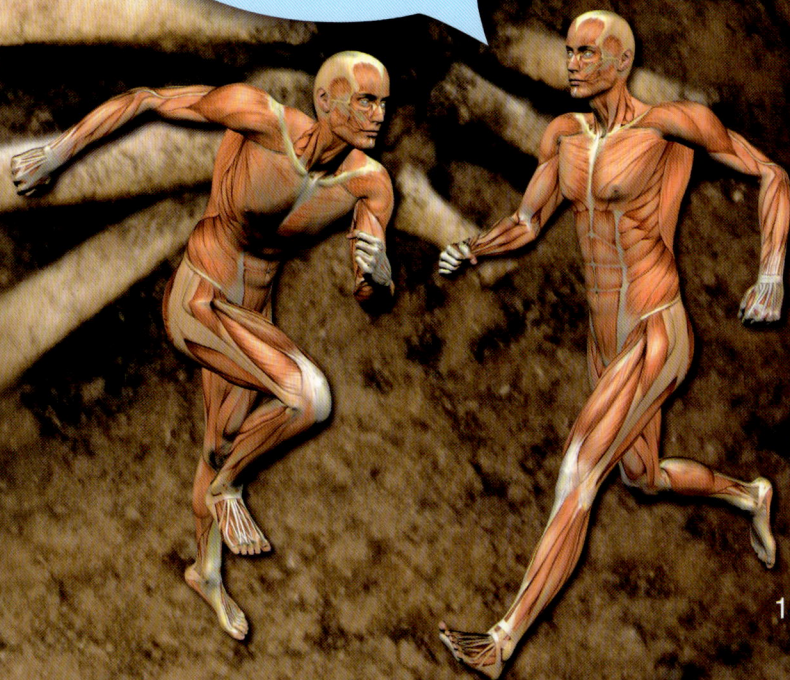

四肢的关节是单轴关节，主要进行伸和屈的运动；肩关节和髋关节是多轴关节，活动范围较广泛；头部关节除颌关节能进行伸屈和滑动运动外，其他部分基本无法灵活运动；脊柱的连接比较特别，椎骨的椎弓由滑膜关节连接，椎体由纤维软骨连接。

不动关节

不动关节又称为无腔隙联结，是指两骨之间以结缔组织相联结，中间没有缝隙、不能自行活动的关节。如前臂骨和小腿骨之间的韧带联合，椎骨之间的软骨结合等。

动关节

动关节又叫有腔隙骨联结，是指相邻骨之间的联结组织中有腔隙的联结。人体绝大部分骨联结属于动关节，共有200多个，如肩关节、肘关节、腕关节、髋关节、膝关节、踝关节等，它们是骨转动的枢纽。

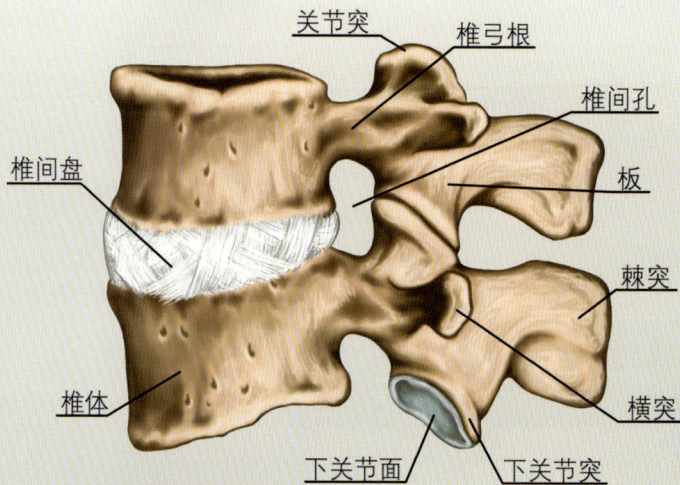

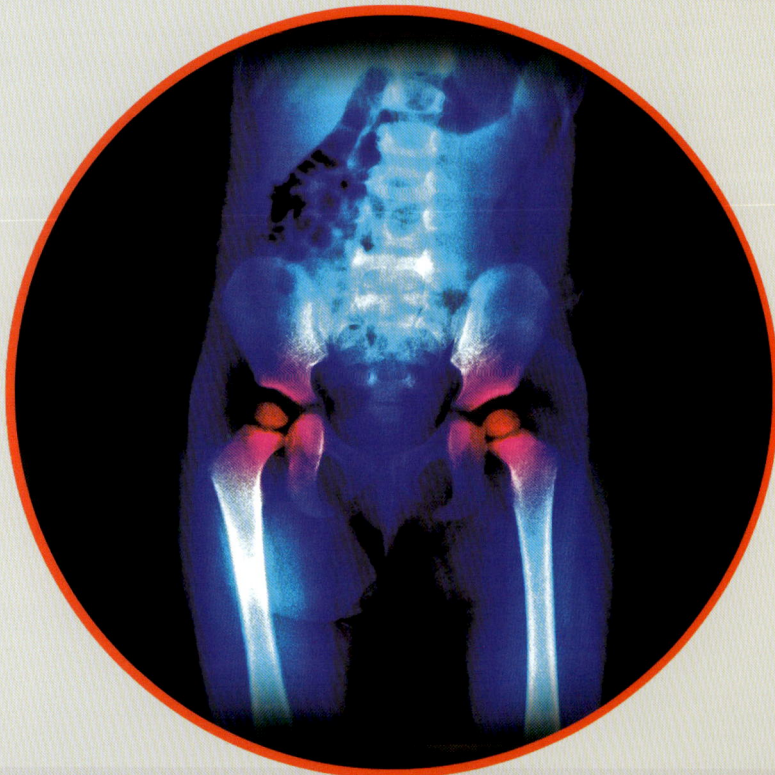

关节突　椎弓根

椎间孔

板

椎间盘

棘突

椎体

横突

下关节面　下关节突

髋关节

髋关节主要由股骨头和髋臼组成，是连接躯干与下肢的重要关节，也是人体最大的关节。髋关节可以做屈伸、收展、旋转及环转运动，是典型的多轴性关节。髋关节承载着人体的上半身，连接着下半身，是全身承担体重最多、受力最重的关节。

肩关节

肩关节由肩胛骨的关节盂（位于肩胛骨外侧的一个浅窝结构）和肱骨头构成，连接着上肢与躯干，关节头为球面，关节窝为球形凹，是上肢最大且最灵活的关节，属球窝关节。

腕关节

腕关节的关节组成较为复杂，关节头由手的舟骨、月骨和三角骨的近侧关节面构成，关节窝由桡骨和尺骨下方关节盘构成，属于椭圆关节。腕关节在日常活动中是执行上肢功能的最主要部分，稍不注意就容易受到损伤。

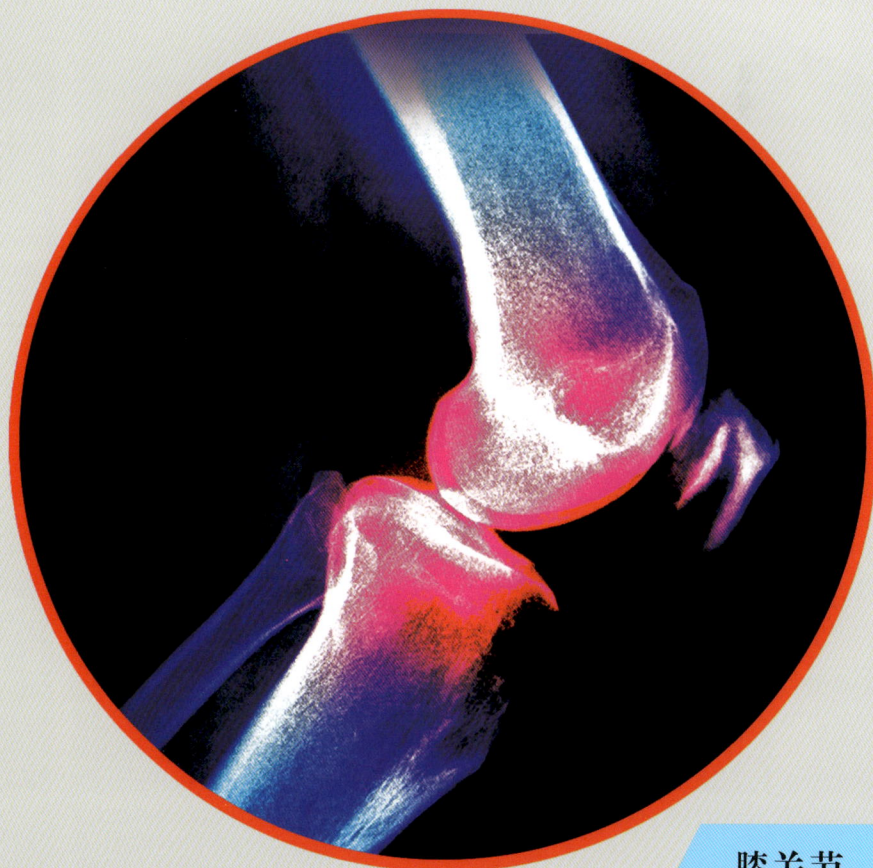

膝关节

膝关节由股骨内侧踝、股骨外侧踝、胫骨内侧踝、胫骨外侧踝以及髌骨等诸多关节共同构成，关节周围还附有滑膜、韧带、关节囊及肌肉等组织，属于滑车关节，也是很容易受损的关节之一。

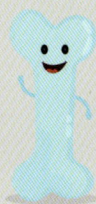

肘关节

肘关节由肱骨下端、尺骨和桡骨上端构成，在结构上包括肱尺寸关节、肱桡关节和桡尺近侧关节三个关节。肘关节可以做前屈和后伸运动，也可以协助前臂的旋前和旋后运动，是典型的复关节。

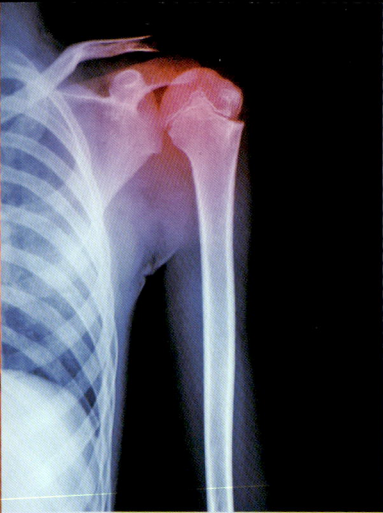
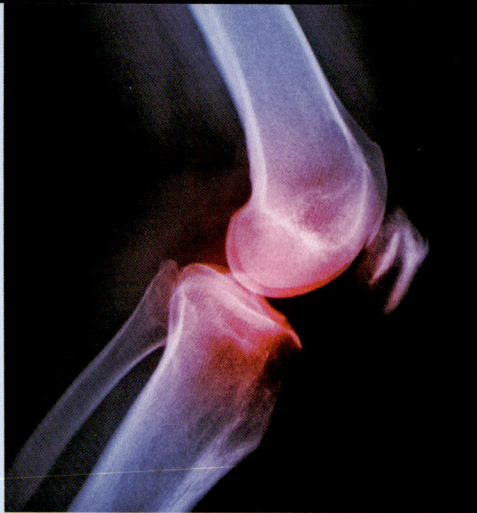
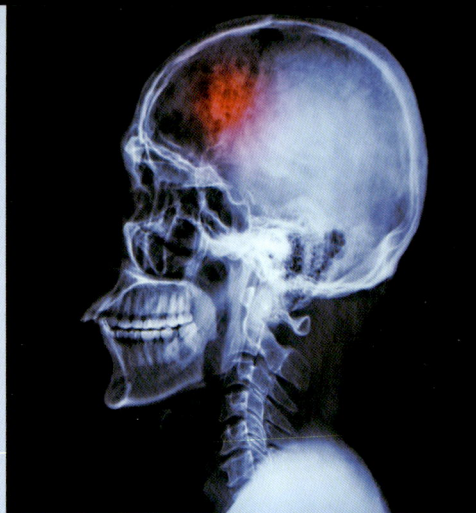
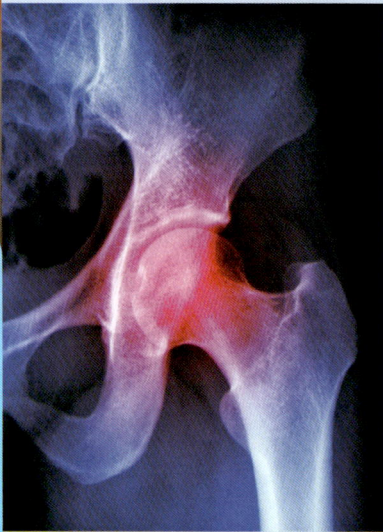
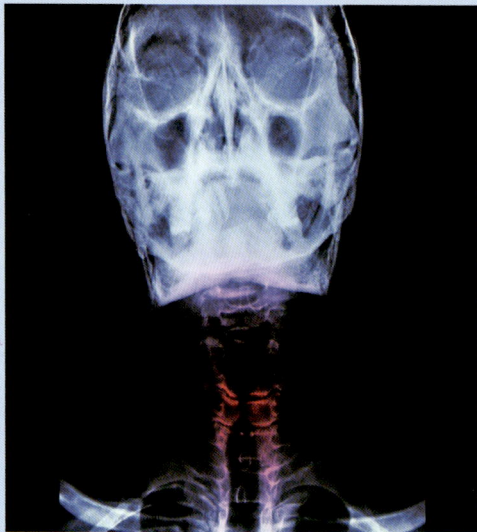
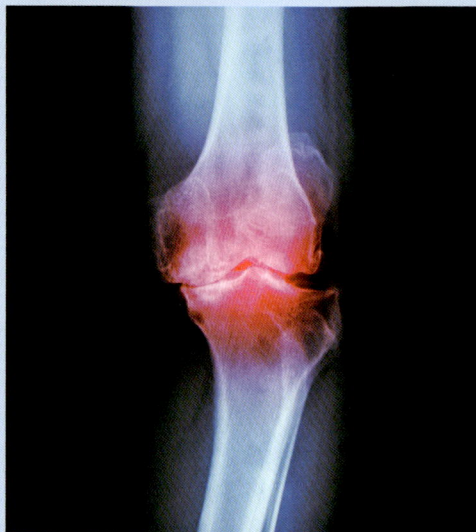
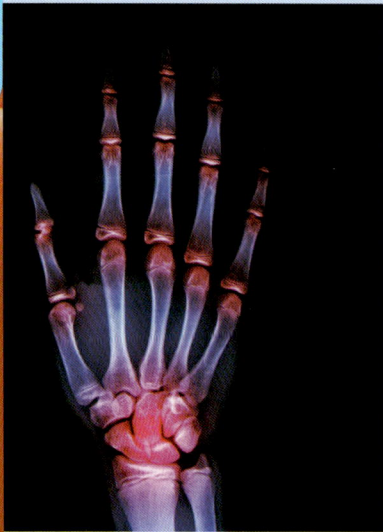
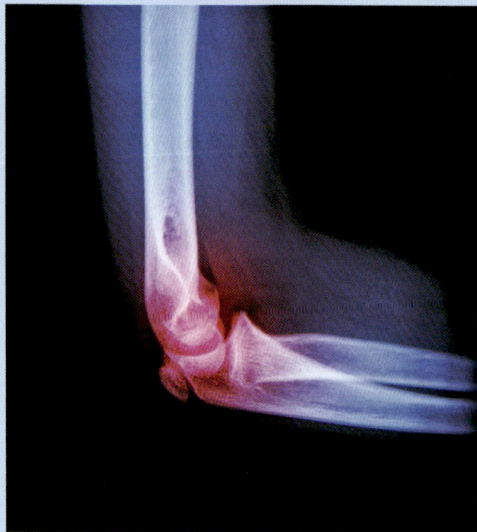
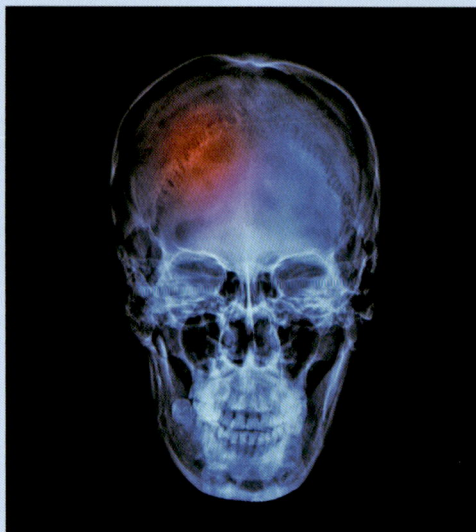
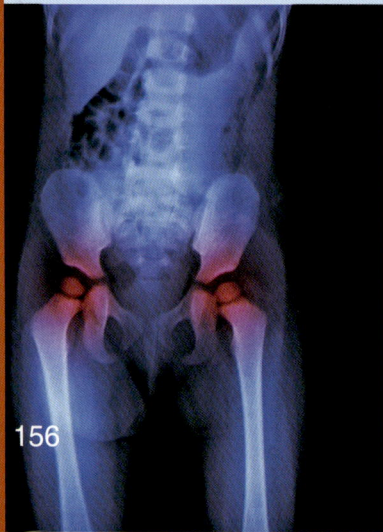
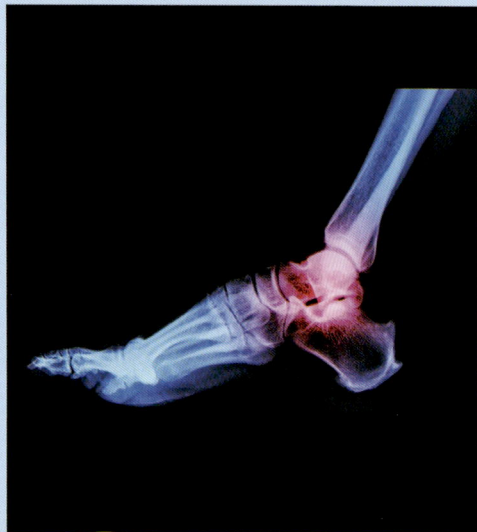
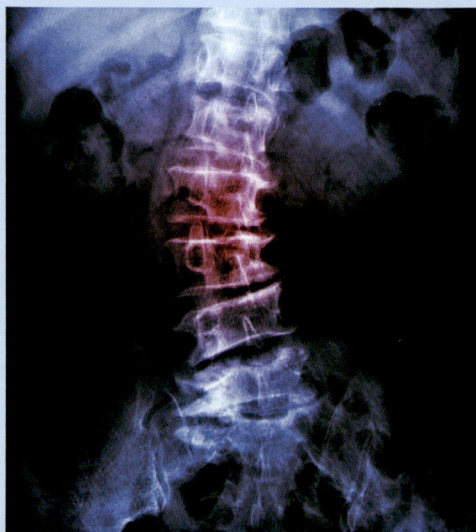

骨骼肌

骨骼肌附着在骨骼上，在人体意识的支配下通过收缩产生运动。

人体的运动无论简单的动作移位还是复杂的文字书写，都是受到神经系统支配，然后借由肌肉收缩得以完成的。在某个动作的进行过程中，实际上有无数肌肉运动参与其中，才能精准化地实现目的。

半关节

半关节的两骨之间以软骨组织连接而成，软骨内有腔隙，为裂缝状。半关节是动关节和不动关节之间的过渡联结方式，其结构形式决定了它的活动范围有限。

踝关节

踝关节是重要的承重关节，由胫骨、腓骨下端的关节面与距骨滑车构成，主要在人体进行足尖上抬或下垂动作时，起稳定和平衡作用。

趣味小链接

骨头还有另外一个重要的功能，那就是保护柔软的脑和内脏。你瞧，头盖骨是用来保护脑的，而一根根的肋骨就保护了肺和心脏。这样，就安全多啦！

地球上有各种各样的动物，也有各种各样的骨架子。

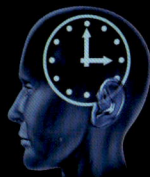

消化系统

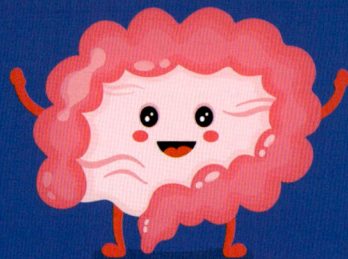

消化系统从口腔延续到肛门，负责为机体提供水、电解质及各种营养物质，以满足人体新陈代谢的需要，然后将未被消化吸收的那些残渣以粪便形式排出体外。

消化系统

消化系统包括消化道和消化腺两大部分。消化道是一条起自口腔经咽、食管、胃、小肠和大肠终于肛门的肌性管道，主要功能是消化和吸收。

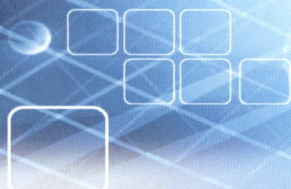

消化腺是分泌消化液的腺体，有大小两种腺体。小消化腺在消化道内，包括胃腺和肠腺，前者分泌胃液，后者分泌肠液。大消化腺在消化道外，包括唾液腺、胰腺和肝脏，分别分泌唾液、胰液和胆汁。

你想知道食物从口腔进去之后是怎样被消化吸收的吗？就是我在其中发挥作用啊！

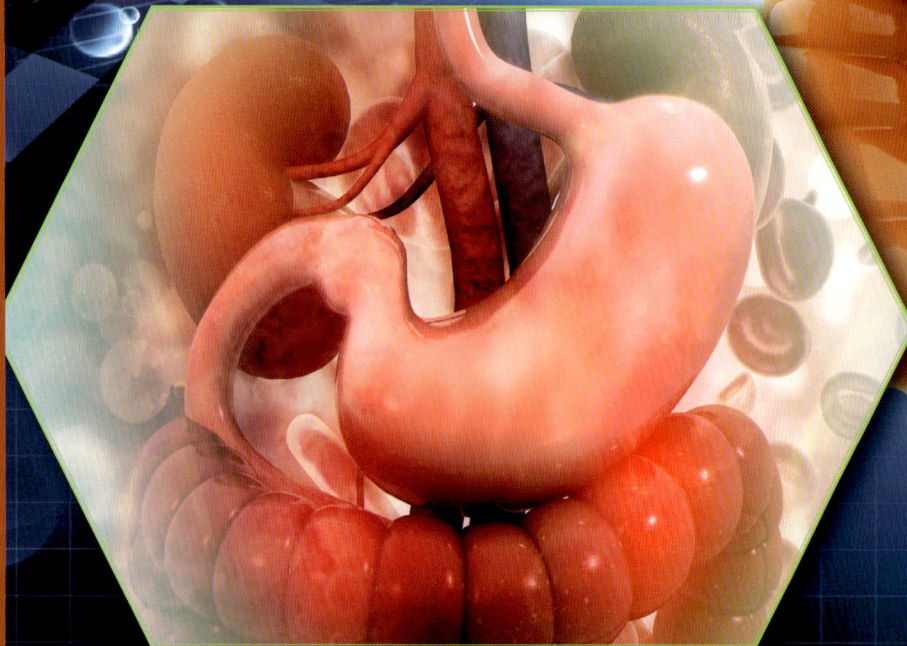

消化系统的主要作用是摄取、转运、消化食物以及吸收营养，为机体的新陈代谢提供必要的物质和能量。

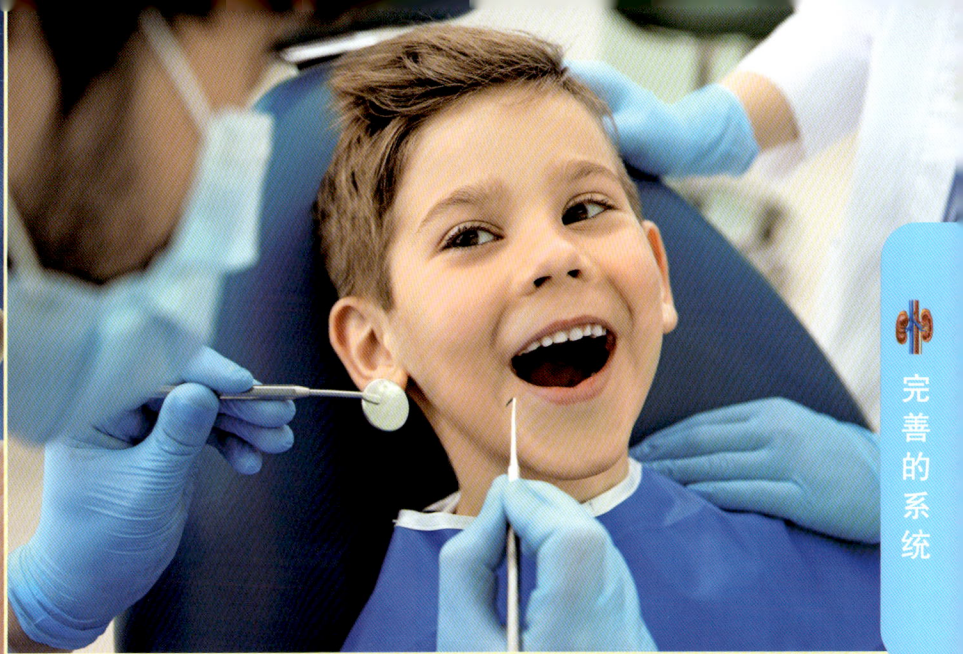

口腔

口腔是消化系统的开始部分，内有牙齿和舌等器官。舌头上的味蕾起到味觉作用，牙齿负责嚼碎食物并进行物理消化，口腔中的唾液则对食物进行化学消化。

若食物在口腔中咀嚼不充分，会减少食物在口腔中得到物理和化学消化的机会。同时，因为口腔中没有可以消化蛋白质和脂肪的消化酶，所以无法对它们进行深度消化。

口腔中的牙齿位置不同，其功能也有所不同。一般门齿8颗，负责切断食物；犬齿4颗，负责撕开食物；臼齿20颗，负责磨碎食物。牙齿先经过切、撕、磨的物理消化过程，然后经过舌的搅拌和唾液的混合，最后将粥状食物下咽，使之进入食道。

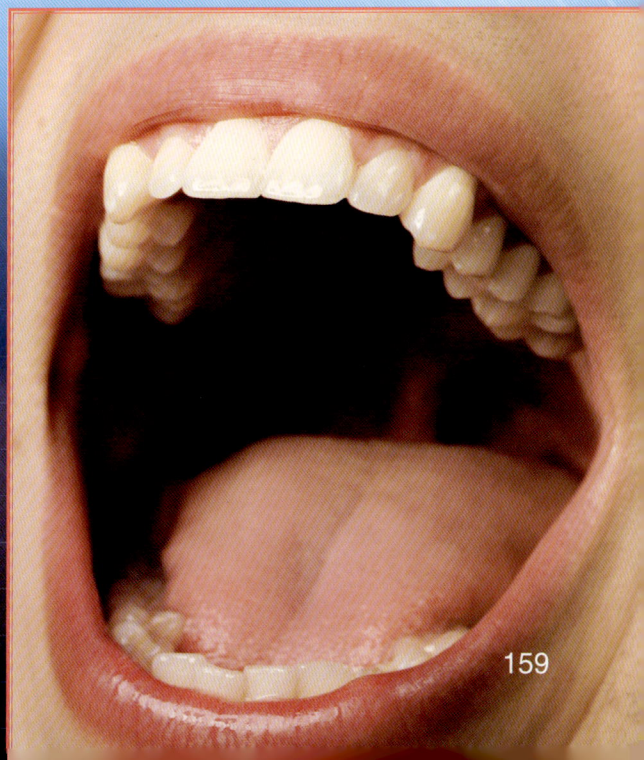

159

咽

咽由肌肉和黏膜构成，是空气通道，也是食物通道。我们吞咽食物时，咽部的会厌软骨会把气管盖住，确保食物顺利进入食道而防止误入气管造成危险。

咽部又包括咽扁桃体和咽腔。咽扁桃体位于咽穹后部，常扩展到咽后壁上缘，它的构造类似腭扁桃体，两者区别在于咽扁桃体的浅层呈皱襞形状，也有陷窝，但是分支较少。

俗话说"病从口入"，口是食物进入人体通道的最开端。比如发病率很高的食道癌就是发生在食管上的一种癌症，与不良的饮食习惯有着极为重要的关系。

你知道为什么有时候你会感觉喉咙痛，吃不下去饭吗？就是因为有病毒攻击我，让我发炎呢！

食管

食管也叫食道，是饮食进入胃部的通道，也是消化道最狭窄的部分。它上接咽部，下与胃的贲门相连，分为颈部、胸部和腹部三个部分。

食管由环节肌层和纵行肌层组成，具有收缩、蠕动功能。食物在经过这样的功能作用下，最终进入胃部。

对人类来说，食管只是食物的消化通道，但对某些鸟类来说，它的食管还可贮存食物。如鹭科鸟类，尽管没有临时储存食物的嗉囊器官，却因食道中部膨大，可以将食道利用起来储存食物。

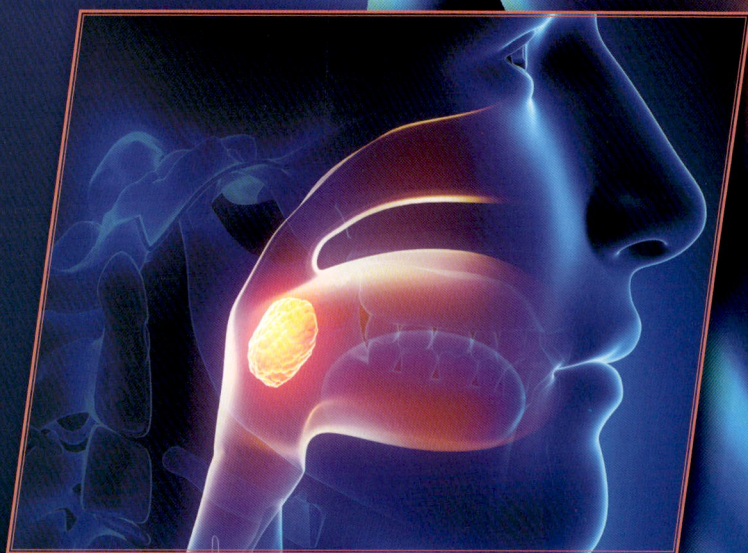

儿童人体百科全书

肝脏

胆囊管

胆总管

胃

胰管

小肠内壁

胃位于膈下，是上部接食道、下部通小肠、形状像口袋的消化器官。胃是消化道中最庞大的部分，食物在胃里被消化成糊状物并从胃转入十二指肠。

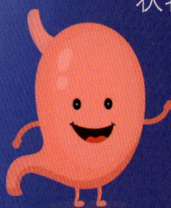

完善的系统

胃能够通过蠕动搅磨食物，使食物和胃液充分混合促进消化，胃有两个功能，即将所吃的食物加以处理并暂时贮存起来。

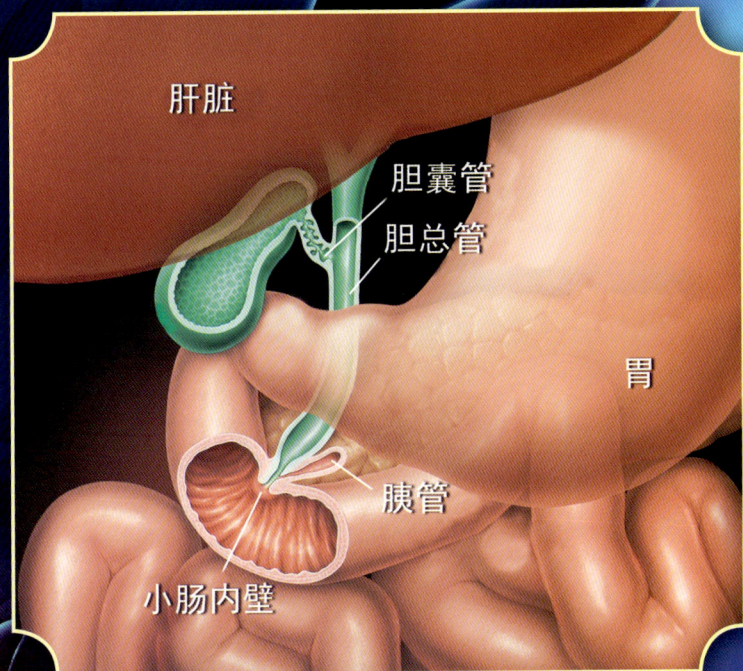

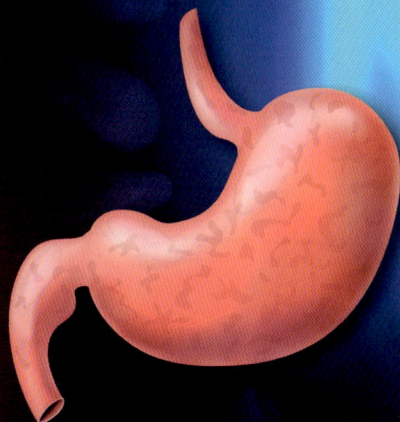

你吃的食物都到了我这里，我是一个食物集散地。你千万别贪吃，吃多了我也消化不了，你会感到难受的，真是吃饱了撑呢！

胃的入口叫贲门，出口叫幽门，两门都有括约肌把守。贲门的括约肌力量较弱，可以防止食物反流到食道。幽门的括约肌强健得多，可以把食物"困"在胃里，直到胃将食物变成食糜送进十二指肠。

161

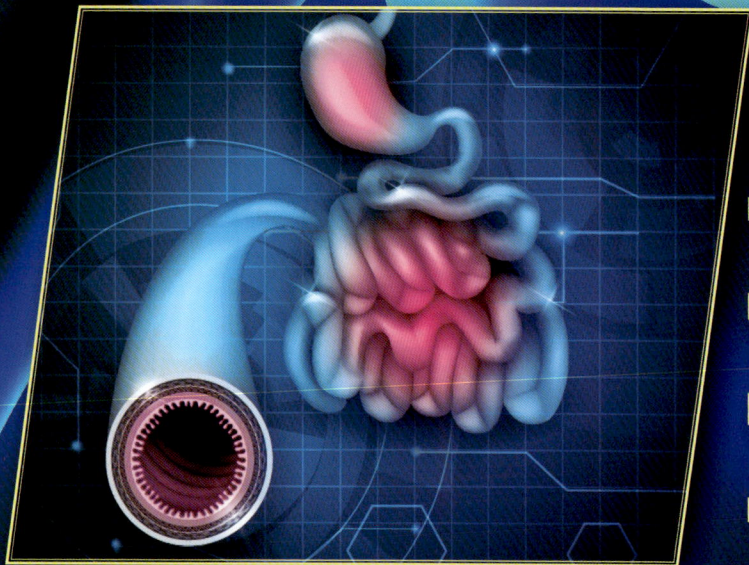

小肠各部分的肠壁结构基本相同。小肠壁有4层构造，最外层是连接组织层，紧接着里面是肌肉组织层，再里面是肠系膜下层，最里面是绒毛层。

小肠

小肠位于腹中，全长5至6米，是消化道中最长的器官。小肠通过消化液中各种酶的作用，将食物中的淀粉、蛋白质和脂肪分解为葡萄糖、氨基酸、甘油和脂肪酸。

十二指肠整体呈"C"形，包绕胰头，大部分的黏膜都很薄，若胃液分泌过多，很容易引发十二指肠溃疡。

十二指肠

十二指肠介于胃和空肠之间，全长约25厘米，是小肠中长度最短、管径最大、位置最深且最为固定的部分。

胰管与胆总管均开口于十二指肠，所以它能接受胃部所分泌的胃液、肝脏所分泌的胆汁与胰腺分泌的胰液，因此十二指肠的消化功能十分重要。

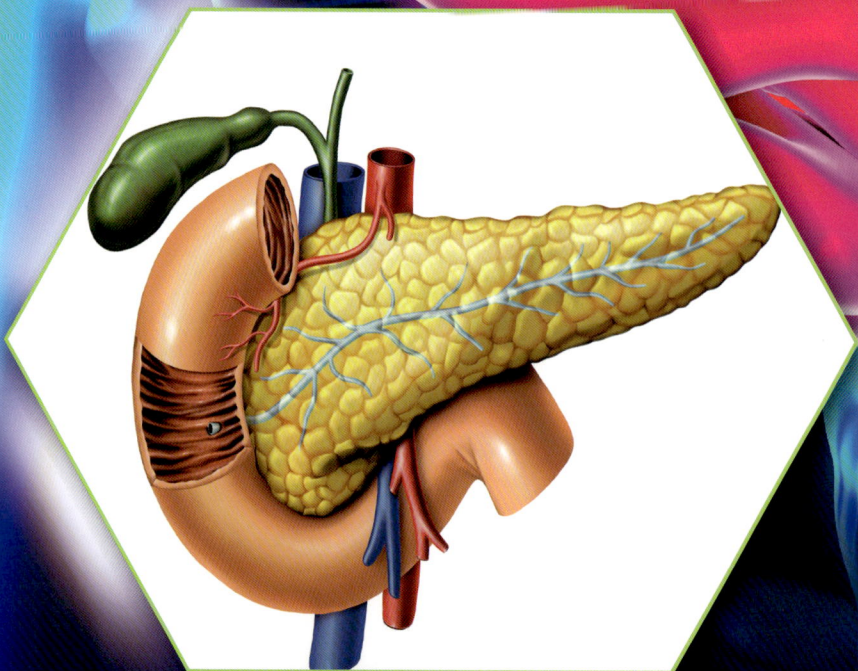

空肠

空肠介于十二指肠和回肠之间。它的功能是消化和吸收食物，主要是吸收肠道中的营养物质。空肠的排空能力强大，排空较快，所以经常处于空置的状态，因此得名。

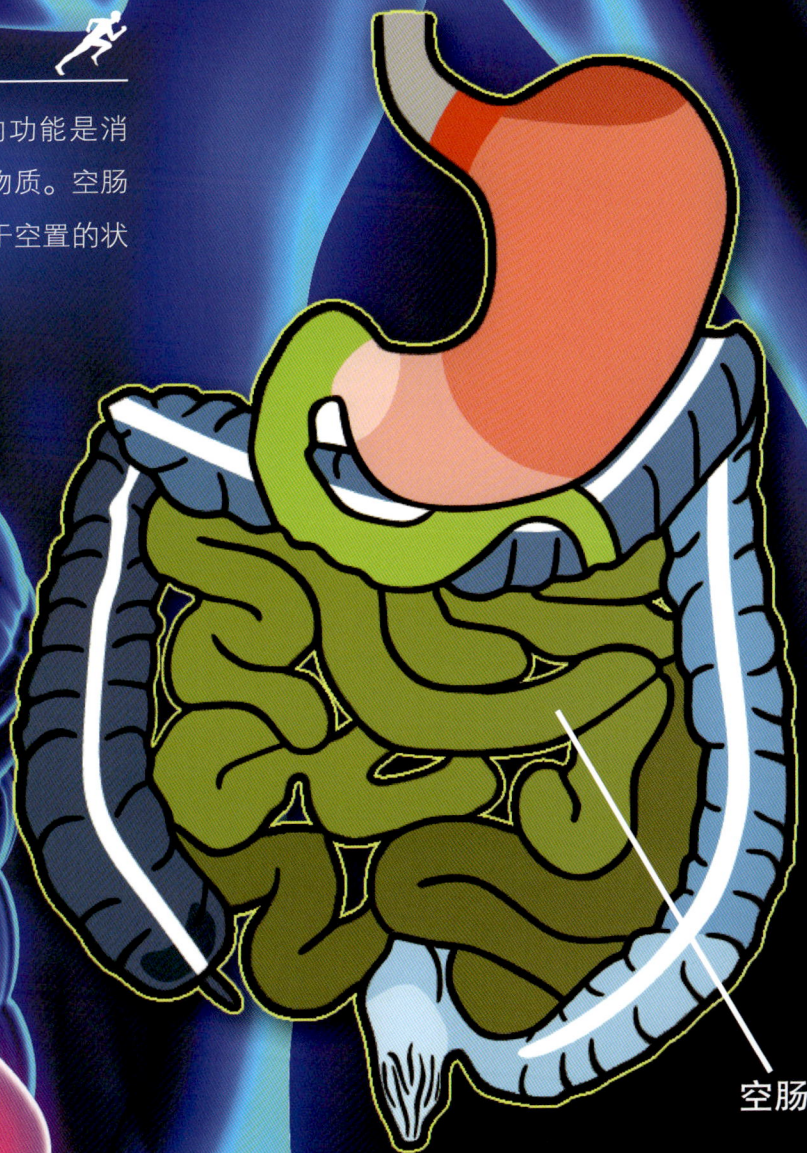

空肠

我的排空能力很强，经常处于空置状态，你一定不要常吃刺激性的食物，避免暴饮暴食哦！

空肠与回肠的黏膜形成许多环状襞，襞上有大量小肠绒毛。这些绒毛在消化活动中一方面增加了肠部的吸收面积，另一方面也起到了过滤物质的作用，有利于更好地吸收营养。

环状襞位于空肠的上三分之一处，在这个位置环状襞最密最高，向下逐渐减少变小，一直蔓延到回肠下部。空肠的颜色较红，管壁较厚，管径较粗。

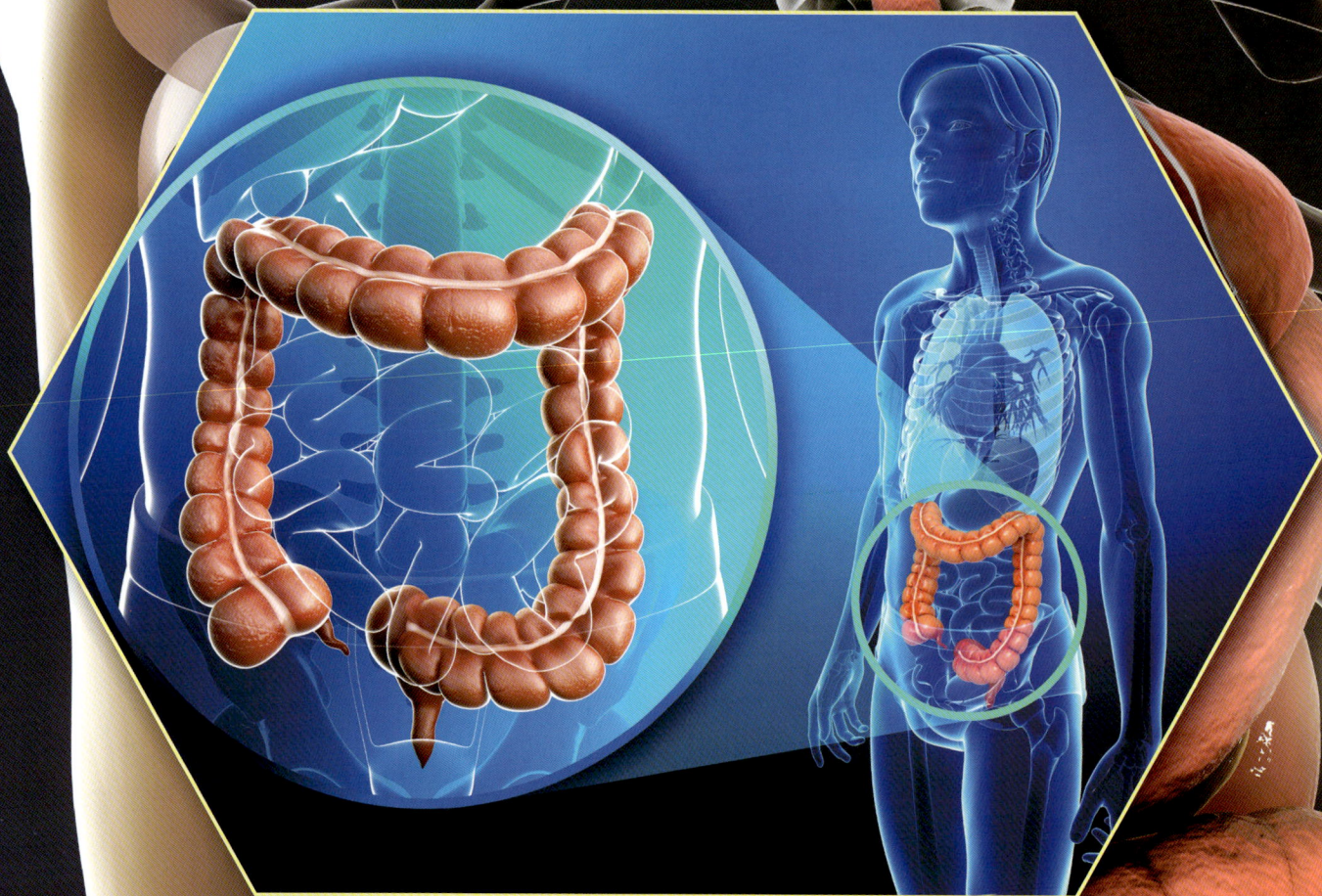

大肠

　　大肠全长约1.5米，上接阑门与小肠相通，下连肛门，是消化道的最下段。大肠主要接纳小肠消化、分解后的消化物，然后发挥进一步的吸收功能，最后排泄出废物，是人体消化系统的重要组成部分。

我就藏在你的肚子里，你知道我有多长吗？我总长约1.5米，几乎赶得上你的身高了呢！

大肠的主要功能是更充分地吸收粪便中的水分、电解质和其他物质，形成、贮存和排泄粪便。

　　大肠还分泌黏液蛋白，可以润滑粪便，防止肠壁机械损伤和细菌的侵蚀。

连接着空肠和盲肠的那一段小肠称为回肠，位于腹腔的右下侧，形状弯曲并接续大肠。

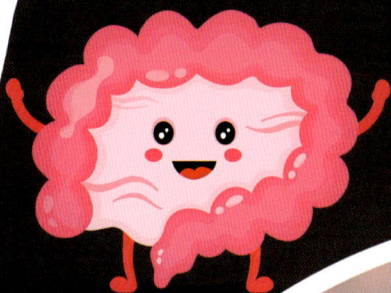

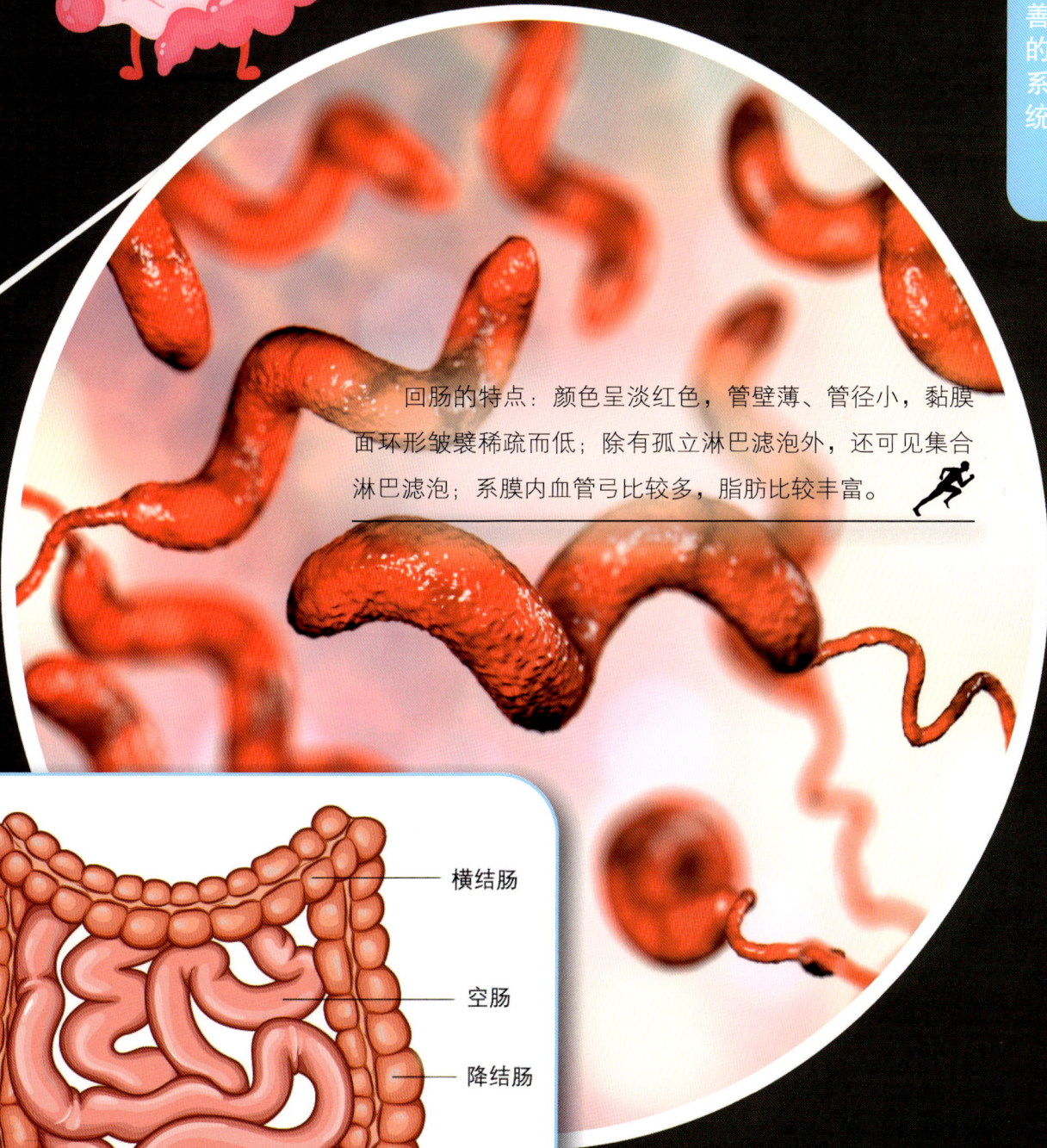

回肠的特点：颜色呈淡红色，管壁薄、管径小，黏膜面环形皱襞稀疏而低；除有孤立淋巴滤泡外，还可见集合淋巴滤泡；系膜内血管弓比较多，脂肪比较丰富。

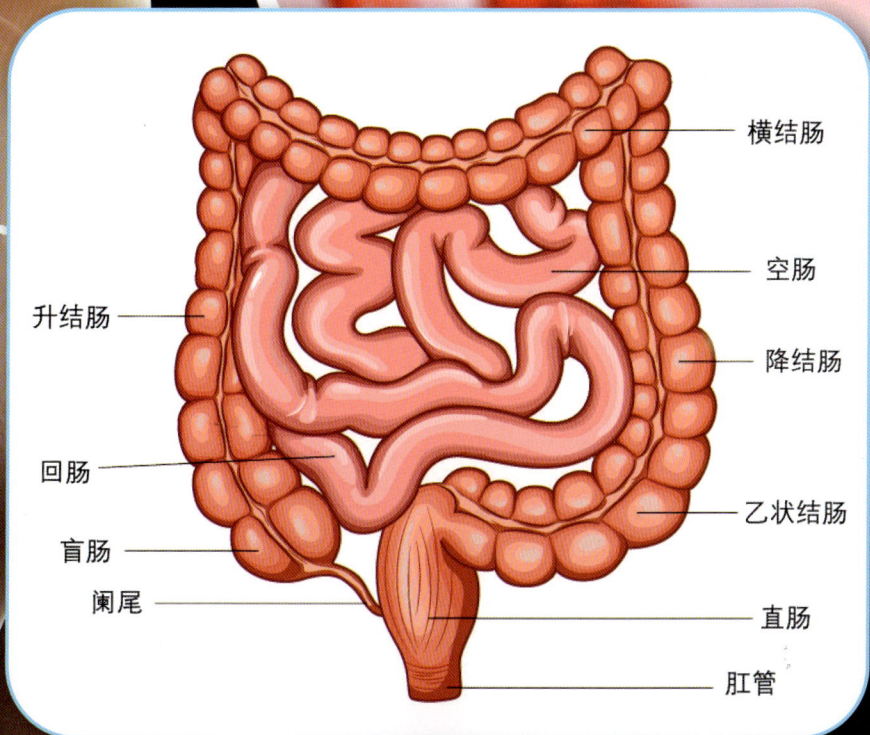

横结肠

空肠

降结肠

升结肠

回肠

乙状结肠

盲肠

阑尾

直肠

肛管

回肠黏膜能分泌含酶的碱性肠液，将食物分解为葡萄糖、氨基酸和脂肪酸，然后利用黏膜上的毛细血管进行吸收，由门静脉到达肝脏。

165

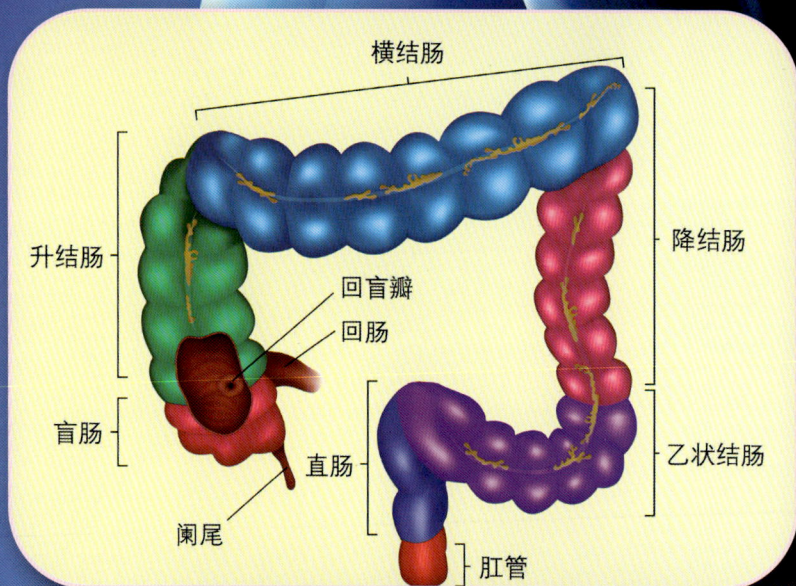

横结肠

升结肠

回盲瓣

回肠

盲肠

直肠

阑尾

降结肠

乙状结肠

肛管

升结肠长12至20厘米，下端接盲肠，上缘在肝下与横结肠相连，主要功能是推动食物的消化吸收。

盲 肠

盲肠在腹腔右部，是大肠的起始段，长6至8厘米，是大肠中最短、最粗但通路最多的一段。盲肠有孔，与阑尾相连，向下续接升结肠。

盲肠呈囊袋状，下端是膨大的盲端，故称盲肠。在盲端处有一弯曲细长的盲管，就是阑尾。阑尾的管腔细小，容易因食物残渣和颗粒渗入腔内而引起阑尾发炎。

盲肠与回肠连接处的回盲瓣是一种增厚的环形肌，具有括约肌的功能，它不仅能防止大肠内容物逆流回小肠，同时也可控制食糜流动速度，阻止它过快流入大肠，从而在小肠内得到充分的消化和吸收。

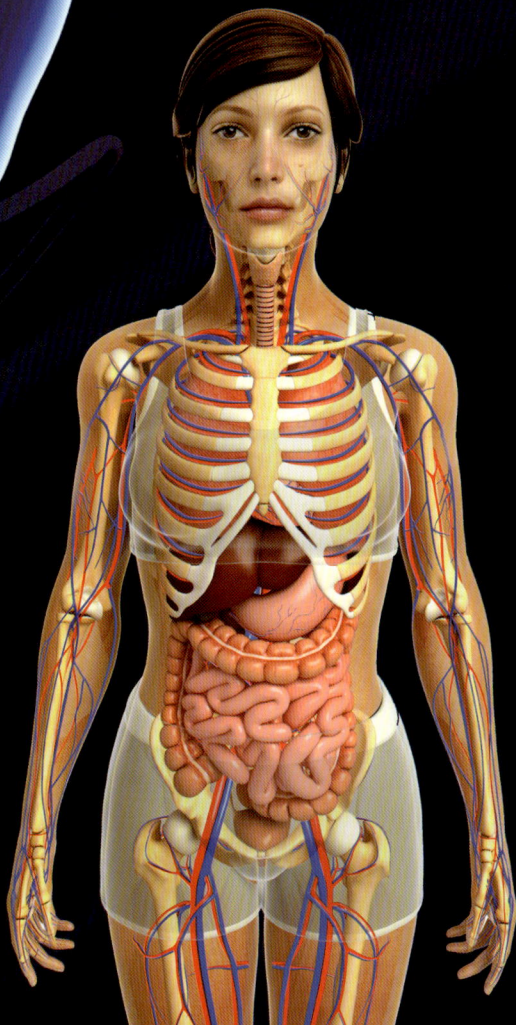

横结肠

空肠

降结肠

横结肠

横结肠是腹膜内位器官，是结肠的一部分，上端与升结肠相连，横过胃的下面，下端与降结肠相连，中部下垂至脐部或者低于脐平面。横结肠具有传输和存储食物残渣的功能，还能为有益于人体的微菌群提供生长环境。

横结肠长约50厘米，是结肠中游离度最大的部分。由于长度过长，有的人体内的横结肠会下垂至盆腔，造成大便排出阻力增加而形成便秘。如果下垂时间过长，横结肠的功能也会逐渐丧失。

息肉是横结肠常见的病变，往往是由长期不良的饮食习惯和慢性炎症刺激而引发的。息肉生成后，会引起胃肠功能紊乱，表现为腹痛、腹泻和大便性状改变。

降结肠

降结肠长约20厘米，是结肠的一部分，上端与横结肠相接，向下行与乙状结肠相连。降结肠的主要功能是促进肠道的吸收并协助排便。

乙状结肠

乙状结肠是位于降结肠与直肠之间的一段结肠，位于下腹左下角，呈"乙"状或"S"形。乙状结肠一般长35至40厘米，主要功能是将胃肠道排泄物和气体废物运送至直肠、肛门等处。

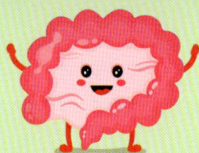

直肠

直肠位于盆腔内，是大肠的末段，是自肛门起向上约15厘米的一段大肠，直肠周围有内、外括约肌围绕。

直肠并不笔直，它在矢状面上形成两个明显的弯曲，分别是直肠骶曲和直肠会阴曲。它在冠状面上也有3个凸向侧方的弯曲，但是并不恒定，一般中间较大的一个凸向左侧，上下两个凸向右侧。

直肠是储存大便的器官，直肠容量越大，大便的频率就越低；能够引发便意，促使排便行为；能够吸收粪便中的部分水分以减少腹泻的发生；还能对部分药物进行吸收。因此，直肠常被作为灌肠治疗的重要部位。

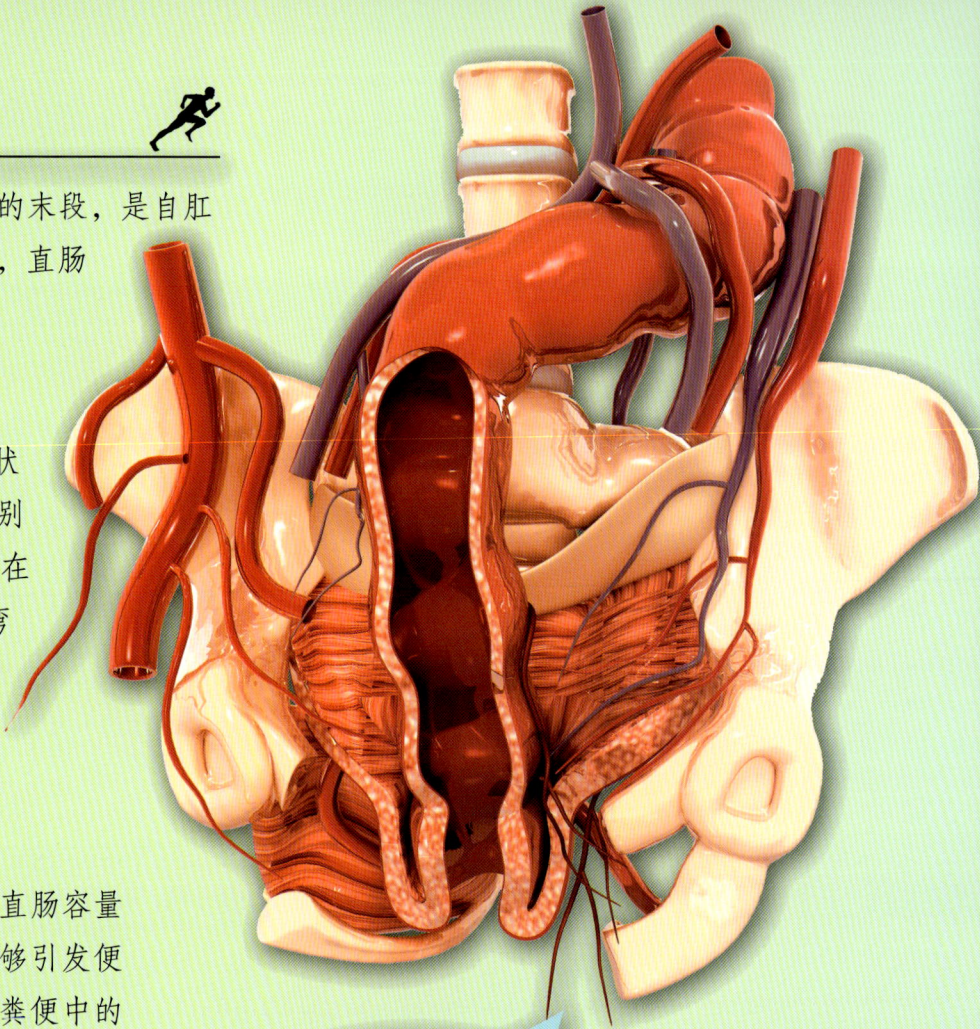

我能够帮助你贮存身体没有吸收的废弃物，并且将它们排出体外呢！

内部痔组织

提肛肌

内部肛管

外部肛门括约肌

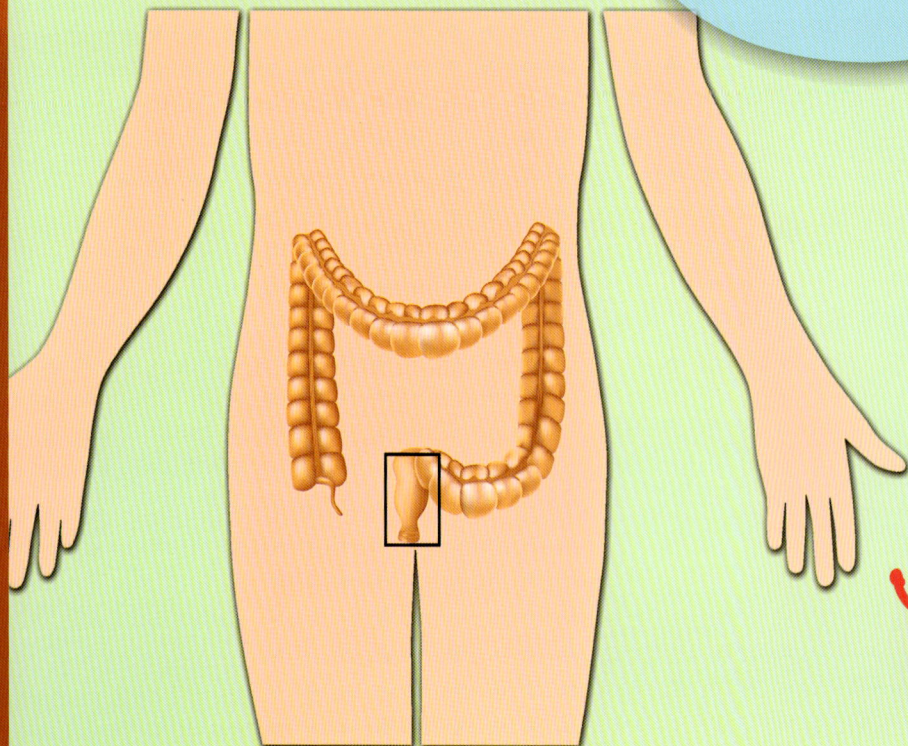

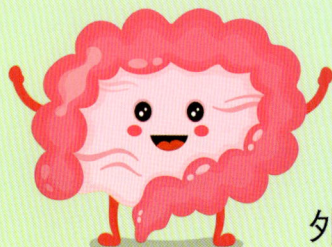

外部痔组织

直肠

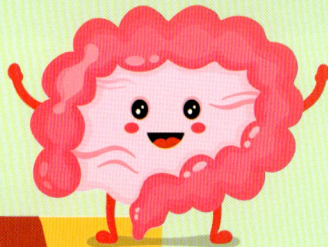

肛门

肛门是消化道末端通向体外的开口，是控制排便、排气的重要器官。分布在肛门周边的括约肌群和直肠一起对肠道进行括约作用，形成便意和保证大便的正常排出。

肛门部的皮肤偏黑，皮内有行囊、汗腺及皮脂腺。肛门部的肌肉血管组织相互协调，维持好腹部脏器的正常位置。

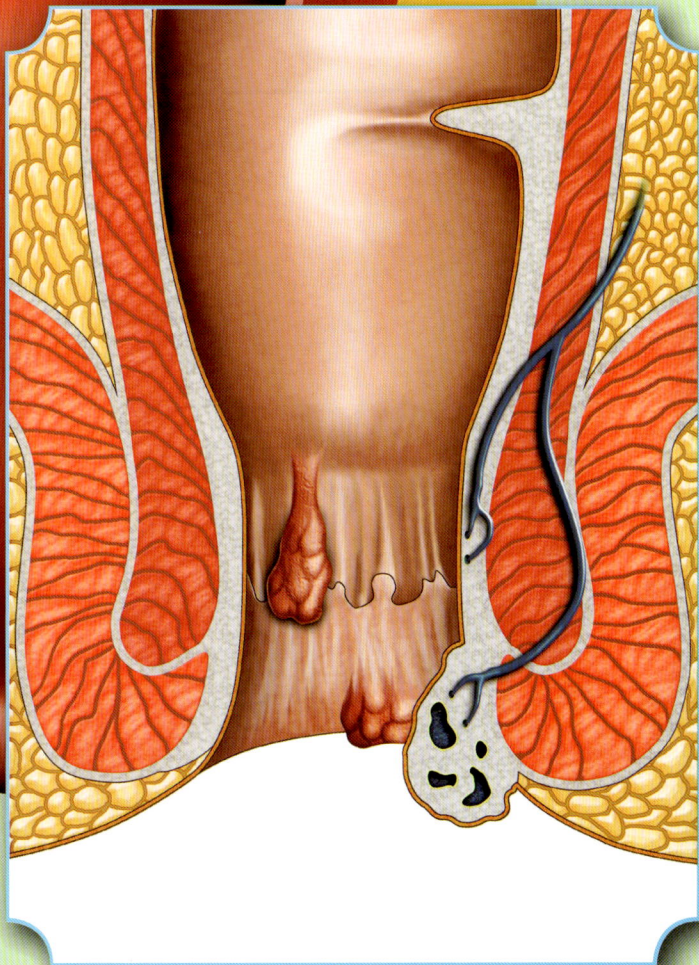

肛门

消化腺

　　消化腺是通过分泌消化液参与食物及其他营养物质消化与吸收过程的腺体，包括唾液腺、胰腺、肝脏、胃腺和肠腺五种，它们所分泌的消化液除胆汁外，都含有消化酶。

唾液腺

　　唾液腺是分泌唾液的腺体。人的口腔内有大、小两种唾液腺。小唾液腺分布于口腔黏膜内，如颊腺、腭腺。大唾液腺分布在口腔周围，包括腮腺、下颌下腺和舌下腺三对。

腮腺

　　腮腺是大唾液腺中最大的一对，位于两侧面颊近耳垂处；下颌下腺位于下颌骨下方以及口底区域；舌下腺最小，位于口底黏膜深部。

　　唾液腺分泌出唾液，能够湿润口腔，有利于吞咽食物和发音讲话。人的唾液中含有淀粉酶，能够初步化学分解食物中的淀粉。

腮腺

舌下腺

下颌下腺

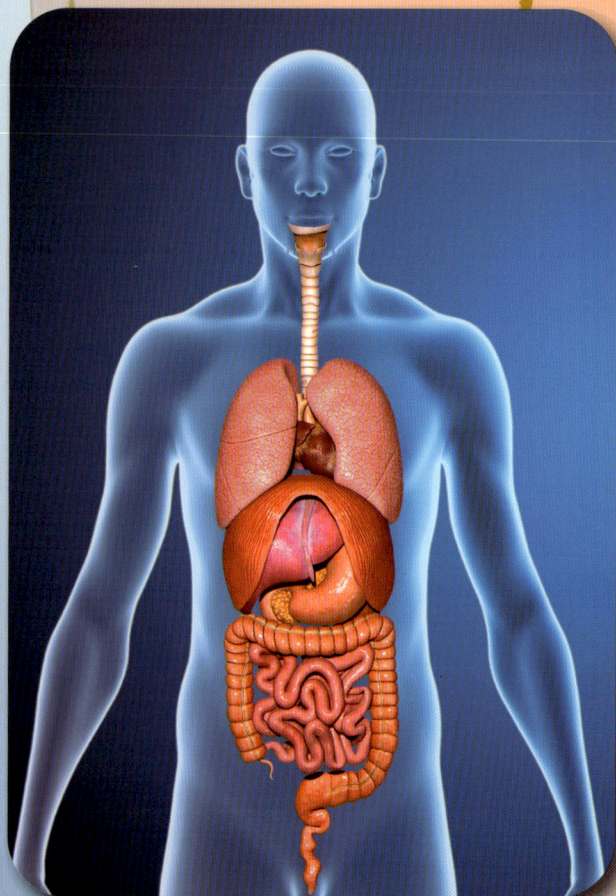

十二指肠

胰腺导管

胰尾

胰体

胰颈

十二指肠乳头

胰头

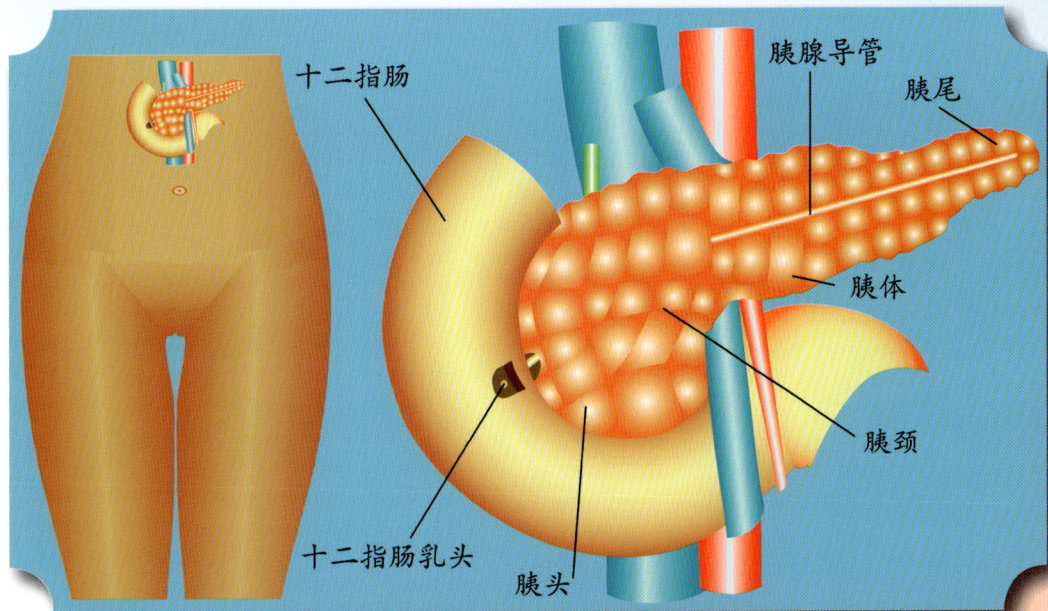

胰腺是一个狭长的横行腺体，位于身体中部与脐水平相同位置，前面是胃和横结肠，左侧是脾脏，右侧由十二指肠包围。胰腺分为四个部分，从右到左依次是：胰头、胰颈、胰体和胰尾。

胰腺位于人体腹部深处，含有多种内分泌细胞，能够分泌激素参与代谢过程，并可以调节身体生理机能失衡问题。

腮腺导管

腮腺

舌下管

舌下腺

下颌下腺导管

下颌下腺

我的个头很小，但我是很多内分泌细胞的家，能够帮助你调节身体生理机能，保持健康呢！

胰腺是混合性分泌腺体，有外分泌和内分泌两大功能。前者分泌胰液，用来中和胃酸，分解葡萄糖、蛋白质以及脂肪，参与物质代谢过程；后者分泌胰岛素，直接进入血液来调节控制血糖。

胆汁

人体的胆汁是一种在胆道中流动的特殊分泌液，由肝脏分泌而产生。胆汁味苦，呈黄色，是消化脂类食物不可或缺的物质。

胆汁的分泌活动是连续进行的，但分泌后的胆汁存储在胆囊中。在饮食刺激下，进入消化期间时，胆汁才由肝脏以及胆囊内流入十二指肠内，参与消化活动。

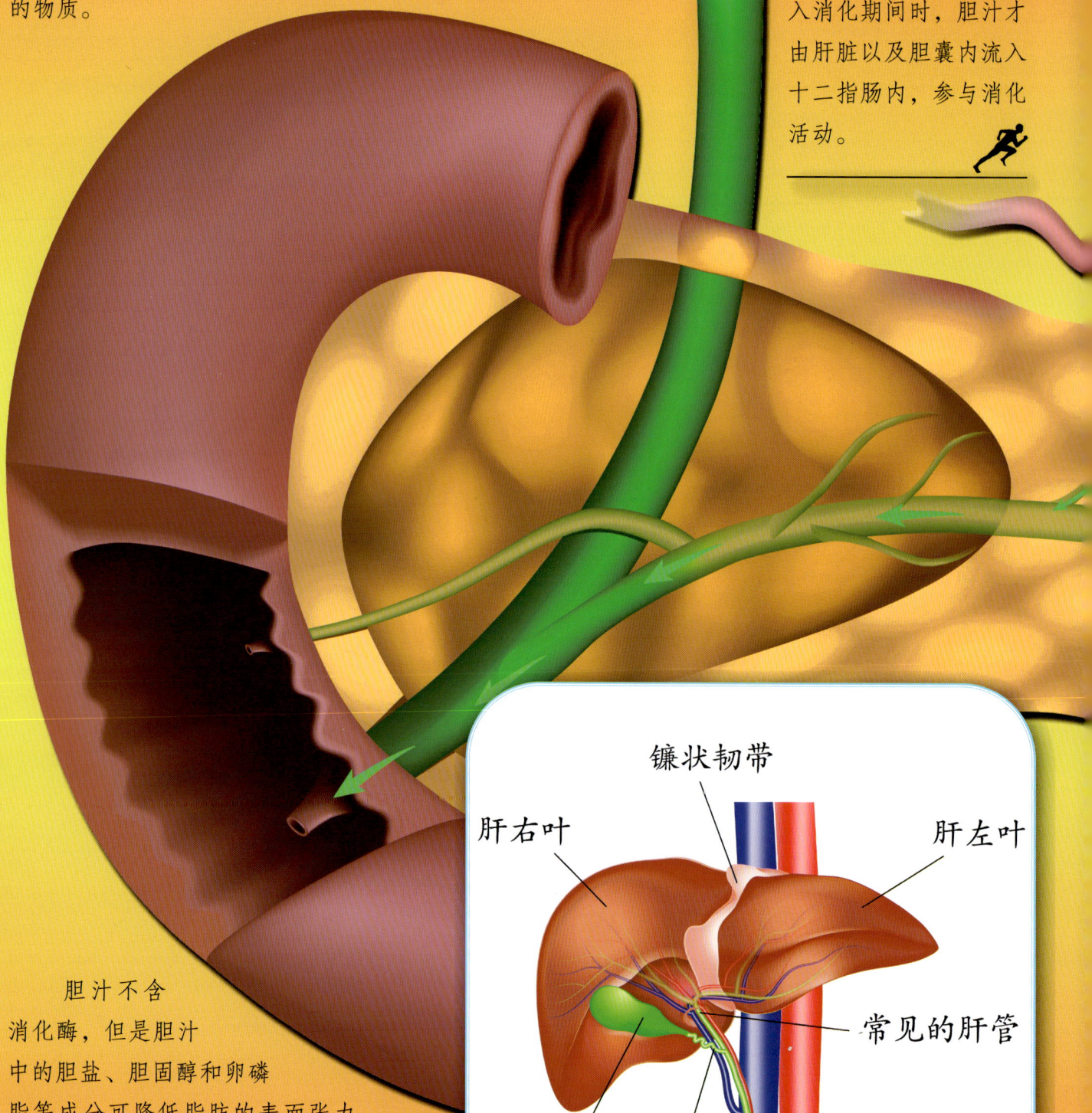

胆汁不含消化酶，但是胆汁中的胆盐、胆固醇和卵磷脂等成分可降低脂肪的表面张力，使脂肪乳化成细小颗粒状，利于脂肪的消化。胆汁中的胆盐与脂肪酸甘油酯等结合，可形成水溶性复合物，促进脂肪消化产物和脂溶性维生素的吸收。

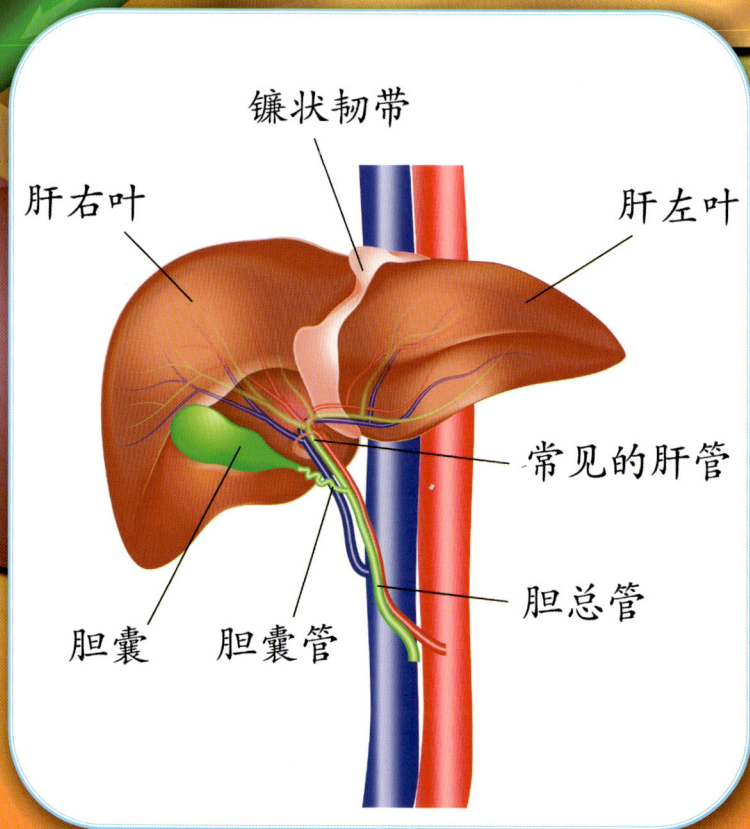

镰状韧带

肝右叶

肝左叶

常见的肝管

胆总管

胆囊

胆囊管

胰液

　　胰液是胰腺分泌的一种无色无味的碱性溶液，所含无机物主要是水和碳酸氢盐，有机物是多种消化酶。碳酸氢盐的主要功能是中和胃酸，为小肠中的多种消化酶提供最佳碱性环境；而胰液中的消化酶主要功能是对糖、脂肪和蛋白质等食物的消化起作用。

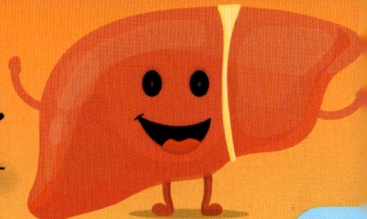

肝脏

　　肝脏是一个以代谢功能为主的器官，是人体内最大的消化腺，每天分泌600至1000毫升胆汁，以辅助脂肪消化及脂溶性维生素的吸收。

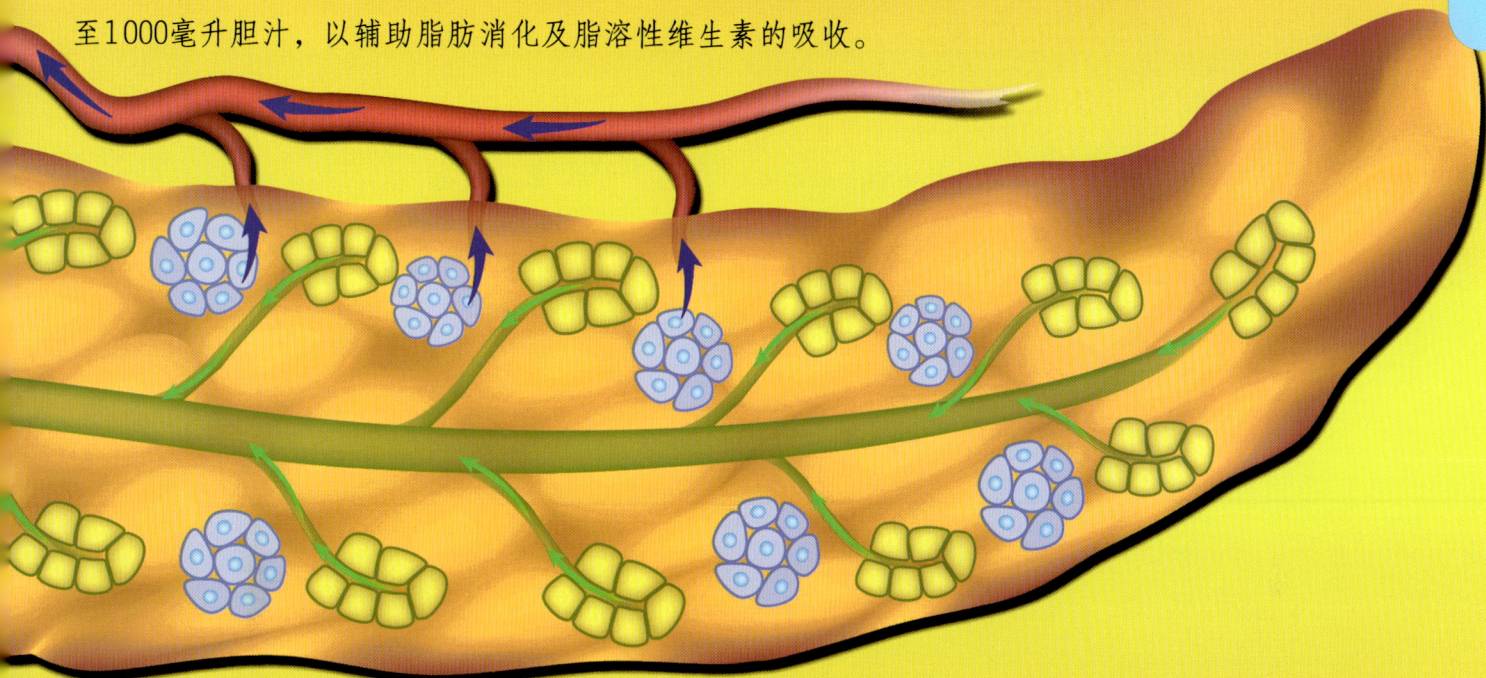

　　肝脏位于人体腹腔的右上部，在右侧横膈膜之下、胆囊的前端、右边肾脏的前方、胃的上方，是人体最大的内脏器官，成人肝脏平均重达1.5千克。

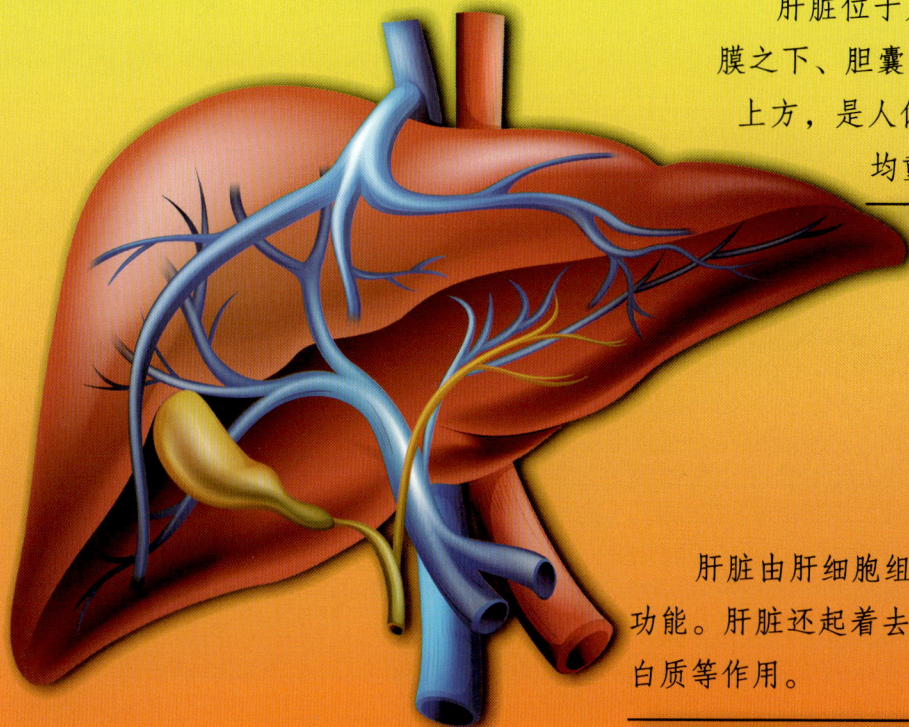

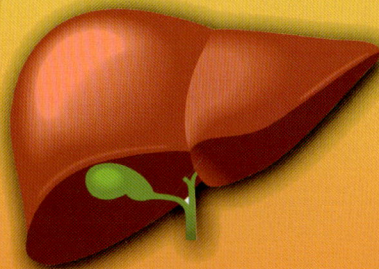

　　肝脏由肝细胞组成，呈红棕色，具有解毒和免疫功能。肝脏还起着去氧化、储存肝糖、合成分泌性蛋白质等作用。

胃腺

胃腺是胃壁黏膜固有层中的腺体，根据分布位置主要有贲门腺、胃底腺和幽门腺三种。贲门腺分布在贲门区，能够分泌黏液和溶菌酶。

胃底腺是胃壁上的主要腺体，分布在胃底和胃体的固有层中。胃底腺由壁细胞、主细胞、黏液细胞、内分泌细胞和未分化细胞五种细胞组成，主要作用就是分泌胃蛋白酶。

胃底腺中的壁细胞、主细胞和未分化细胞各自功能分别是：分泌和合成盐酸、分泌胃蛋白酶原、分化增殖为其他细胞。还有一种内分泌细胞，可以分泌胃泌素，有些因子能刺激腺体分泌胃酸过多，有些疾病致腺体萎缩，分泌减少。

幽门腺位于幽门部，能够分泌溶菌酶和黏液等。

胃液

胃液最主要的作用是消化食物、杀死食物中的细菌、保护胃黏膜、润滑食物等。胃液中的胃蛋白酶可以将蛋白质初步消化。

在我的帮助下，你才能更好地吸收食物中的营养成分，将它们转化成你的身体需要的能量呢！

肠腺

肠腺是小肠黏膜中非常微小的腺体，能够分泌肠液。肠液呈碱性，含有消化淀粉、蛋白质、脂肪酶，成年人每日分泌肠液为1至3升。

肠腺主要由杯状细胞、柱状细胞、内分泌细胞、未分化细胞和潘氏细胞五种细胞组成。

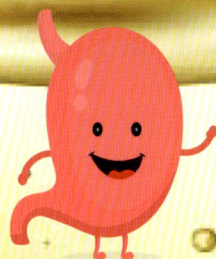

潘氏细胞位于腺底部，呈锥体形，所分泌的颗粒含有防御素、溶菌酶，对肠道微生物有重要的灭杀性。

趣味小链接

肝脏是人体唯一没有痛感神经的器官，所以无论它如何超负荷，我们也很少有感知。这也是肝脏的健康常被人们忽略的原因所在。平常多吃蔬菜少吃油腻的食物，对肝脏有好处。

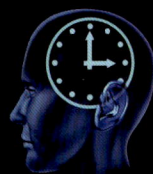

呼吸系统

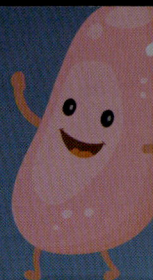

人体每一刻都在进行新陈代谢，其中呼吸系统的新陈代谢就是吸入新鲜空气，然后通过肺泡内的气体交换，使血液得到新鲜的氧并排出细胞和组织所产生的二氧化碳。

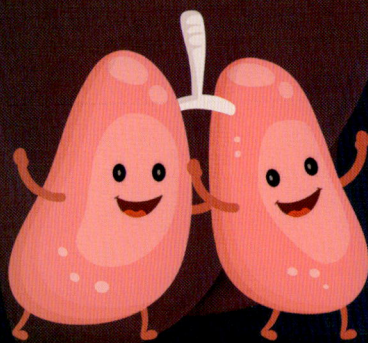

呼吸系统

呼吸系统是人体和外界环境间进行气体交换的器官系统，包括鼻、咽、喉、气管、支气管及肺。

呼吸系统的机能就是与外界进行气体交换，呼出二氧化碳，吸进氧气，进行新陈代谢。

肺静脉

肺动脉

支气管

你们一呼一吸都有我的帮忙，如果我出现问题，会造成严重的后果呢！

呼吸系统由呼吸道和肺构成。呼吸道又分为上呼吸道和下呼吸道。鼻腔、咽、喉为上呼吸道，气管及以下的气体通道为下呼吸道。

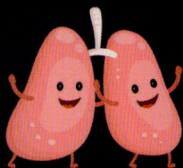

肺泡

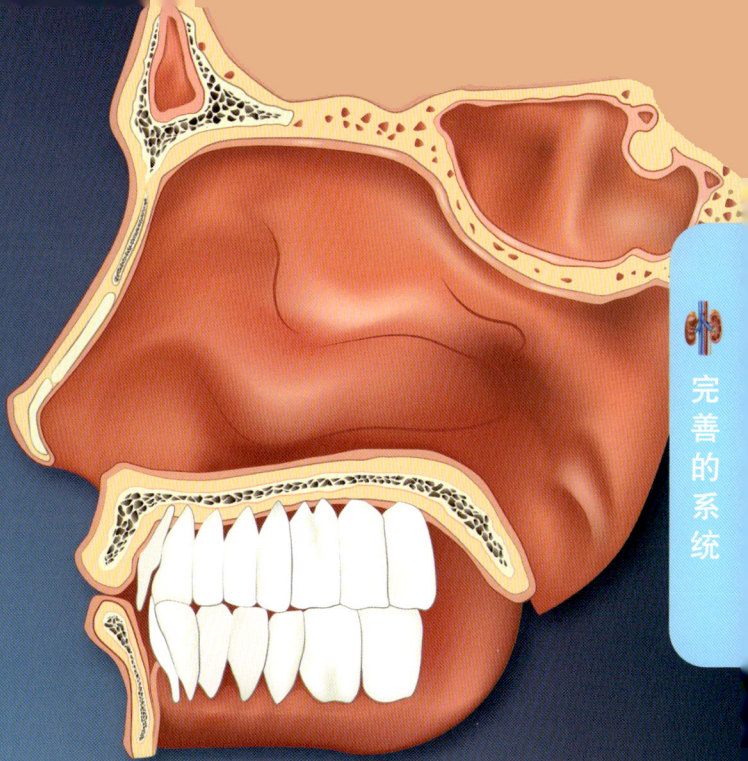

鼻腔

鼻腔是一个顶窄底宽的狭长腔隙，与鼻咽部相通。鼻腔中有鼻毛，可以过滤吸入的空气，减少尘埃等有害物质的吸入。

气管

上叶

鼻腔分为左、右两腔，鼻中隔因位置常偏向一侧，所以左、右鼻腔的大小和形态并不完全对称。

鼻腔黏膜中分布着大量的嗅细胞、分泌腺体，包括丰富的毛细血管，利于给吸入的气体加温、加湿。

心脏

下叶

膈膜

咽喉

　　咽喉是咽与喉的总称，是从鼻和口腔部开始的一条管道，沿脖子向下延伸。咽喉上面的部分称为咽，喉腔内近气管上端处为喉。咽的上部开口与鼻腔相通，向下逐渐变窄。

> 我能够帮助你吞咽食物，从我这里经过是消化的第一步哦！

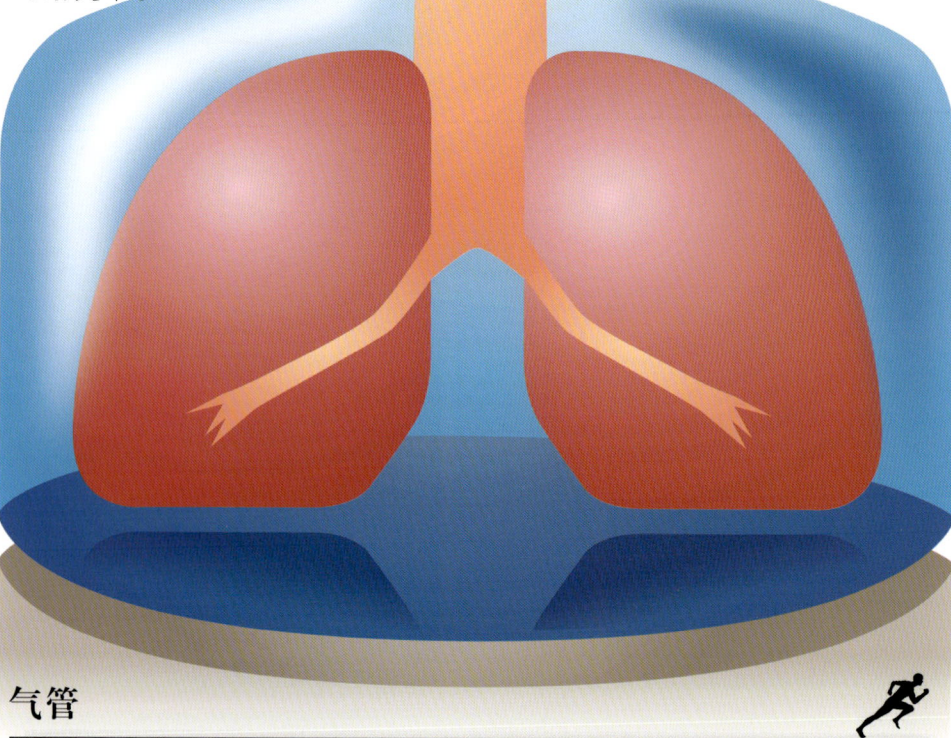

　　咽往下形成两个分支：一是食管，它把食物带到胃里；另一个是喉，它把空气带到肺里。喉是一个复合体结构，像一个倒置的圆锥体，由9块软骨和许多肌肉组成。

气管

　　气管是一种"C"形软骨环，由软骨、肌肉、结缔组织和黏膜构成。各软骨间借由韧带连接，"C"形缺口处由平滑肌和结缔组织连接起来，所以可以保持持续张开状态。

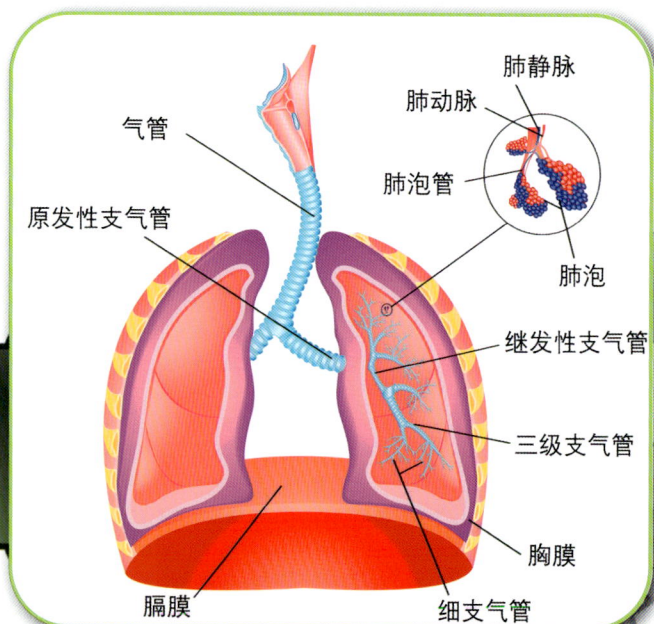

气管
原发性支气管
肺静脉
肺动脉
肺泡管
肺泡
继发性支气管
三级支气管
胸膜
膈膜
细支气管

　　气管管腔衬以黏膜，黏膜表面附有纤毛上皮。这样的结构功能很强：黏膜分泌的黏液可以吸附空气中的细微颗粒，纤毛可以通过摆动将废弃黏液和灰尘向外排出。

　　气管是连接喉与支气管之间的重要管道，具有避免异物误入、净化空气纯度、调节空气温度和湿度的作用。

儿童人体百科全书

支气管

支气管指的是由气管下端分出的左右两支气管，即左支气管和右支气管。左、右支气管的长度并不相同，粗细也有区别，与气管中线延长线的角度也不相同。

左支气管细长，长4至5厘米，与气管中线延长线形成35°至36°的角。右支气管短粗，长2至3厘米，与气管中线延长线形成22°至25°的角。

右肺分为上、中、下三叶，右支气管分为三支进入各自相应的肺叶，即称为上叶、中叶和下叶支气管；左肺只有两叶，所以左支气管分为上、下叶支气管。

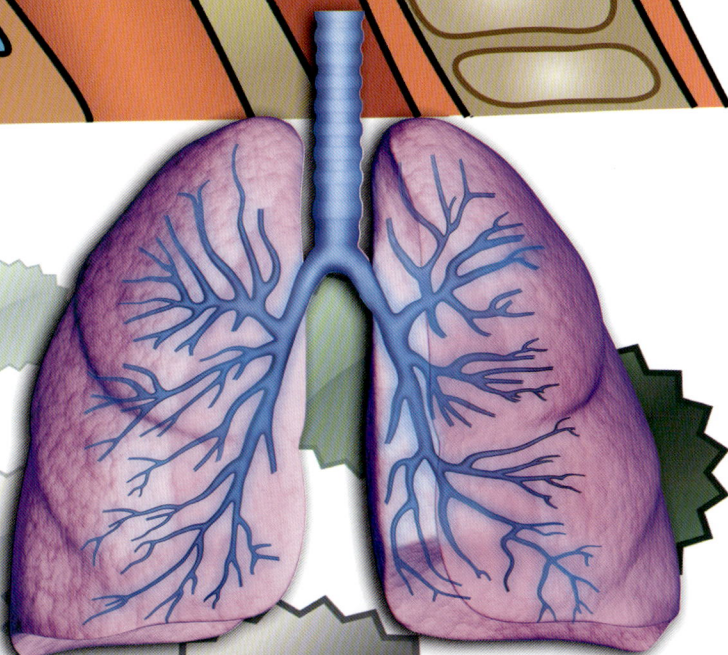

肺

肺位于胸中，上通喉咙，左右各一，左边两叶，右边三叶。肺叶又被分为不同的含有单独血管和支气管的肺段。肺上面有肺泡，肺泡填满分支呈树枝状网路的呼吸道和血管之间的空隙。

肺是人体的呼吸器官，可以不断吸进新鲜空气，排出废气，实现人体与外界环境之间的气体交换，以维持人体的新陈代谢。

肺的底面坐落在横膈之上，肺的上尖一直延伸到颈部，比锁骨高3至4厘米。整个肺部都包围在肋骨骨架之内，主管着人体与外界空气的气体交换。

> 你吸入的气体会来到我这里进行交换，一旦你吸入了烟雾，我就会忙得晕头转向呢！

肺泡

肺泡是由单层上皮细胞构成的半球状囊泡，是肺的功能单位。肺中的支气管反复分支成无数细支气管后，它们的末端膨大成囊，在囊的周边形成大量微型囊泡，就是肺泡。

肺泡内的表面液膜含有表面活性物质，起着降低肺泡表面液体层表面张力的作用。

肺泡的平均直径为0.2毫米，但大小形状各异。成人肺部有7亿多个肺泡，总面积近100平方米，计算起来要比人体的皮肤表面面积大上数倍。

肺泡是进行气体交换的场所。氧气从肺泡向血液扩散要经过呼吸膜，而呼吸膜极薄且高度通透，因此可以进行快速的气体交换。

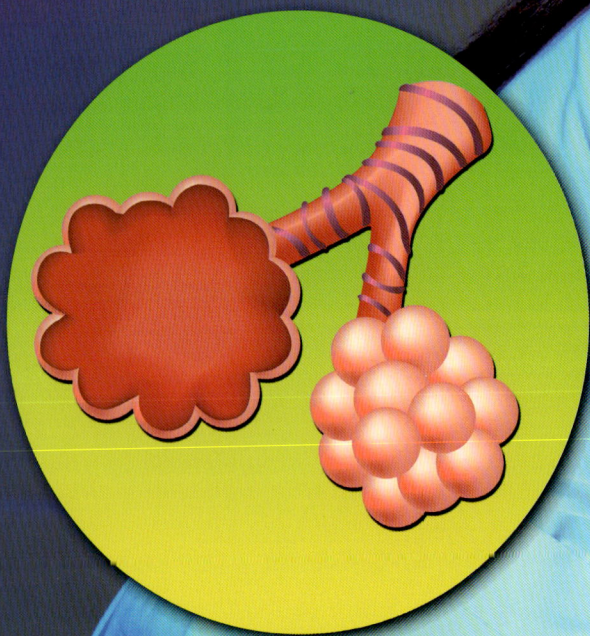

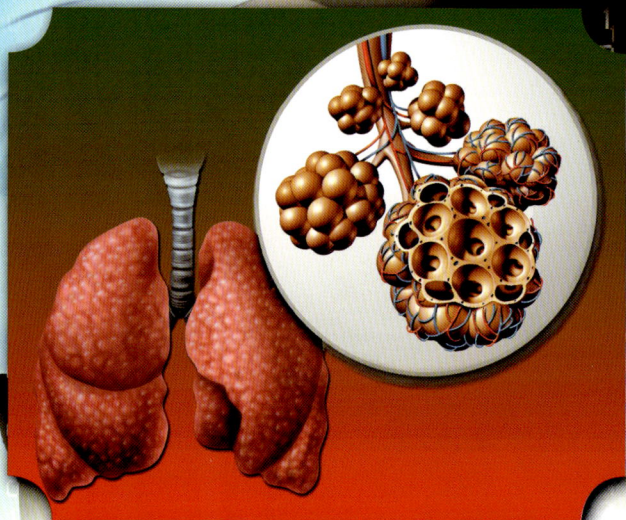

肺活量

肺活量是指一次尽力吸气后再尽力呼出的气体总量，是一个人一次呼吸的最大通气量。肺活量的组成包括潮气量、补吸气量和补呼气量三个部分。潮气量是指每次呼吸时吸入或呼出的气体量；在平静吸气后，再吸入的最大气量为补吸气量；在平静呼气后，再呼出的最大气量为补呼气量。

肺活量个体差异极为明显，这与个体的性别、年龄、身材、健康状况及身体胸廓弹性等因素相关。一般情况下，身体越强壮，肺活量也就越大。在某种程度上，肺活量可以体现出个体呼吸机能的潜在能力。

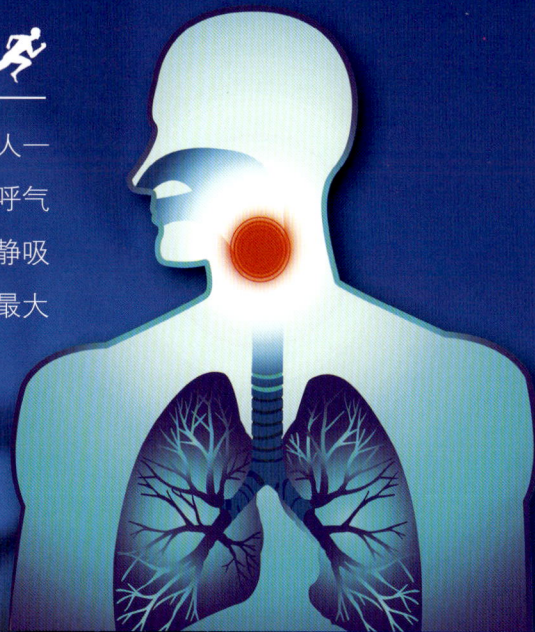

一般而言，在20岁前，肺活量会随着年龄增长而增大，到20岁后增长就不再那么明显。成年男子肺活量为3500至4000毫升，女子为2500至3000毫升。经常坚持体育锻炼的人，肺活量能较好保持更高指数。

呼吸肌

呼吸肌是指与呼吸运动有关的肌肉。人体在进行呼吸时，分布在身体胸部、腹部、背部等各处的呼吸肌能够伴随吸气和呼气过程进行收缩和扩张，参与完成一个完整的呼吸过程。

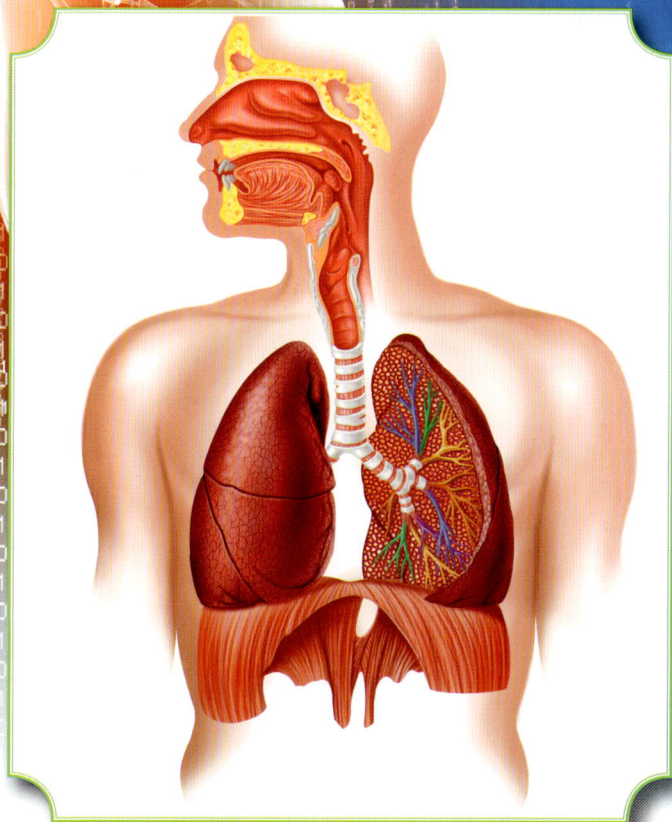

打哈欠

打哈欠作为身体疲劳时身不由己地张口深呼吸的生理现象，是人体的一种本能。打哈欠对保护脑细胞、增加脑细胞的供氧和提高人体的应激能力非常有价值。

在经过长时间的慢或浅的呼吸之后，打哈欠现象开始发生。而让人处于慢或浅的呼吸因素较常见的有过度疲劳、久坐、高度专注地做作业或阅读、房间过热或通风不良等。

> 我的出现是在提醒你，要赶快休息哦！我还能够帮助你放松身体和心情呢！

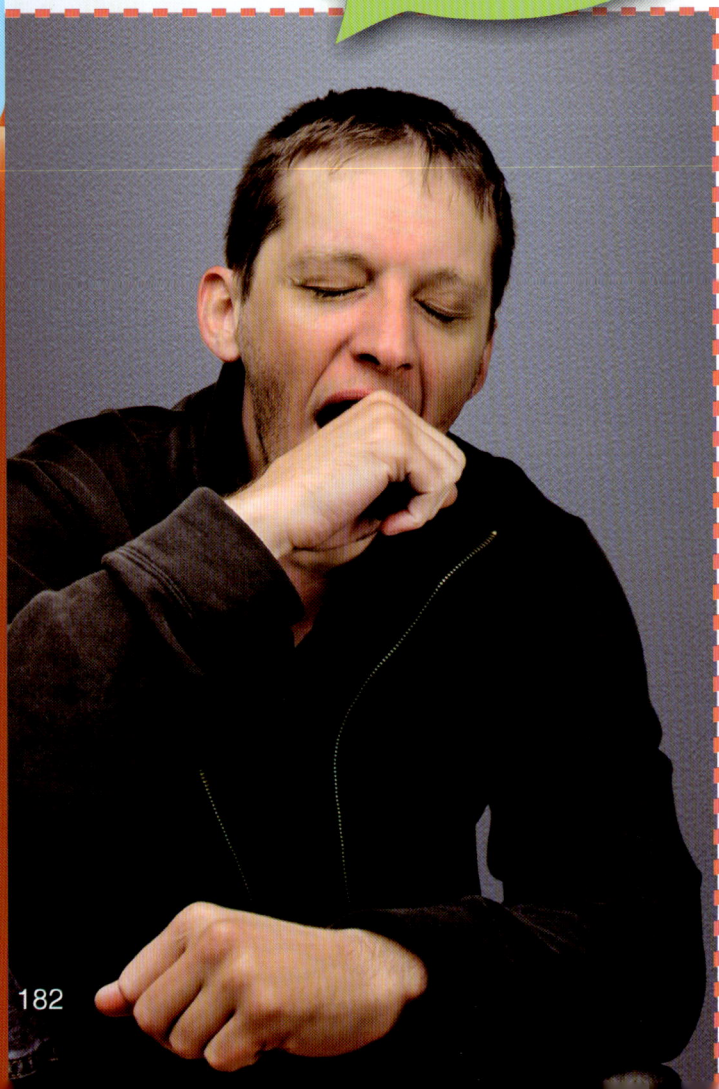

具备了打哈欠的可能性因素后，我们张开嘴巴进行深深的吸气，然后呼出，大概耗时6秒钟完成打哈欠动作。在这个过程中，我们全身的神经和肌肉得到了一次良好的松弛机会。

打哈欠使人无论在生理上还是心理上都得到了较好的休息，是一种极有意义和必要的生理性反应。

仔细观察，很多人在离开影剧院及其他娱乐场所时常会伴有打哈欠现象，这正是由静坐过久、浅呼吸的时间较长所致。

打哈欠除了可以补充人体所需的氧气、放松肌肉，还可以缓解紧张情绪、放松心情。另外，飞机降落时打哈欠能够快速平衡中耳内的压力。

打哈欠还有利于养护眼睛。德国保健协会建议：长时间面对电脑的人，可以借助打哈欠使眼睛得到休息。

人处于困乏状态时，哈欠不断是身体的一种自我提醒，表示大脑已经疲劳，需要睡眠休息。所以打哈欠也是一种潜意识的自我催眠。

打喷嚏

日常生活中，喷嚏反射，俗称打喷嚏，这一现象极为常见。通常，这是鼻腔内的黏膜受到刺激，开始加剧吸气，将进入鼻腔的异物予以驱赶时，所表现出的一种无意识的反射活动。当有异物侵入时，分布在鼻黏膜上的三叉神经会向作用于肺部的呼吸肌传递指令，猛烈地排出空气将异物排出。

不是只有感冒的时候我才会出现哦，也许是有坏东西进来给我挠痒痒了呢！

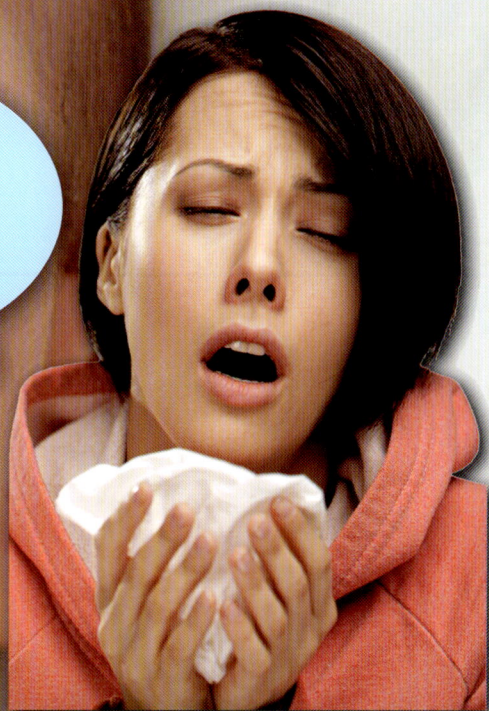

研究发现，人们打喷嚏的方式是具有遗传性的，母亲怎么打，孩子也怎么打。打喷嚏时，人总是闭着双眼，所以谁也看不到自己是怎样打喷嚏的，而且人在打喷嚏时，什么事也不能做。

趣味小链接

人在打哈欠时，经常有双眼含泪甚至泪流满面的情况，这是为什么呢？实际上，我们的眼泪时时刻刻都在分泌中，只是因为眨眼的一刹那，泪水就被吸到眼泪的"下水道"即鼻泪管里而不会溢出来而已。而当人在打哈欠时，口腔及鼻腔的压力增大，导致鼻泪管暂时性排泪功能失灵，于是就呈现出双眼含泪甚至眼泪流到脸部的情况了。

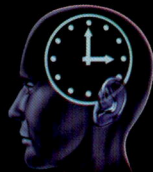

泌尿系统

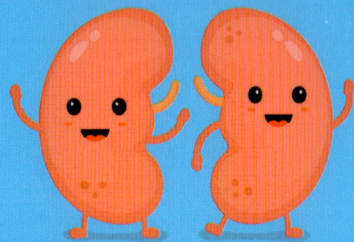

泌尿系统是人体代谢产物的一种重要排泄途径，人们在每天生命活动中产生的废物，往往都是要通过泌尿系统正常排泄出去。

肾脏

肾脏是泌尿系统中最重要的器官，其最重要的两个功能是排泄和分泌。在排泄功能上，肾脏可以生成尿液并借以清除体内代谢产物及有害物质，重新吸收有用物质。

人体内有2个肾，每个肾长约10厘米，宽约6厘米，形似蚕豆，位于肝和胃的后面。人体内，每分钟有800至1000毫升的血液被送往肾脏进行过滤。

在分泌功能上，肾脏可以分泌与合成一些物质来调节身体生理功能，如通过分泌促红细胞生成素来参与人体的造血功能。

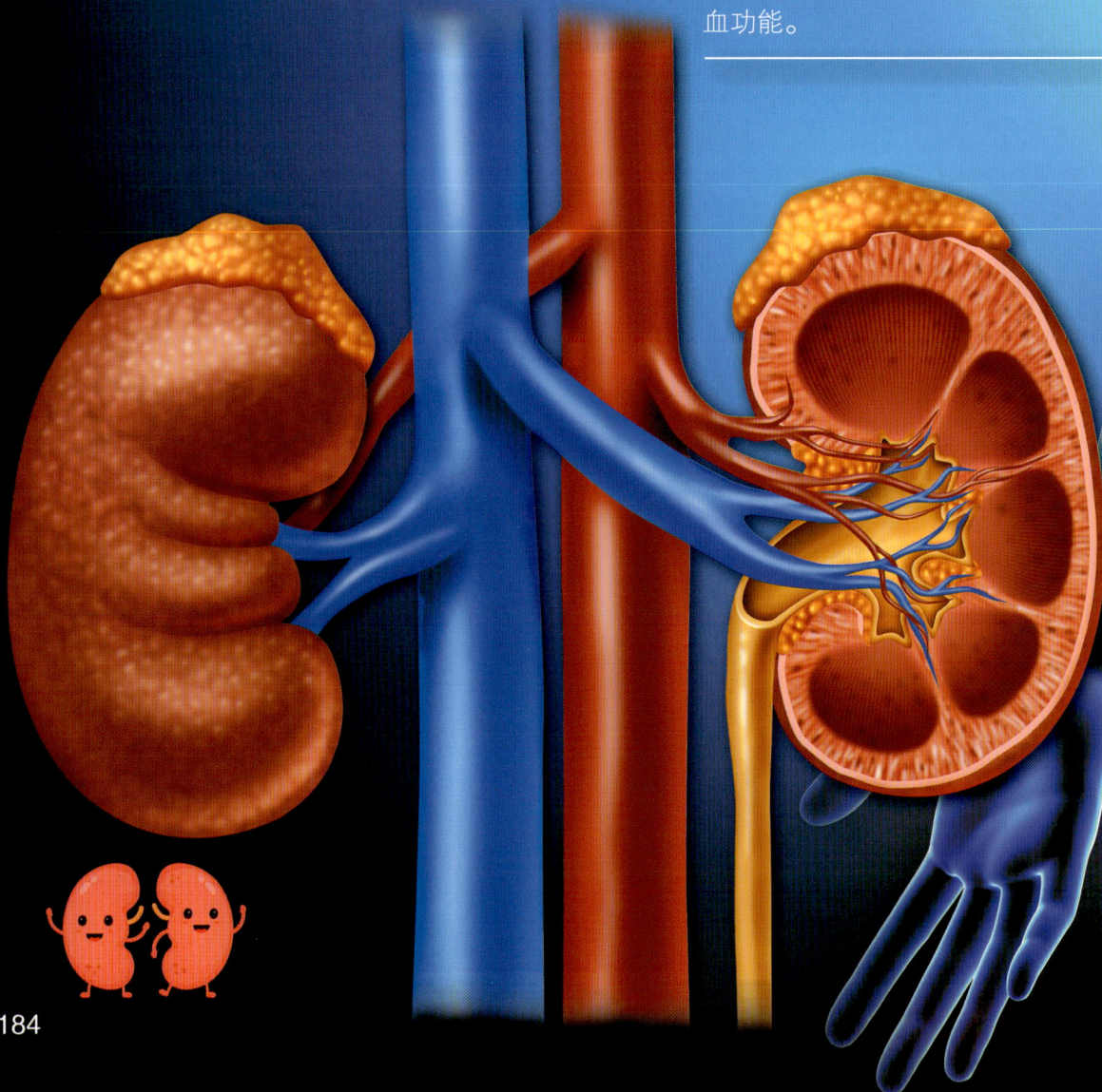

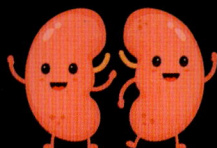

儿童人体百科全书

肾盂

肾盂是呈圆锥形的囊状物，是肾脏的一部分，下端连通输尿管，主要作用是集中尿液。所以当细菌沿着尿道发生反方向感染时，很容易引起肾盂肾炎等疾病。尿液中的成分慢慢形成结石后，也会沉积聚集在这个部位。

输尿管

输尿管是一对细长呈扁圆柱状的管道，上端接着肾盂，下端连着膀胱。成人输尿管全长22至35厘米，主要功能是输送尿液。

输尿管从肾到膀胱的路径中，共有三个最狭窄的地方。首先在肾盂与输尿管起始处，其次在跨越髂动脉进入小骨盆处，最后一个在穿入膀胱壁处。尿液中的肾结石流到这三处狭窄处，会因嵌顿而产生输尿管绞痛和排尿困难的感觉。

尿液从肾盂产生后，通过输尿管进入膀胱，在膀胱与输尿管的连接处有个特殊结构叫作瓦耳代尔鞘，它可以防止膀胱内的尿液返流到输尿管中。

尿液形成的基本步骤

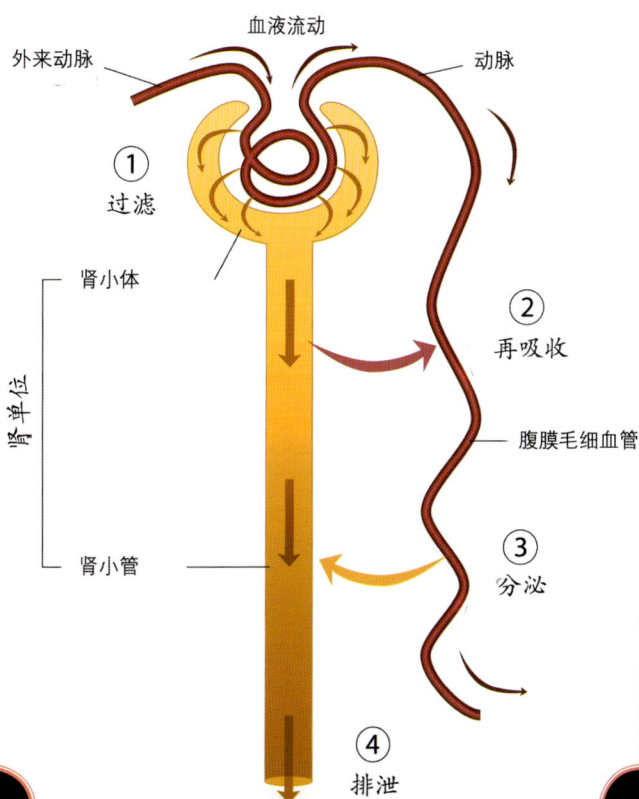

血液流动

外来动脉　　　　　　　　　动脉

① 过滤

肾小体

肾单位

肾小管

② 再吸收

腹膜毛细血管

③ 分泌

④ 排泄

膀胱

膀胱是一个储尿器官，尿液较满时呈卵球形，空虚时为锥形，处在骨盆内，其后端开口与尿道相通。膀胱各组成部分之间没有明显界限，在与尿道的交界处有括约肌，主要功能是控制尿液的排出。

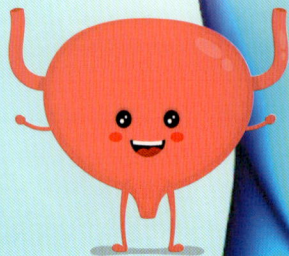

通常成人的膀胱最大容量为800毫升，当超过500毫升时，膀胱壁会因张力过大而有痛感。

膀胱壁柔软而有弹性，当膀胱内装满尿液时，膀胱壁就会扩张；在小便时，膀胱会收缩，将尿液排出体外。输尿管及膀胱之间的膜瓣可以防止尿液逆流回输尿管中去。

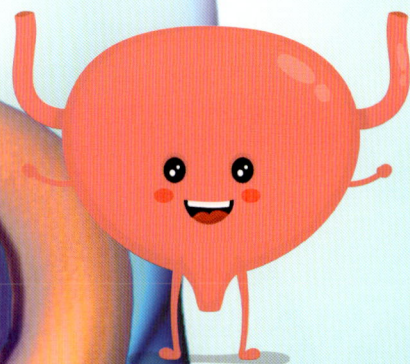

你一定要及时去卫生间哦！虽然我的容量很大，但有可能产生疼痛啊，严重时还会出现各种疾病呢！

尿道

尿道作为由膀胱通向体外的一个管道，上起自尿道内口，下止于尿道外口。成年男性尿道细而长，约18厘米，有排尿和排精双重作用。

无论男性还是女性，尿道因为都有括约肌存在，所以都可以受意志控制。在男性尿道的尿道膜部有一环行横纹肌构成的括约肌，而女性尿道在会阴穿过尿生殖膈时，有尿道阴道括约肌环绕。

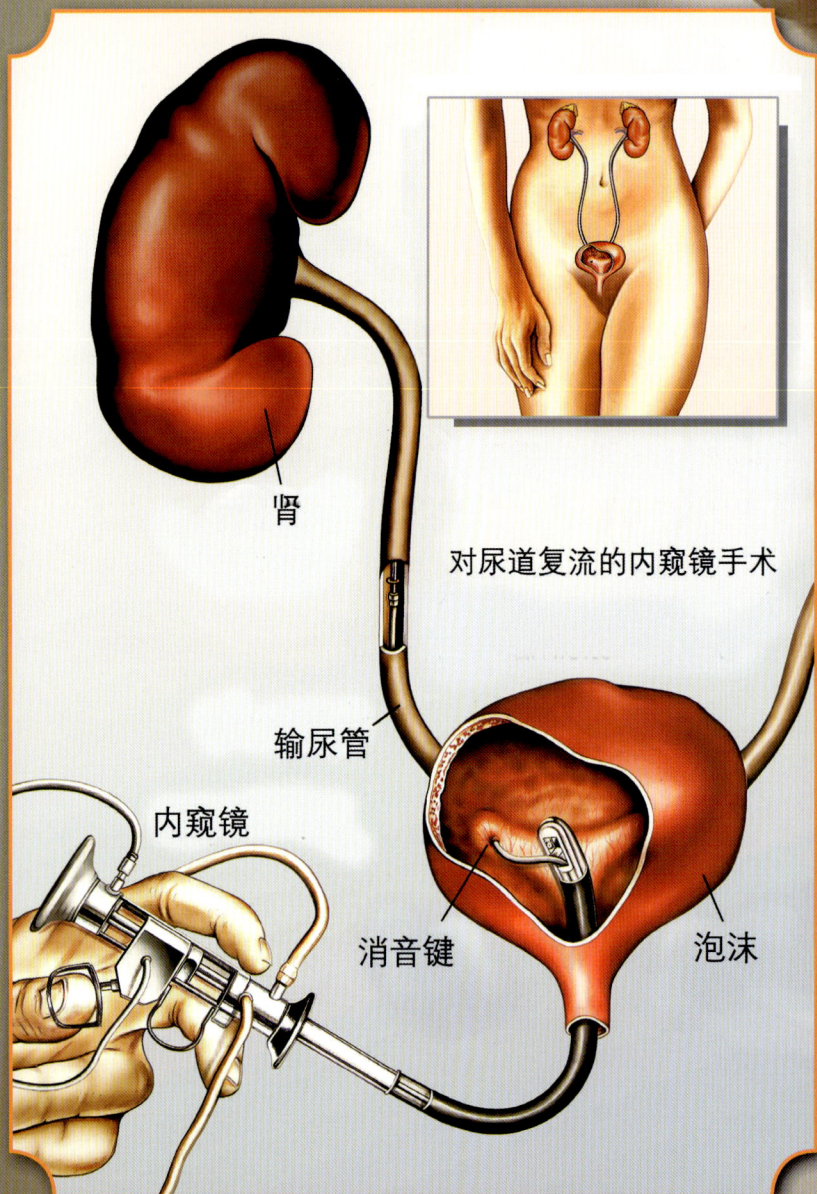

对尿道复流的内窥镜手术

肾

输尿管

内窥镜

消音键

泡沫

女性尿道位置在阴道之前，耻骨联合之后，自膀胱颈部开始向下，向前止于尿道口。女性的尿道口较短，仅有2.5至5厘米，但有10至13毫米的扩张弹性空间。

排尿

排尿是在中枢神经系统控制下的一种复杂的反射活动。简单而言，就是尿在肾脏生成后经输尿管而暂贮于膀胱中，当膀胱中尿的贮存达到一定量后，一次性地经由尿道排出体外。

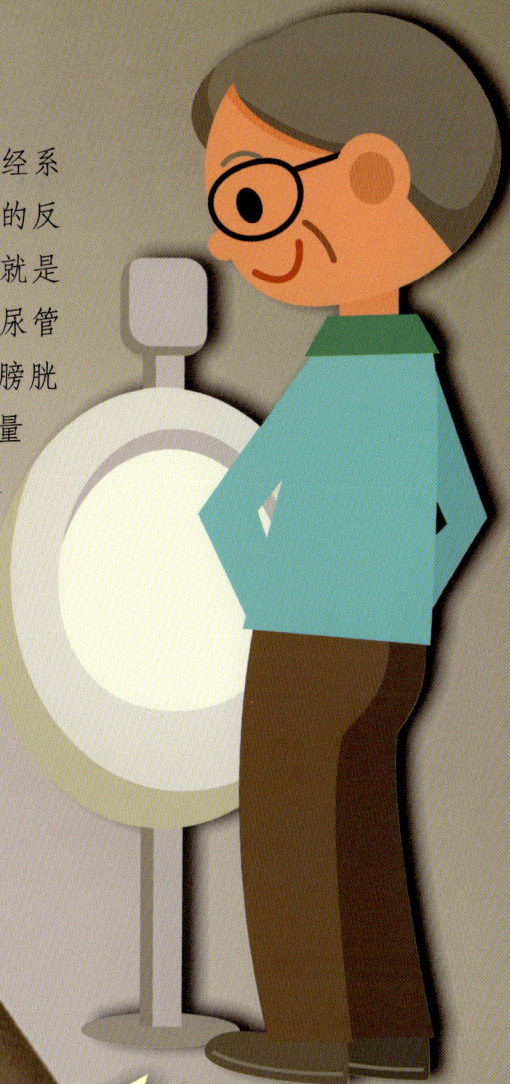

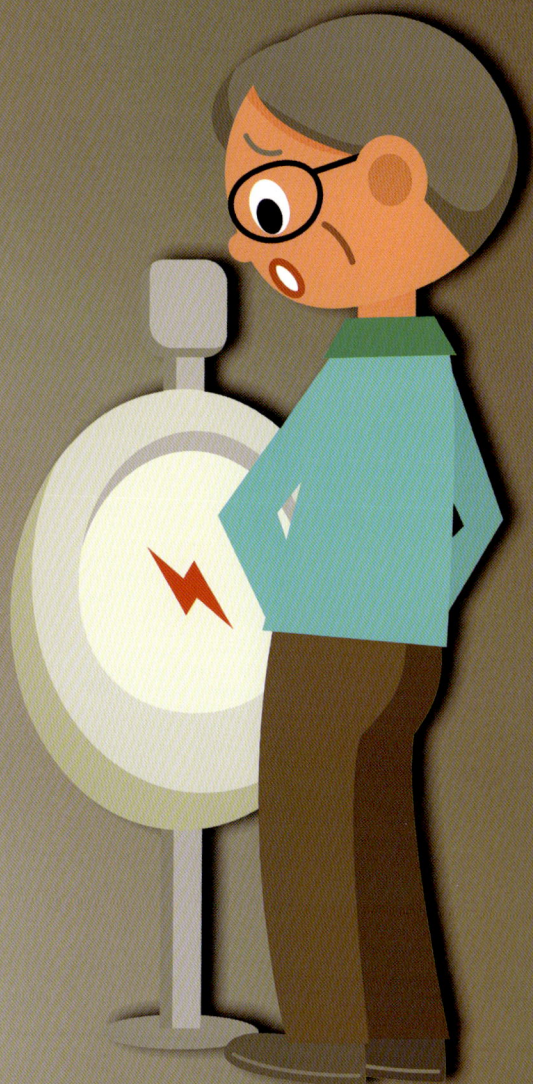

我是每个人都会有的生理过程，只有经过一系列复杂的信息传递你才能最终发现我呢！

随着尿液注入，膀胱逐渐膨胀，当存量达到半升左右时，膀胱壁上的感受器把神经冲动传递到脊髓，返回的信息能够控制膀胱肌肉的运动。

趣味小链接

尿液是由肾脏产生，从尿道排泄出来的液体，一般是淡黄色。尿液中大约90%是水，其中含有一些人体不需要的废弃物，如果不及时排出就会引起中毒。尿液也是很好的肥料。如果没有消毒药品，还可以用中段尿液清洗伤口呢！

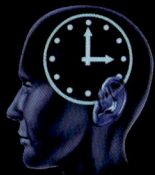

与此同时信息也被传递回大脑，使人产生尿意。当人体决定排尿时，受脑控制的外括约肌松弛，进而膀胱上的肌肉收缩，向外排尿。

生殖系统

生殖系统是生物体内和生殖密切相关的器官成分的总称，其功能主要是产生生殖细胞、繁殖新个体和分泌性激素以维持性的特征。

人体生殖系统

人体生殖系统的器官按照性别区分有所不同。如果按照功能来看的话，生殖系统都是由生殖腺、生殖管道和附属器官等组成。

塞米尔囊泡

前列腺

输精管

男女生殖器按所在部位，分为内、外两个部分。男性内生殖器包括睾丸、附睾、输精管、射精管、精囊腺和前列腺等；外生殖器包括阴茎和阴囊。

前列腺

前列腺是男性特有的性腺器官，呈扁形栗子状，位于膀胱与尿道之间，上宽下窄，是男性生殖系统附属腺中最大的、孤立存在的实质性器官。

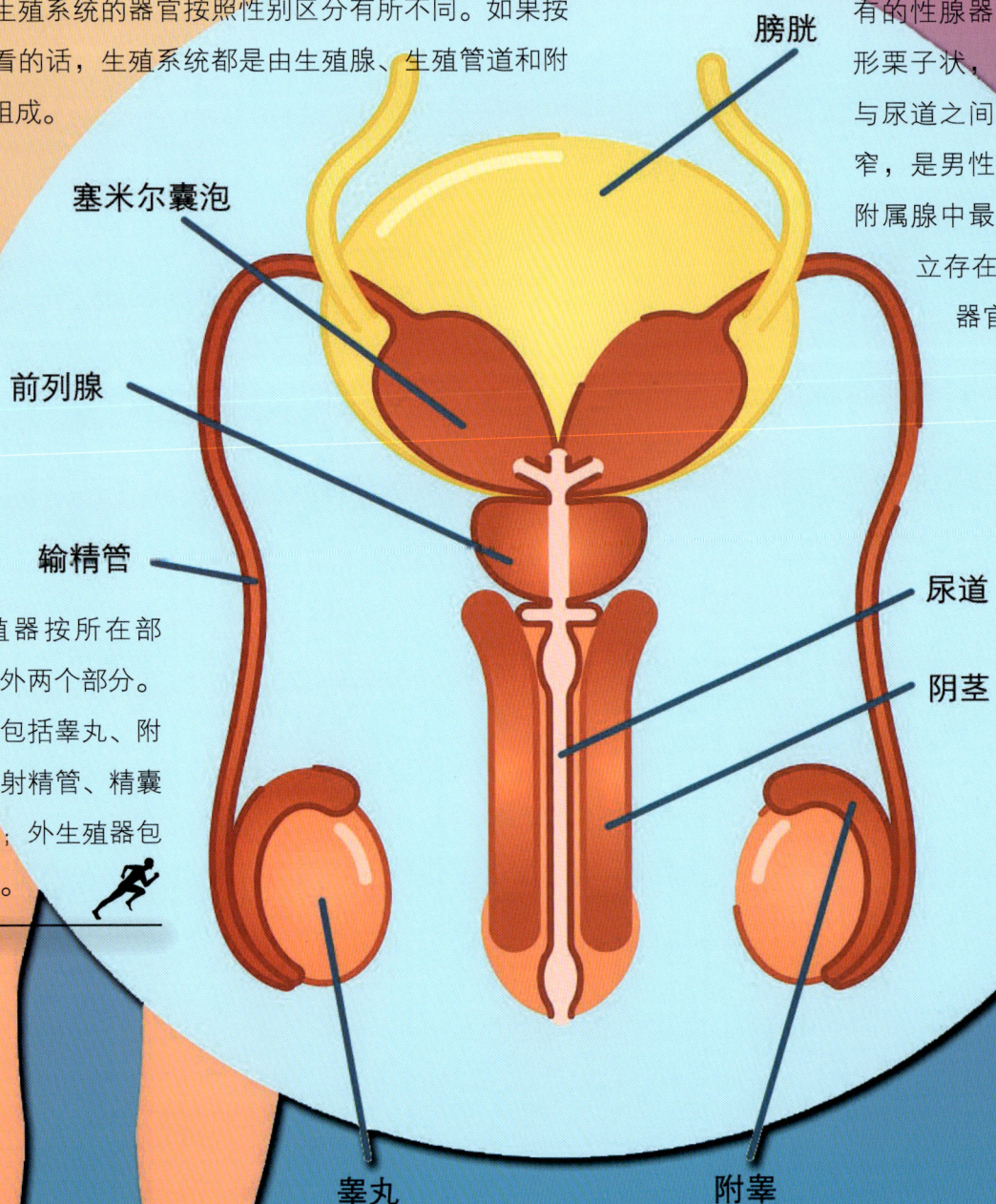

膀胱

尿道

阴茎

睾丸

附睾

女性内生殖器包括卵巢、输卵管、子宫和阴道；外生殖器又称外阴，包括阴阜、阴蒂、大小阴唇、尿道口和前庭大腺等。

子宫

子宫是女性生殖器官的组成部分，位于盆腔中部的膀胱与直肠之间，位置会随膀胱与直肠的饱和度情况而有所变化。子宫是胎儿发育生长的场所。

子宫动脉是子宫最大的供血动脉，分布路径起自髂内动脉的前干，沿盆侧壁向前内下方进入子宫阔韧带基底部，然后横向越过输尿管盆部的前上方，至子宫颈侧缘迂曲上行，各动脉分支进入子宫壁。子宫动脉是营养子宫的主要动脉。

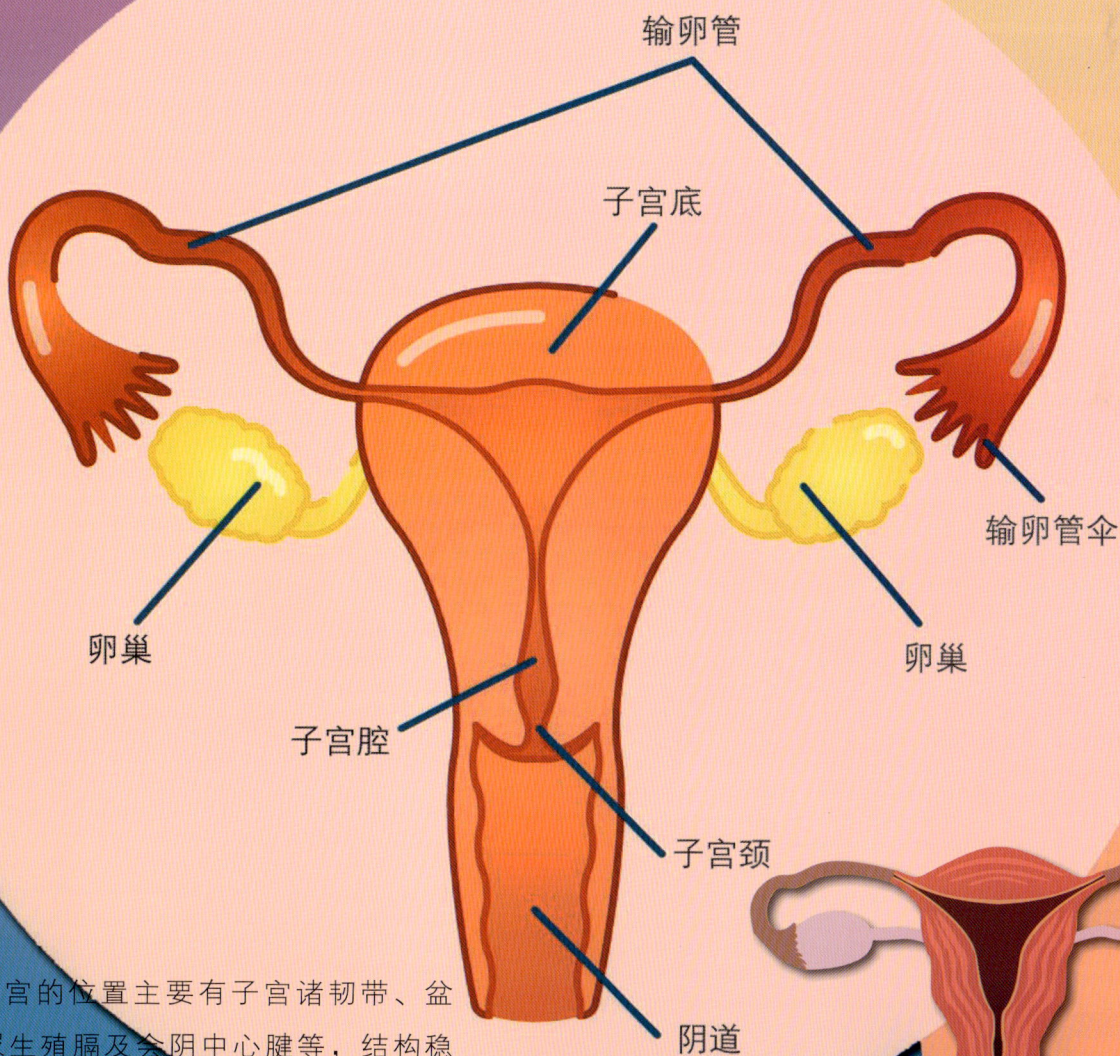

输卵管

子宫底

输卵管伞

卵巢

卵巢

子宫腔

子宫颈

阴道

子宫的位置主要有子宫诸韧带、盆膈、尿生殖膈及会阴中心腱等，结构稳定，一旦部分结构有所变化，就有子宫脱垂的可能。

子宫颈

子宫颈指的是子宫颈部，是子宫下端形体较窄的圆柱体，长约3厘米，上端与子宫体相连，下端深入阴道，是女性生殖系统中重要的组织器官。

子宫颈是子宫的开口，是子宫的组成部分，内含腺体，可以分泌宫颈黏液。这些黏液利于精子通过并为其提供养分，对于精子与卵子的结合发挥着重要作用。

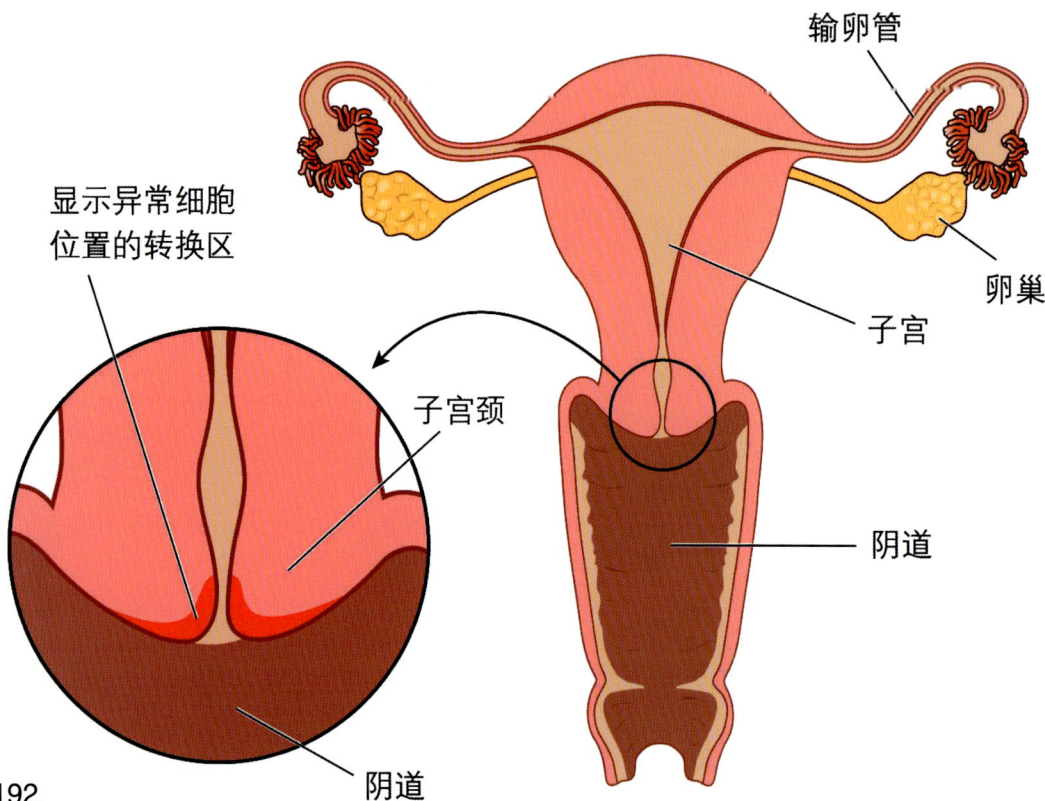

子宫颈为了保证胎儿的安全成长，在妊娠后一直处于关闭状态。直到胎儿成长到足够时间时，子宫颈才会开始变软、扩张并开大子宫口，打开分娩的第一道大门。

显示异常细胞位置的转换区

输卵管

卵巢

子宫

子宫颈

阴道

阴道

子宫内一个或多个胚胎发育的过程叫作妊娠。妊娠期间的女性被称为孕妇，初次怀孕的女性称初孕妇，分娩过1次的称初产妇，这基础之上的称经产妇。

妊娠分早期、中期和晚期三个时期。一般将妊娠13周以内的，认定为早期妊娠；第14至27周内的，为中期妊娠；第28周之后的，称晚期妊娠。

我是你出生必须要经历的时期哦，只有平平安安地度过了这段时间，你才能长大呢！

妊娠自卵子受精开始，到胎膜自体内排出终止，一般为40周，共计280天。

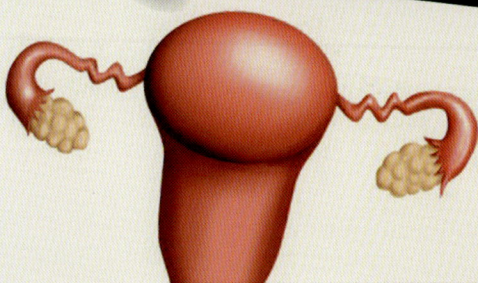

人类胚胎和胎儿发育

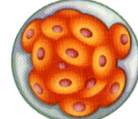
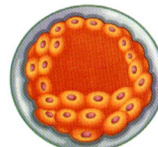

| 受精卵 | 2阶段细胞期 | 4阶段细胞期 | 8阶段细胞期 | 16阶段细胞期 | 囊胚 |

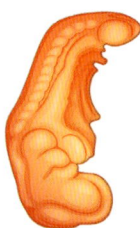
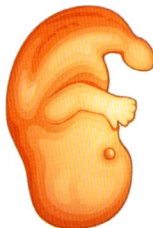
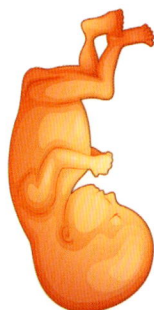
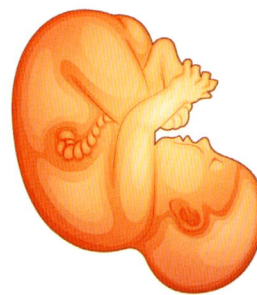

胎儿4周　　　　胎儿10周　　　　胎儿16周　　　　胎儿20周

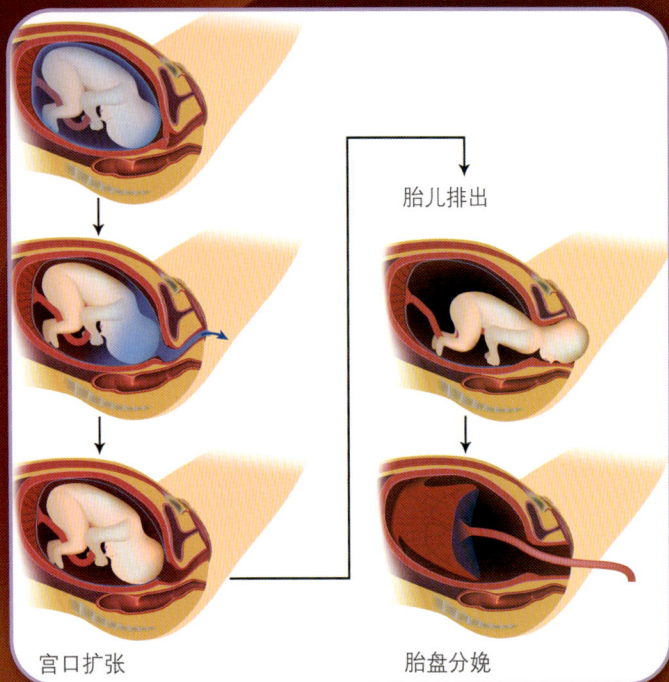

胎儿排出

宫口扩张　　　　胎盘分娩

妊娠第一个月即受孕的1至4周，称为胚芽期，这一时期，主要是胚芽在子宫内"着床"并慢慢长大，胚芽身长约几厘米，形状类似小海马。这个时期胎儿安全容易受到环境的影响，需要母体格外注意。

妊娠第二个月即5至8周，胚芽发育成胚胎，神经管逐渐形成，脊柱及五官等器官初具雏形。这一时期是各胚胎器官的分化形成期。

妊娠第三个月即9至12周，胚胎期结束，五官基本成形，成为真正意义上的胎儿。胎儿的生殖器开始发育，能够做出吸吮、吞咽等动作。

妊娠第四个月即13至16周，胎儿开始长出头发，手指上出现指纹，手脚更为灵活，各关节可以活动。此时胎儿的双眼紧闭，但眼球可以移动，眉毛和睫毛开始生长，耳朵发育位置确定。

儿童人体百科全书

妊娠第五个月即17至20周，胎儿器官发育良好，重量和身长开始不断增加，骨骼一开始会软似橡胶，之后将逐渐变硬，这一时期胎儿能够翻转身体，母体能感受到胎动。

妊娠第六个月即21至24周，可以辨认出胎儿的眉毛和眼睑，但因皮下脂肪尚未形成，所以呈红色且满是褶皱，此时胎儿能够在羊水充足的条件下极为灵活地移动身体甚至能让头部朝下。

妊娠第七个月即25至28周，胎儿的味蕾正在形成，皮下脂肪开始出现，皮肤表面有绒毛长出，眼睛可以睁开，自身的睡眠周期形成。

妊娠第八个月即29至32周，胎儿的骨骼基本发育成熟，肺部和消化系统基本完成发育，身长和体重渐渐增加。由于活动空间有限，胎儿在子宫内的胎动次数降低。

妊娠第九个月即33至36周，胎儿的皮肤变成粉红色，皮下脂肪大大增加，以备出生后起到调节体温的作用，褶皱减少，身体变得圆润。胎儿的身体大多呈现头部朝下的姿势，即将入盆。

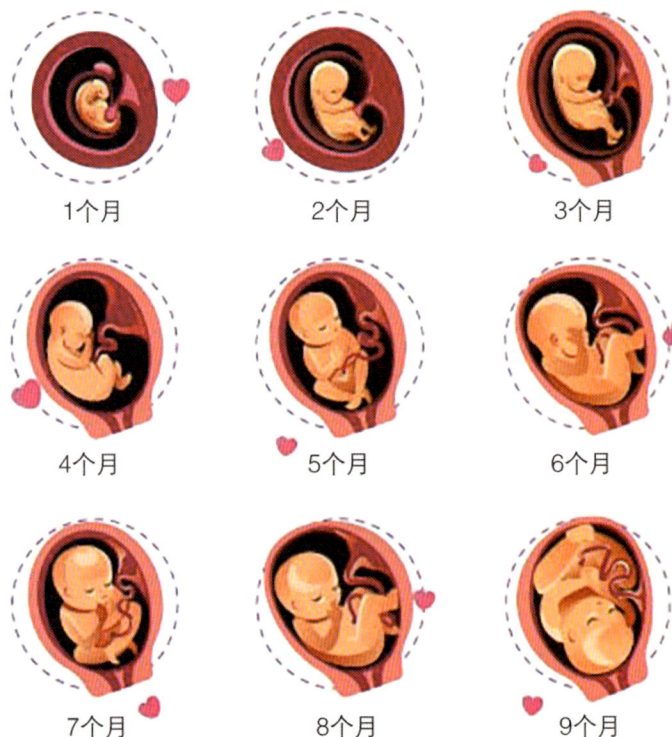

1个月　　　2个月　　　3个月

4个月　　　5个月　　　6个月

7个月　　　8个月　　　9个月

妊娠第十个月即37至40周，自37周起胎儿已经足月，进入妊娠的最后阶段。此时期胎儿已经发育成熟，头部在有骨架保护的骨盆腔内摇摆，等待最后的诞生。

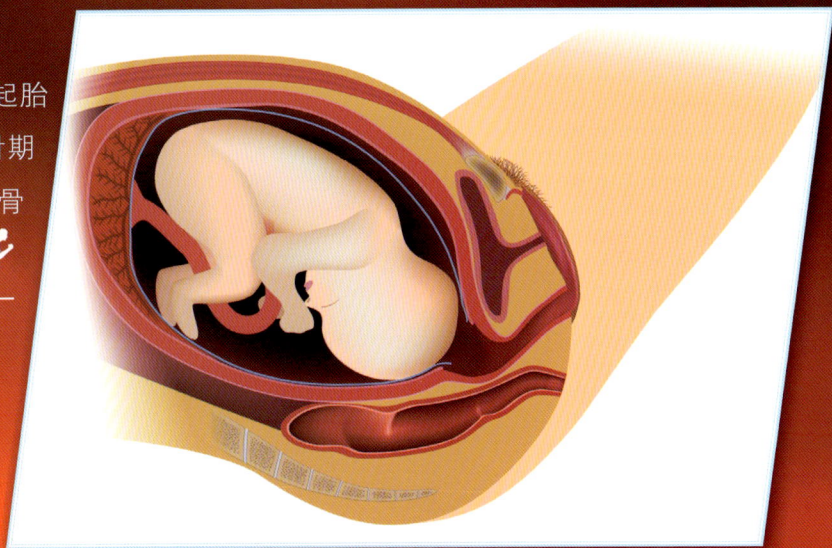

妊娠第七个月时，胎儿的眼睛就开始进行闭合动作，到第九个月时该动作会更为频繁。有了出生前的这些频繁练习，胎儿出生后10分钟内就能发挥视觉作用，可以看见母亲的脸，初步具备认识模型和判断图形的能力。

胎儿的视觉

在妊娠第二个月时，胎儿的眼睛开始发育，直到第四个月时始终处于紧闭状态。但此时用光线有节奏地照射孕妇的腹部，胎儿会把脸部转向光亮部并睁开双眼。

胎儿的听觉

第32周至35周，是胎儿听觉的敏锐期。孕妇经常性把脚抬高，与胎儿倾听同一首舒缓的乐曲更有益处。从第32周时开始，胎儿对于频繁听到的某支乐曲会有记忆，会本能地随着音乐的节奏摆动身体。

胎儿在出生前的3个月，可以分辨出母体旁边说话人的男女声音的不同，并且对母亲的情绪有所觉察。此时期，胎儿对母亲的声音最为熟悉和亲近，会本能地寻找母亲的声源。

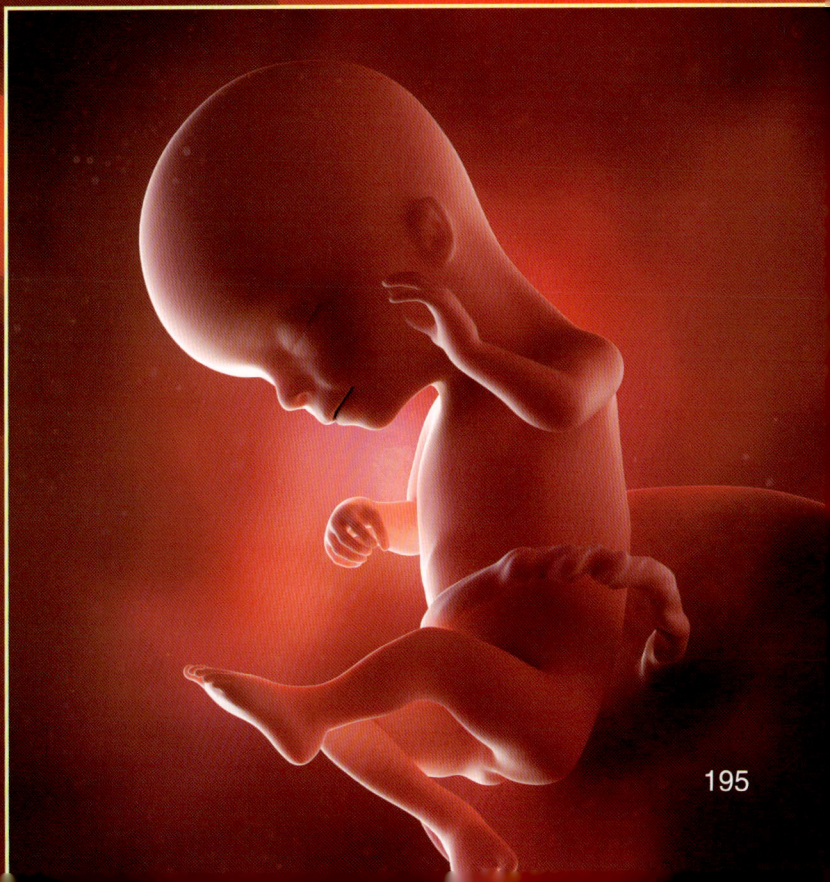

胎儿的味觉

在妊娠第二个月时，胎儿的嘴巴开始发育。在妊娠第四个月时，胎儿舌头上的味蕾基本发育完全，经常品尝咸味的羊水。

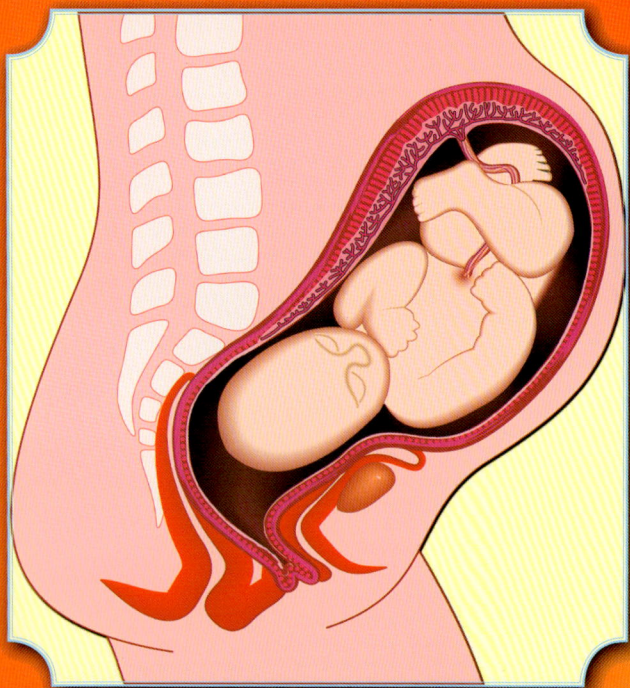

吸吮拇指是胎儿最常做出的动作，这可以帮助他探索自己的身体，也为未来出生后探索世界做了准备。另外，这一动作也为其出生后的第一餐做好了准备。

在妊娠第六个月时，胎儿就能够对苦味、甜味或者酸味做出分辨，如果很少吃辣味食品的孕妇偶然吃了过辣食品，胎儿甚至会用做鬼脸来表现抗拒情绪。有研究认为，未出生的婴儿对甜味特别偏爱。

感知情绪

当孕妇因各种原因产生情绪波动时，胎儿也会有不安，会用自己的动作做出回应。同时，孕妇感受到的情绪压力也会对胎儿睡眠的规律性造成影响。

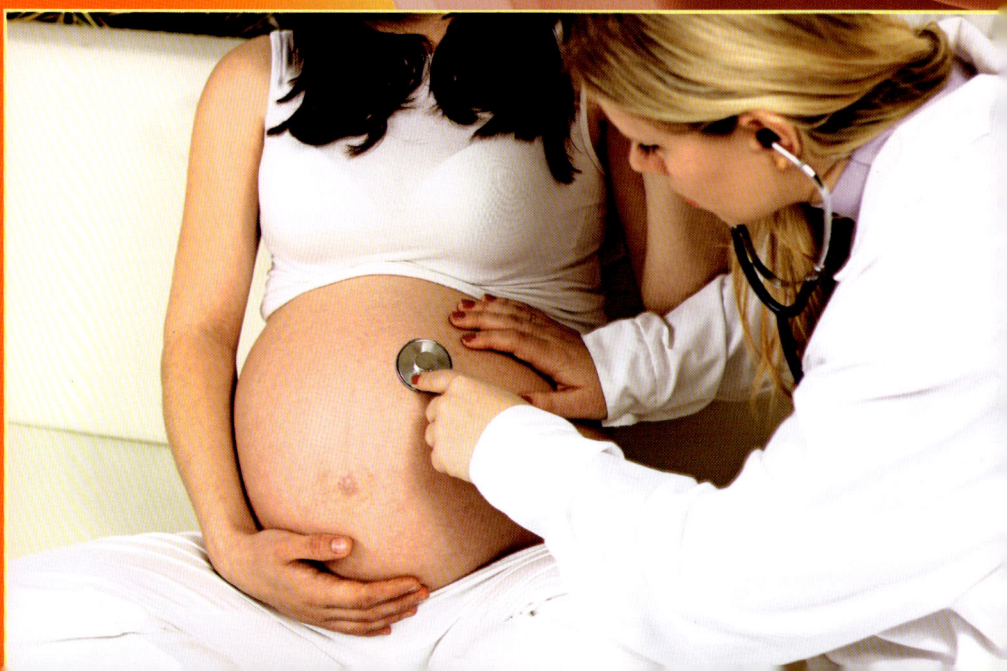

胎盘是一种圆饼状组织，处在母体的子宫内部和胎儿之间，是胎儿与母体之间进行物质交换的重要器官。胎盘通过脐带将胎儿和母亲连接起来，同时双方又能保持很好的独立性。

胎盘与脐带

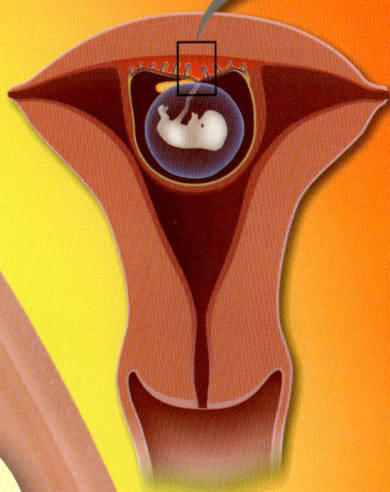

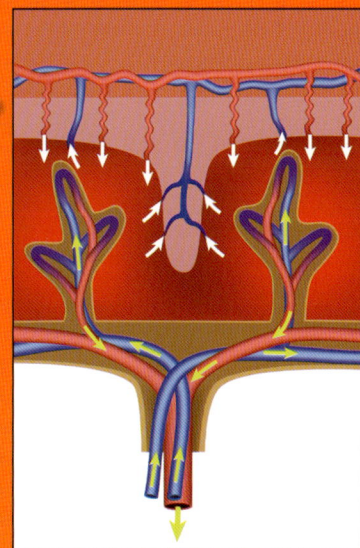

我就像是你的衣服，在你还没有出生的时候就保护着你。我还能给你提供营养，比衣服要厉害很多呢！

胎儿通过脐带从母亲的血液中摄取氧气和营养，胎儿产生的代谢废物和二氧化碳又通过脐带返回母体。胎盘也是一个屏障，可以阻止微生物和有害物质侵害发育中的婴儿。

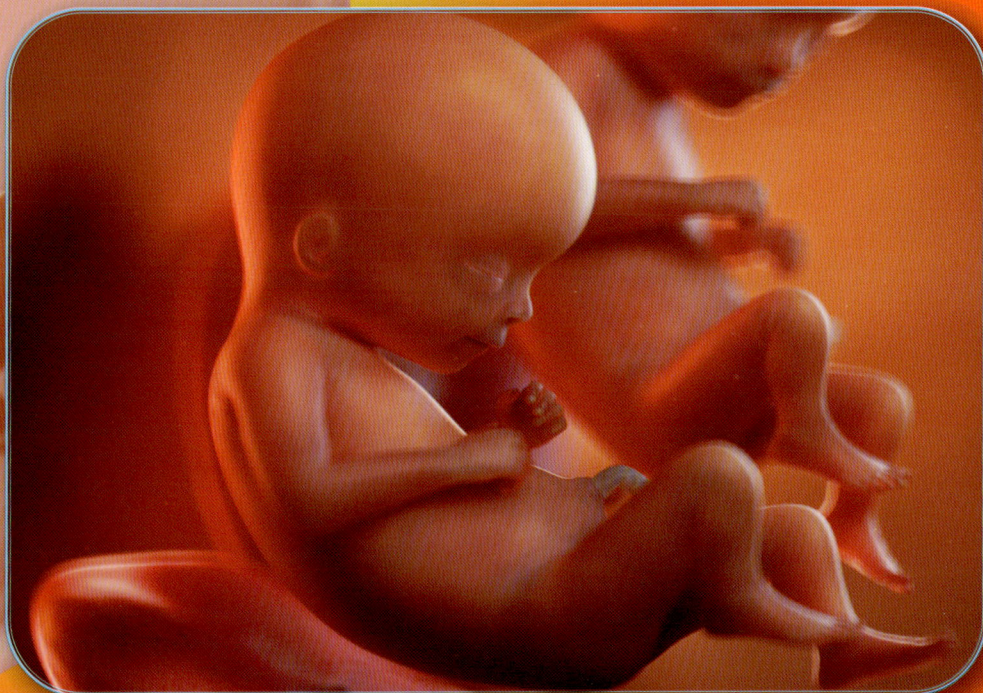

羊膜囊

羊膜囊位于胎盘内，是一种薄且透明的膜，发育中的胚胎就在其中孕育为胎儿。羊膜囊硬且韧，分为内外两层：内层的膜是羊膜，装着羊水和胚胎；外层的膜是绒毛膜，包裹着羊膜，是胎盘构成的一部分。

羊水

羊水专指怀孕时子宫羊膜腔内的液体，是母体在完整的怀孕期中，维持胎儿生命和发育的必要生活环境。随着妊娠的进展，羊水中的各种化学物质也会随之发生变化。

胎儿的发育阶段不同，羊水的来源也有所不同。在妊娠第一个三月期，羊水主要来自胚胎中的血浆成分。后期，随着胚胎各器官的发育和成形，类似胎儿的尿液、胃肠道液和脐带液等，也成为羊水的来源。

羊水的绝大部分成分是水，约占98%，其他少部分由无机盐类、有机物、荷尔蒙和脱落的胎儿细胞组成。

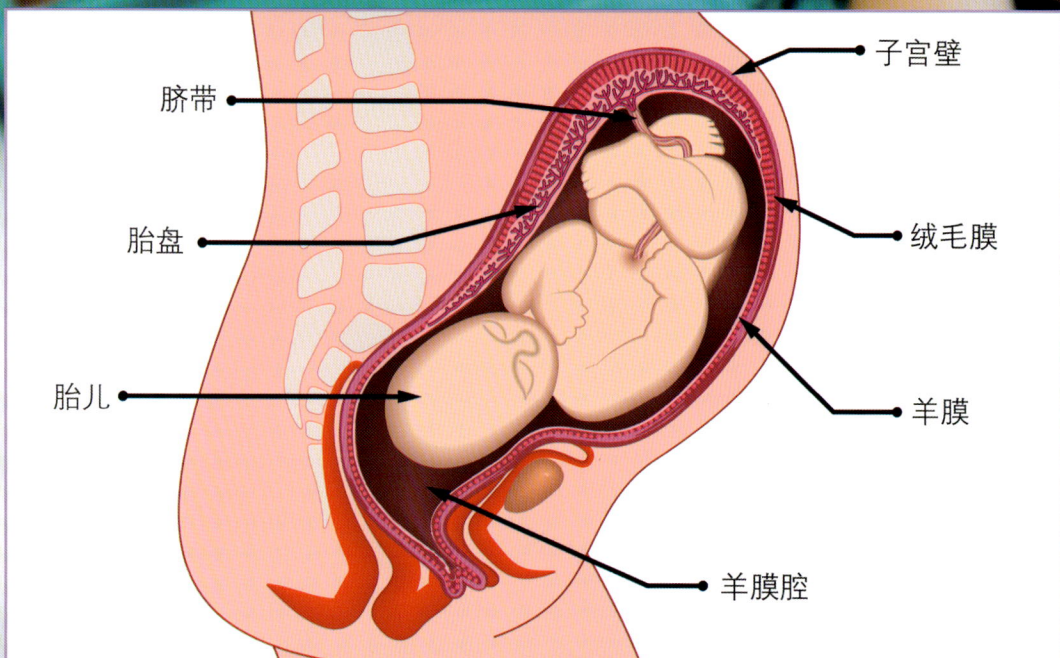

脐带
子宫壁
胎盘
绒毛膜
胎儿
羊膜
羊膜腔

分娩

分娩指胎儿脱离母体成为独自存在的个体的这个特殊时期和过程。在怀孕周期进入第36周至40周后，胎儿出生日期即将来临。一般在怀孕第七个月后，子宫内胎儿的头部会倒转方向并慢慢下坠到母亲的产道。

分娩分三个阶段：第一阶段，子宫开始紧缩，包裹着胎儿的羊膜破裂，羊水流出；第二阶段，胎儿通过产道娩出，通常是胎儿的头先娩出，身体随之娩出；第三阶段，胎盘脱落，从产道娩出。

分娩时，子宫生理性收缩会引发疼痛，这被称为分娩疼痛。初期的疼痛常人基本可以承受，但进入第二阶段时，宫缩现象会进一步加强，疼痛也会逐步加剧，孕妇需要超强的意志力完成最后的分娩。

我的出现意味着新生命要诞生啦，也意味着孕育新生命的妈妈会很痛啊！你一定要疼爱妈妈啊！

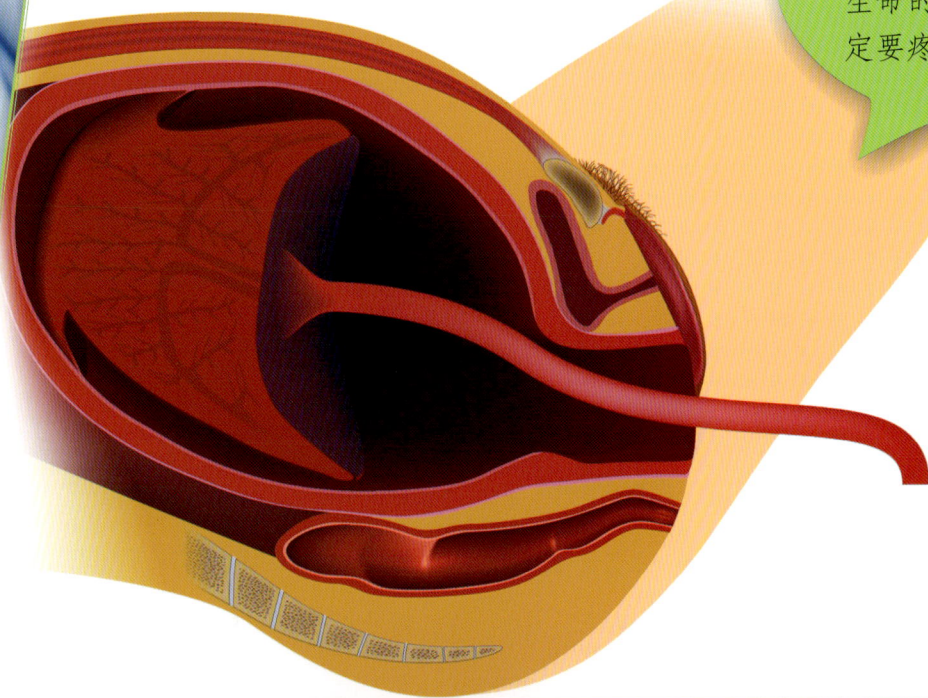

新生儿指的是胎儿娩出、脐带结扎到出生28天之内的婴儿。新生儿降生后一般会先啼哭数声，然后开始用肺呼吸。

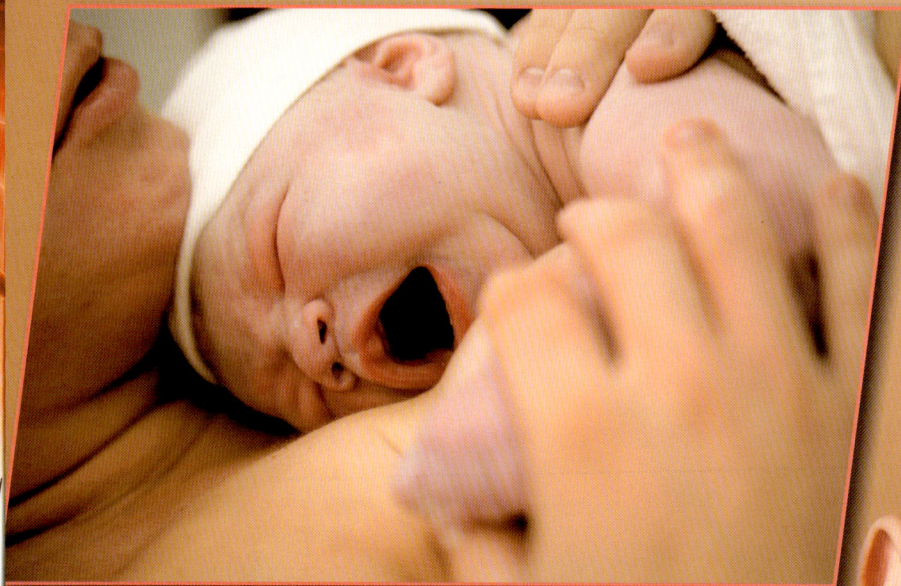

新生儿出生以后体重会比刚出生时减少10%，过一段时间后会恢复原来的体重。婴儿的头部与身体其他部位相比，可能会较大，这使得胎儿经过产道时，头骨受到压迫。刚出生的婴儿可能有满头的毛发，也可能什么都没长。

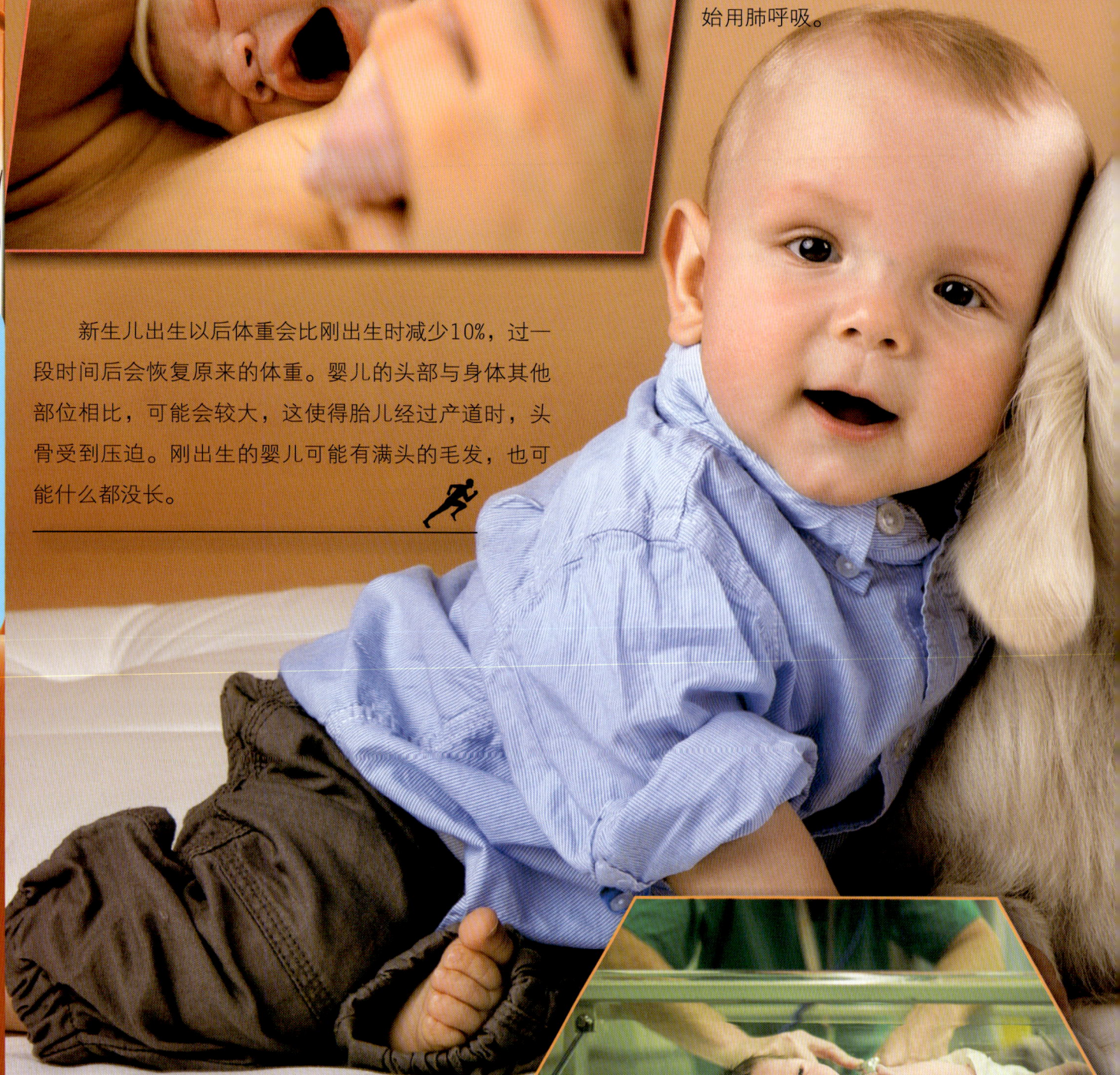

新生儿出生后的前两周，平均每分钟呼吸40至50次，脉搏以每分钟120至140次为正常。新生儿的体重一般在2500至4000克之间，标准体重通常是3000至3500克。现在常将高于4000克的体重划定为巨大，低于2500克的划定为低出生体重。

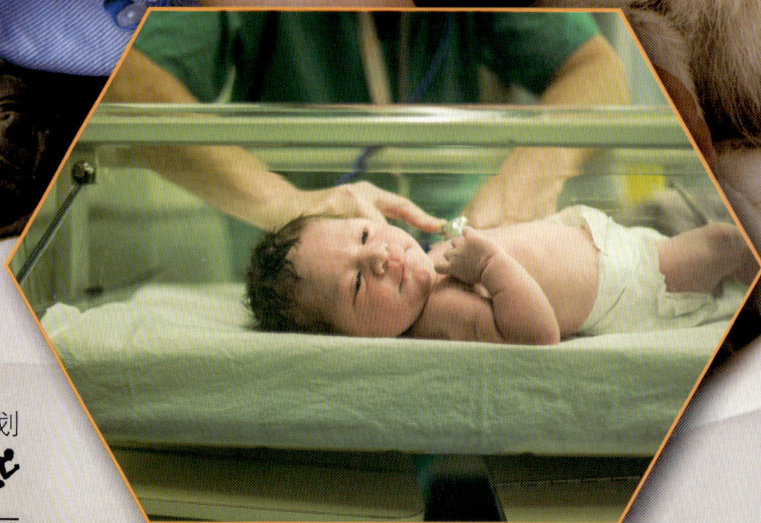

双胞胎

两个胎儿由一个受精卵发育而成的称为同卵双胞胎，其用的是同一个胎盘，具有非常相近的外貌特征。若是母体的卵巢同时释放两个卵子，而两个卵子又同时受精、同时发育，并各自拥有自己的胎盘，这就是异卵双胞胎。

双胞胎是指一次孕育两个胎儿的情况。根据双胞胎的形成过程，双胞胎分为同卵双胞胎和异卵双胞胎两类。

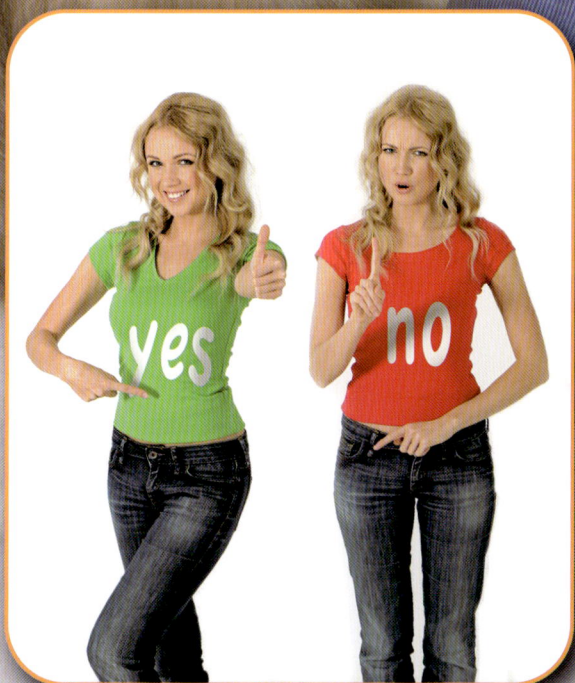

yes no

当一个孕妇一次怀孕产出两个以上的婴儿时，就称作多胞胎，多胞胎婴儿的数量最多可达10个。

心灵感应

心灵感应是指两个人之间不需要通过视觉、听觉、触觉、味觉和嗅觉等，就可以凭借直觉得知对方的真实想法或情绪状态。目前，这一观点常被医学生理界作为热烈讨论的议题。并且，更多的实际情况表明，心灵感应现象基本出现在同性双胞胎之间，并且这些双胞胎中以同卵双胞胎占绝大多数。

同卵双胞胎的皮肤颜色、身材比例、智力状况、性格及爱好等都极为接近，甚至在其生活环境相似时，会患上同一种类型的疾病。

受精卵分裂的时间决定着同卵双胞胎分子的相似程度，如果一个受精卵分裂成两个相同的受精卵所用时间越短，则彼此的独立相似性程度就越高。

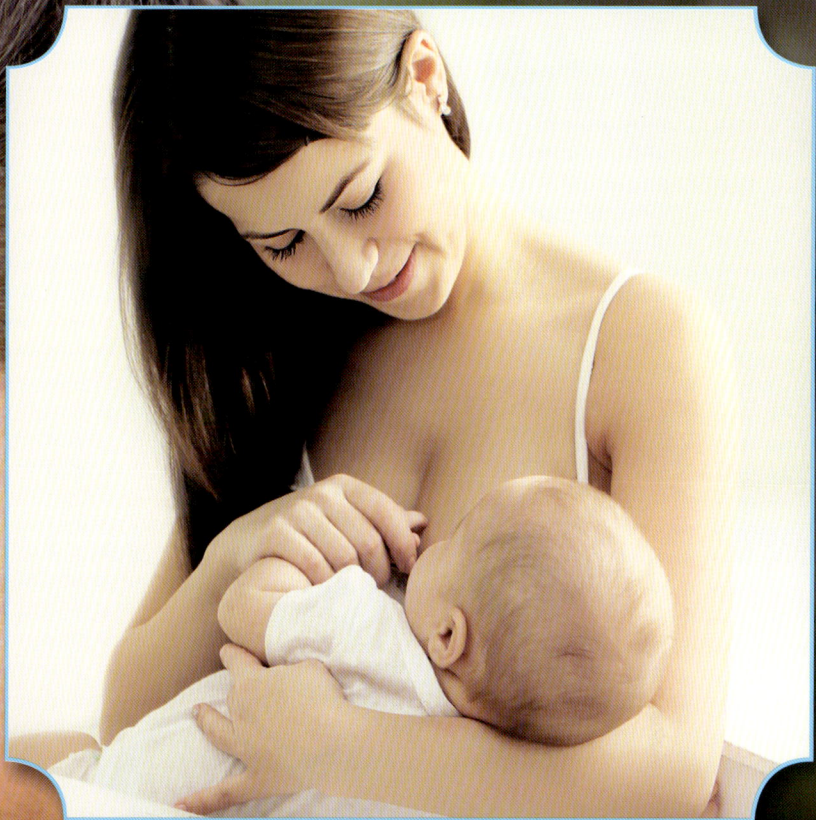

哺乳

哺乳是女性在生产后用自己乳腺分泌的乳汁哺育婴儿的现象。乳汁中含有非常平衡的碳水化合物、脂肪、蛋白质、维生素和矿物质，这些物质是婴儿头几个月的生长发育所必需的。母乳中还含有一些抵御疾病的特殊抗体，因此对婴儿的生长发育极其有利。

遗传

每个人的身体细胞里都有一套独特的、用来构建和维护身体的遗传信息。在世界上，除了同卵双胞胎，几乎没有两个人的遗传信息是完全相同的。在细胞核里，那份独有的遗传信息就存储在叫作脱氧核糖核酸（DNA）的物质里。

超螺旋

DNA双螺旋指的是一种核酸的构象，由两条紧紧盘旋着的DNA分子长链缠绕构成，形状如一架螺旋形的梯子；而超螺旋是由DNA双螺旋本身进一步盘绕形成的，有正超螺旋和负超螺旋两种。

染色体

染色体是在细胞核中，由DNA和蛋白质组成的载有遗传信息的物质，由于在细胞发生有丝分裂时易于着色，故被称为染色体。人体细胞核里有23对染色体，每对染色体的两条中，一条来自父亲的基因，一条来自母亲的基因，每条染色体都是一条盘旋的DNA长链。当细胞进行分裂时，各对染色体都会排成"X"形。染色体上有形态各异的条纹，由此我们可以看出基因的具体位置。

编码信息

4种被称为碱基的化学物质构成了螺旋状旋梯DNA分子里的横档。这些物质是制造蛋白质的编码指令。它们对人体是至关重要的，一个人的头发、皮肤连同肌肉，没有一样不是由蛋白质构成的。

女孩还是男孩

在人体的46条染色体中，有两条是特殊的。这两条染色体一条叫作"X染色体"，一条叫作"Y染色体"。胚胎最终发育为男孩还是女孩，就是由这两条特殊的染色体决定的。胚胎从母亲那里接受的都是一条X染色体，此时，如果从父亲那里接受的是一条Y染色体，胚胎就会发育成男孩；如果从父亲那里接受的也是一条X染色体，胚胎就会发育成一个女孩。

同卵双胎

孪生的兄弟姐妹看起来长得非常像，有的简直一模一样，那是因为他们的DNA和基因都是完全相同的。可是，即使是孪生的兄弟姐妹，生活经历也不会是完全相同的。受生活经历的影响，每个人会形成各自的个性特征。目前，科学家们正在对同卵双胞胎进行研究，以便搞清楚一些问题。比如某种疾病的患病率到底是遗传基因在起作用，还是和出生后的养育环境有关。期待科学家们能早日找到答案。

趣味小链接

在妊娠的中后期，孕妇往往会感觉腹部出现有规律的轻微痉挛现象，这就是胎儿在打嗝。这是由于胎儿的肺部尚未发育完整，需要通过吞食羊水来练习肺部呼吸，这为胎儿出生后的肺部呼吸打下了基础。

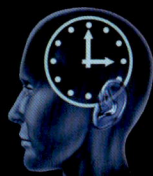

内分泌系统

内分泌系统作为一种整合性的调节机制，与神经系统相互协作、相互配合，来共同调节机体的生长和代谢行为，从而可以维持身体的内部环境并影响行为和控制生殖。

垂体

垂体作为丘脑下部腹侧的卵形小体，是身体内最复杂的内分泌腺，其所产生的激素有两个重要功能：一方面影响骨骼和软组织的生长，另一方面影响内分泌腺的活动。

我能够分泌很多种激素，帮助你的身体更好地发育和生长，还能促进你身体的新陈代谢呢！

垂体分为腺垂体和神经垂体两类，包括前、后叶两部分。它能够分泌多种激素，对新陈代谢、生长发育和生殖等均有作用。

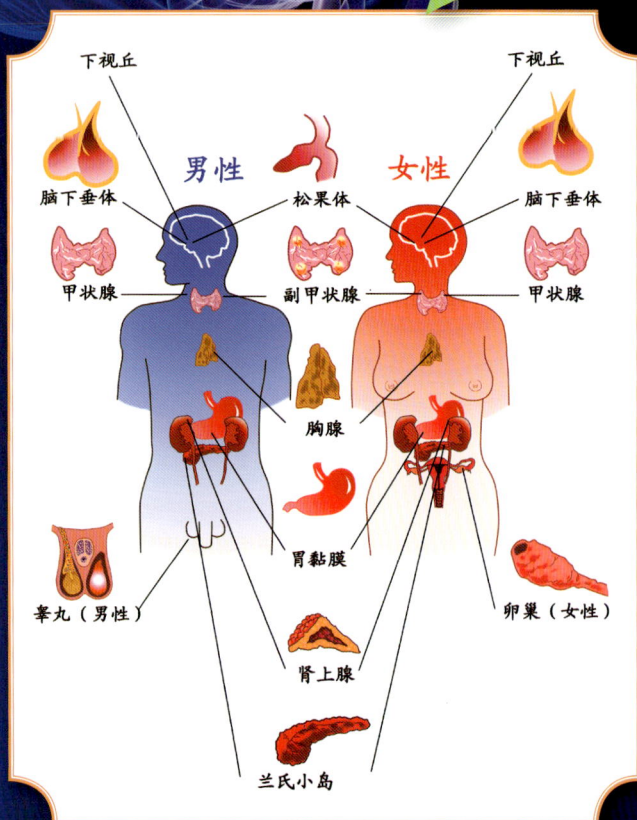

腺垂体属于腺组织，包括垂体前叶和中间部，其功能是制造贮存和分泌多种多肽激素。

神经垂体包括垂体的后叶和漏斗部，它是下丘脑某些神经元的轴突部分。其中后叶主要分泌催产素和升压素，具有升高血压、刺激子宫收缩和抗利尿作用。

下视丘　男性　女性　下视丘
脑下垂体　松果体　脑下垂体
甲状腺　副甲状腺　甲状腺
胸腺
胃黏膜
睾丸（男性）　卵巢（女性）
肾上腺
兰氏小岛

儿童人体百科全书

206

促甲状腺激素

促甲状腺激素在维持甲状腺功能中发挥调节作用，主要负责调节甲状腺细胞的增殖、甲状腺血液供应以及甲状腺激素的合成和分泌。

完善的系统

生长激素

生长激素是人体脑垂体前叶分泌的一种激素，由191个氨基酸组成，在脑垂体中数量较多，常成群分布在窦状毛细血管周围。它的主要作用是促进骨骼、内脏和全身生长，促进蛋白质合成，并影响脂肪和矿物质代谢。

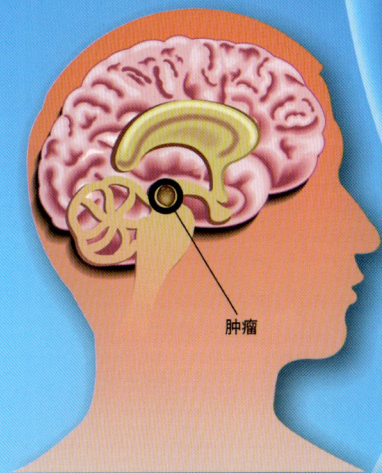

成长激素分泌不足或过多都会严重影响身体发育和健康。幼年时，生长激素分泌过多会引起巨人症，而不足则会引起侏儒症。成人时，生长激素分泌较多则会出现肢端肥大症状。

内分泌激素

内分泌腺或组织分泌的激素称为内分泌激素。每种激素作用于某些器官或器官上的某类组织，而与激素发生相应结合的那些细胞或组织随后便会发生各种效应。

肿瘤

松果体

人的松果体是长5至8毫米、宽3至5毫米的灰红色椭圆形小体，重量为120至200毫克。松果体的发育在人类7至8岁时达到顶峰。

松果体位于间脑的顶端，在缰连合与后连合之间，四叠体上方的凹陷处，故又称为脑上腺。

松果体分泌的褪黑素作用非常大，可以控制垂体促卵泡激素和黄体生成素的过量分泌，同时可以分泌多种肽类激素，进而抑制性腺的活动和两性性征的出现。若是松果体被破坏，性器官就会出现早熟和发育过度的相关问题。

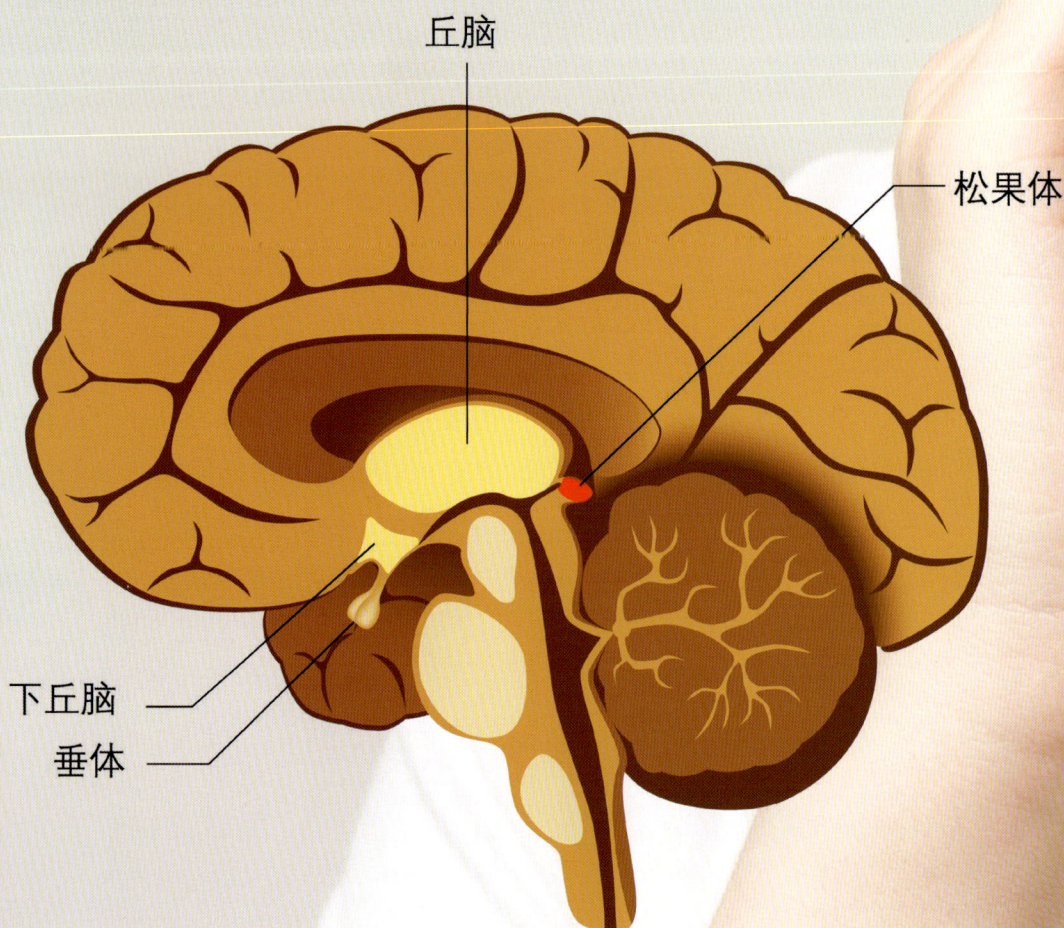

丘脑

松果体

下丘脑

垂体

甲状腺

甲状腺呈蝴蝶形，分左右两叶，位于气管上端的两侧，是成年人最大的内分泌腺，在吞咽时甲状腺随喉上下移动。

甲状腺所分泌的甲状腺激素可以提高神经系统尤其是交感神经系统的兴奋度。它可以直接对心肌产生作用，使心肌收缩力增强，心率加快。

甲状腺激素可以加速促进许多组织的糖、脂肪及蛋白质的分解和氧化的过程，从而大大增加机体的耗氧量和产热量。

我对你的智力和身体发育都有很大影响，记得每天吃一些含碘的食物哦！

甲状腺激素可以促进代谢过程，从而促进人体正常的生长和发育，特别对骨骼和神经系统的发育有明显的促进作用。儿童在生长时期甲状腺功能减退就会导致发育不全、智力迟钝、身体矮小，临床上称为呆小症。

甲状旁腺

甲状旁腺颜色棕黄，形似大豆，分别位于左右两叶甲状腺背面的中部和下部，是人体内分泌腺之一，主要功能是通过分泌甲状旁腺激素来调节机体内的钙和磷的代谢。

甲状旁腺机能亢进，甲状旁腺激素分泌过多时，则会使骨钙进入血液，并加强肾脏对钙的重吸收和促进小肠对钙的吸收，最终导致钙盐在一些组织中的异常沉积，使组织发生病理性钙化，并可能形成肾结石。

若甲状旁腺功能彻底丧失，会因甲状旁腺激素分泌不足而导致血钙、血磷上升，从而导致低血钙性抽搐甚至死亡。

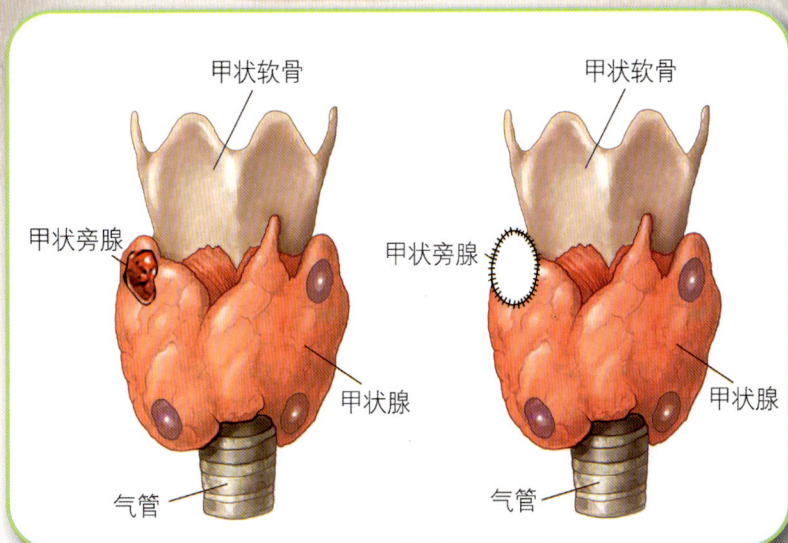

甲状软骨 甲状软骨
甲状旁腺 甲状旁腺
甲状腺 甲状腺
气管 气管

肾上腺

肾上腺作为一种重要的内分泌器官，分别位于两侧肾脏的上端，共同被肾筋膜和脂肪组织包裹。两个肾上腺形态各异，左肾上腺为半月形，右肾上腺为三角形。

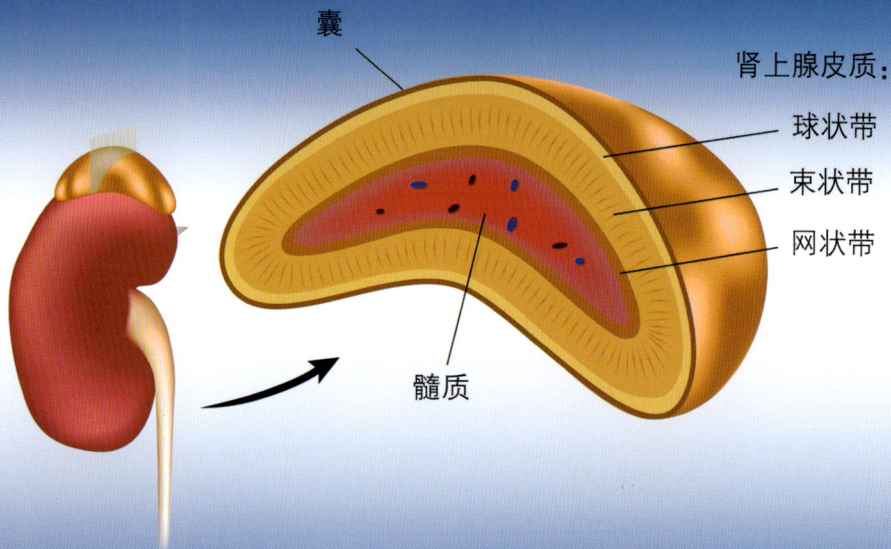

囊

肾上腺皮质：
球状带
束状带
网状带

髓质

肾上腺素是一种激素和神经传送体，由肾上腺释放。当人体经历某些刺激如兴奋或紧张等情绪时，就会分泌这种化学物质。

你情绪激动的时候，我就会从你的身体里出来，我还能和死神抢时间呢！

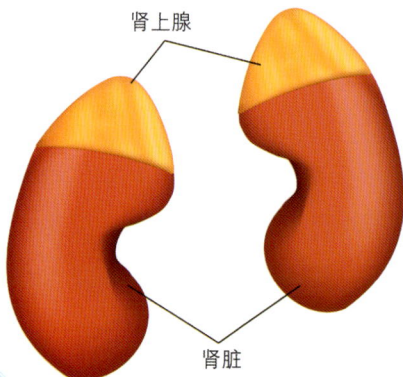

健康

肾上腺

肾脏

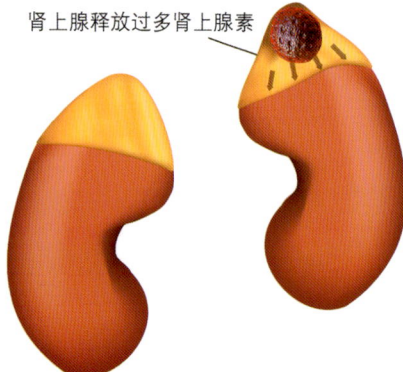

库欣综合征

肾上腺释放过多肾上腺素

肾上腺素的功能是提升心脏收缩力，使心脏、肝和筋骨的血管扩张，还能使皮肤、黏膜的血管收缩，这对于拯救濒死的病人极为重要。

胰岛

胰岛是分布在胰外分泌部腺泡间的内分泌细胞团，散乱分布于胰的各部，也有零散的内分泌细胞位于腺泡和导管附近，以胰尾最多，大小不等。

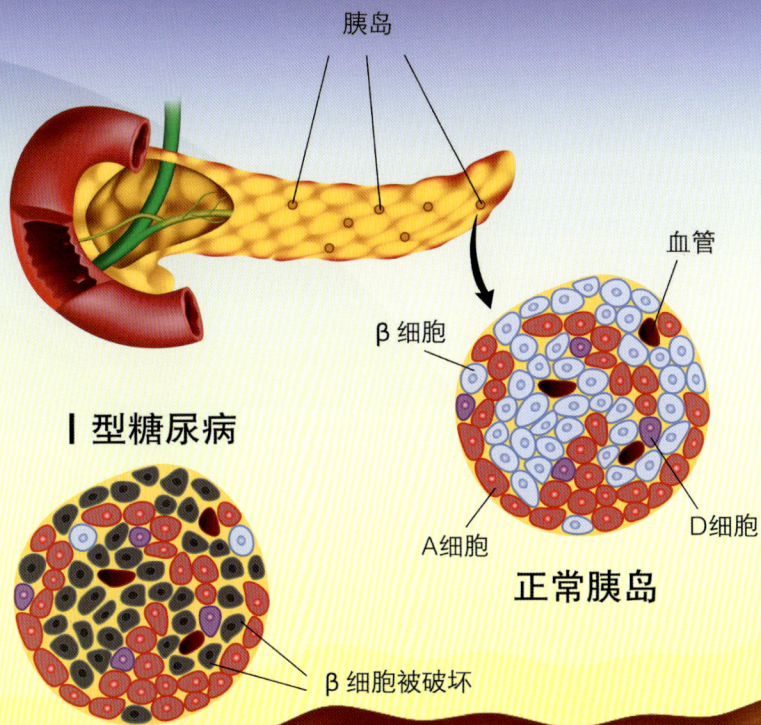

胰岛

β细胞

血管

I型糖尿病

A细胞

D细胞

正常胰岛

β细胞被破坏

人体约有50万个胰岛，占胰腺体积的1%~2%。胰岛由薄层网状纤维组成的被膜包被，但被膜并不完全。胰岛的细胞呈多边形和圆形，大小不等，胞质染色浅，核圆，位于细胞中央，染色质颗粒较密。

胰岛能够分泌胰岛素，调节糖的代谢、抑制葡萄糖的生成；能够加速葡萄糖利用、加速肝细胞和肌细胞对葡萄糖的摄取并促进其对葡萄糖的存储和使用。

胰岛素能促进蛋白质和脂肪的合成，阻止和抑制蛋白质和脂肪的分解。

趣味小链接

2018年，困扰李先生多年的颈部巨大肿物终于在医院成功切除。颈部肿物实际上是甲状腺激素过高引起的甲状腺肿大，又称为大脖子病，主要由碘缺乏引起。因此，在日常生活中我们需要摄入适量的碘，以促进甲状腺激素合成，避免甲状腺肿大。

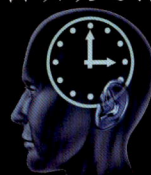

免疫系统

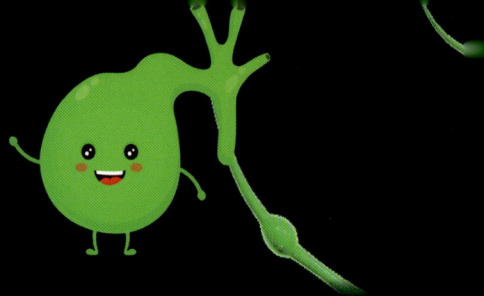

　　免疫系统作为抵御病原菌侵犯最为重要的保卫系统，其与机体内其他系统相互配合、协调，共同维持机体内环境的稳定和生理的平衡。

免疫器官

　　免疫器官是以淋巴组织为主的器官，包括中枢免疫器官和外周免疫器官两部分，主要功能是抵御外来病菌侵袭。

中枢免疫器官

　　中枢免疫器官主要包括骨髓和胸腺，是免疫细胞发生、发育、分化与成熟的场所，并主导着外周免疫器官的发育。

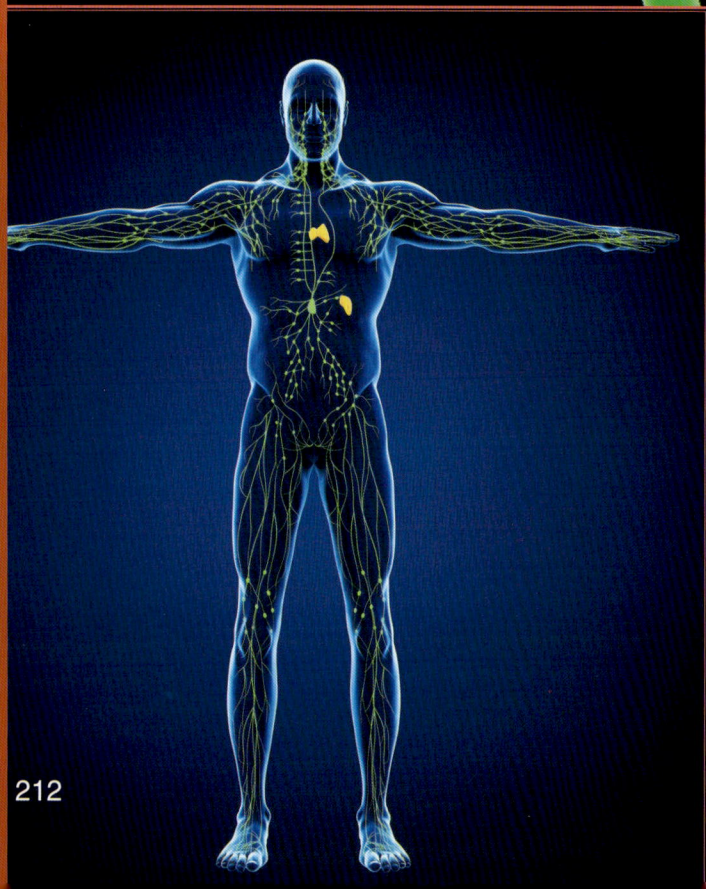

我可是帮助你抵挡感冒的大英雄啊！好多病毒都逃不出我的手掌心呢！

骨髓是人体主要的造血及免疫器官，对造血细胞的分泌、生长和分化具有调节作用。骨髓中，各阶段细胞时刻进行着更新、增殖、分化和成熟等周期过程。

骨髓中的多能干细胞可以分化为骨髓系和淋巴系两种干细胞，其中淋巴系干细胞又可以分别衍化成T细胞和B细胞，最后定居到外周免疫器官。

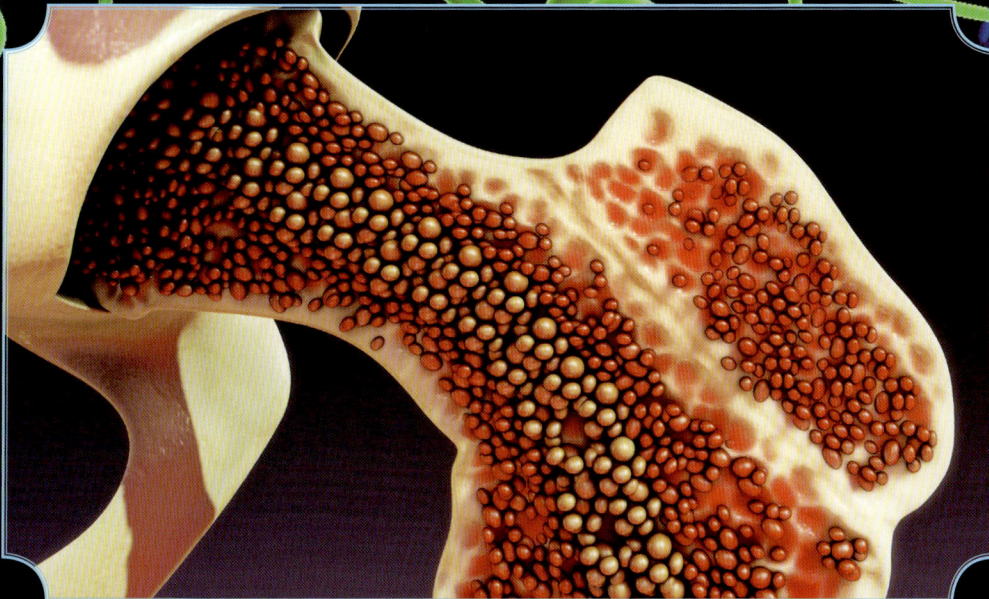

骨髓功能缺陷会导致细胞免疫和体液免疫发生缺陷，应根据情况，快速重建免疫功能，避免危及生命安全。

我能够帮助你杀死病毒，增强你的免疫力，减少患病的可能呢！

胸腺位于胸骨后、心脏的上方。人体胸腺在青春期时发育完全，之后随着年龄增长而开始进入萎缩退化阶段。

胸腺是非常重要的免疫器官，除了能够帮助建立和维持自身免疫的耐受性，还对外周免疫器官和免疫细胞具有调节作用。

胸腺

胸腺由网状的胸腺基质细胞、网眼中的胸腺细胞及胸腺树突细胞三种细胞构成。胸腺皮质区分布有不成熟的胸腺细胞，一段时间的系统性发育后，成为成熟T细胞。

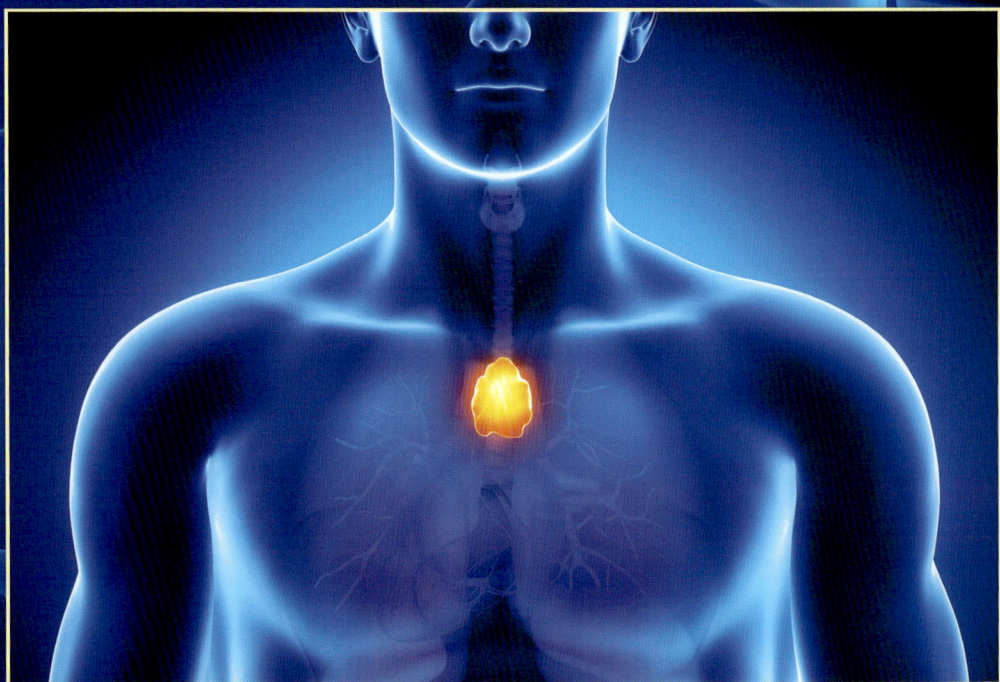

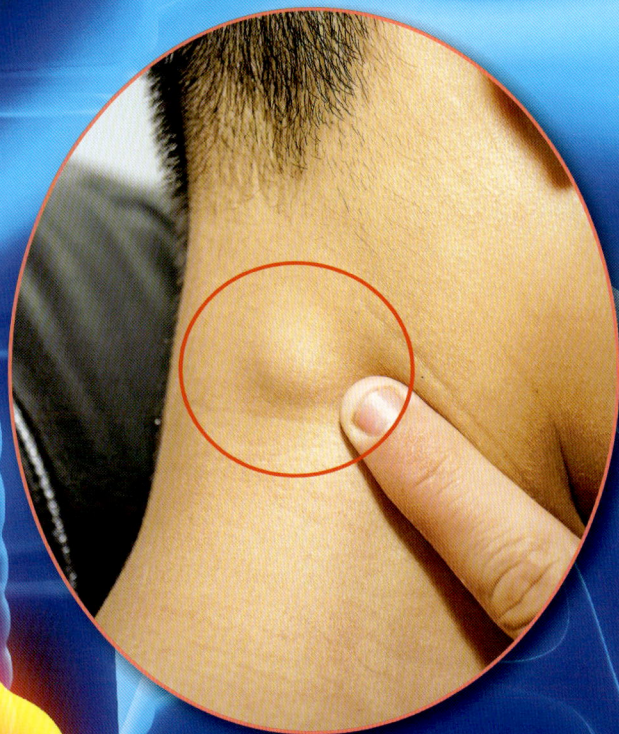

外周免疫器官

外周免疫器官包括淋巴结、脾脏、黏膜相关淋巴组织等，是成熟T细胞和B细胞定居的场所，也是这些细胞在抗原刺激下发生免疫应答的部位。

淋巴结

淋巴结是人体中的一种大小不一的灰红色淋巴结构，多呈椭圆形或蚕豆形。淋巴结穿插于淋巴管的行程中并与淋巴管保持相通，是机体产生免疫反应的重要场所。

淋巴结中含各类型免疫细胞，非常适合捕捉抗原、传递抗原信息和细胞活化增殖。如T细胞分化增殖成为致敏淋巴细胞，B细胞分化增殖生成大量的浆细胞，形成生发中心。

淋巴结除了可以利用淋巴窦内吞噬细胞的吞噬作用，还可以利用体液抗体等免疫分子的作用，以杀伤病原微生物、清除异物，从而达到净化淋巴液、避免病原体扩散的作用。

扁桃体

扁桃体又叫扁桃腺，位于消化道和呼吸道的交界处，该部位的黏膜淋巴组织丰富，是很容易因接触抗原引起局部免疫应答的部位。

扁桃体是咽部最大的淋巴组织，根据位置命名有腭扁桃体、咽扁桃体和舌扁桃体三种。

当扁桃体受到外界炎性物质刺激后，它产生的免疫球蛋白的免疫力就会增强，会积极参与细胞免疫和体液免疫工作，极力抑制细菌病毒在呼吸道黏膜内的黏附、生长和扩散。

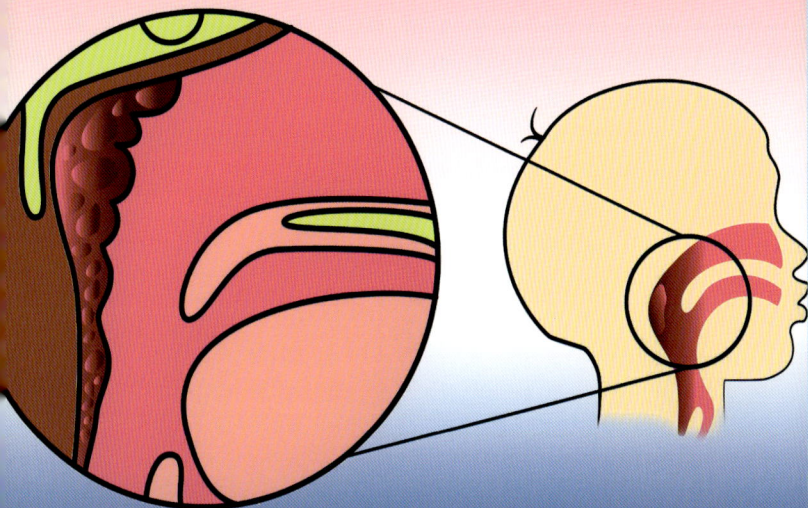

儿童

腺状肿大

免疫细胞

　　免疫细胞俗称白细胞，是指参与免疫应答或者与免疫应答有关系的细胞，种类很多，主要包括淋巴细胞和各种吞噬细胞等。

阑尾

　　阑尾壁内含有丰富的淋巴组织，能够产生淋巴细胞和抗体，在一定程度上可以提高身体对疾病的免疫作用，起到防止病毒感染等作用，还可以有效防止肠炎发生。

　　被迫切除阑尾的人会对部分疾病失去免疫能力，患病风险增高，情绪也更加暴躁，甚至伴有内分泌失调的现象发生。

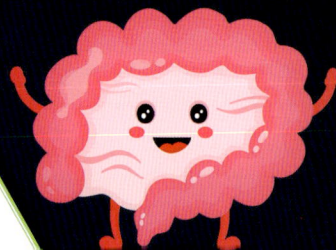

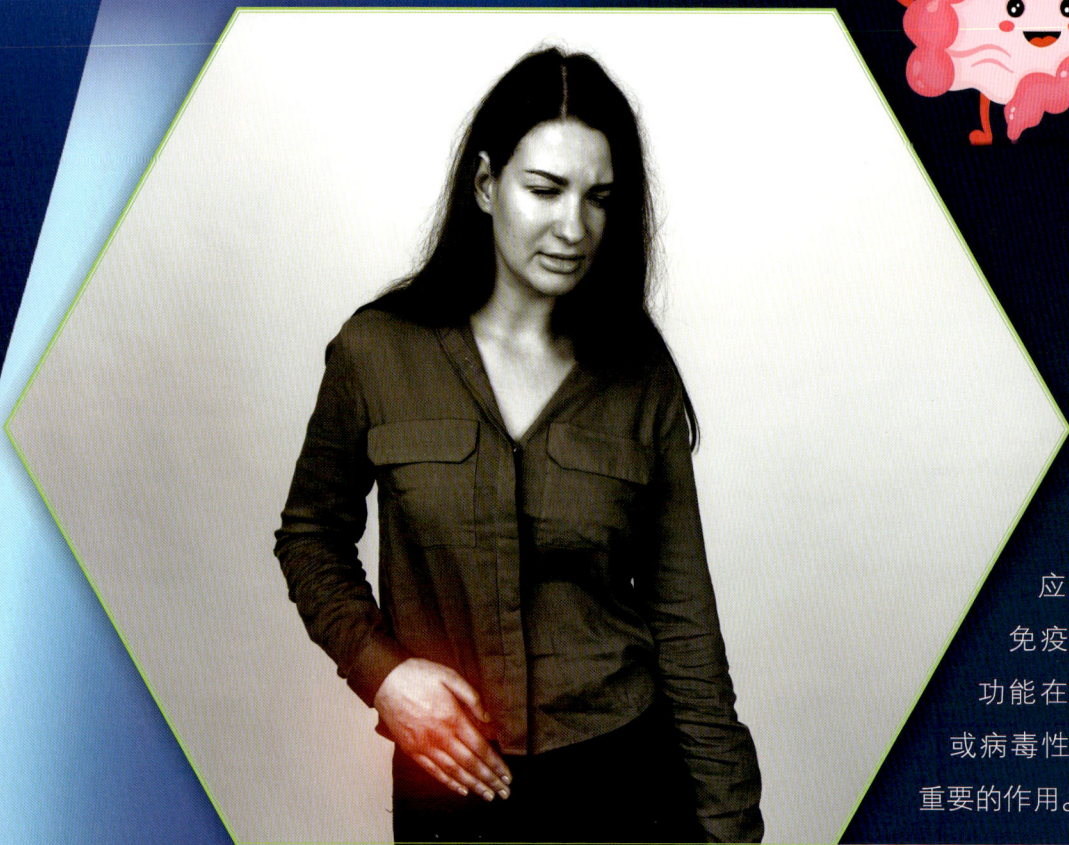

　　阑尾可以有效抑制潜在破坏作用极强的体液性抗体反应，并能够提供局部的免疫作用。这一免疫系统功能在对食物、药物、细菌或病毒性抗原的控制中发挥了重要的作用。

淋巴细胞

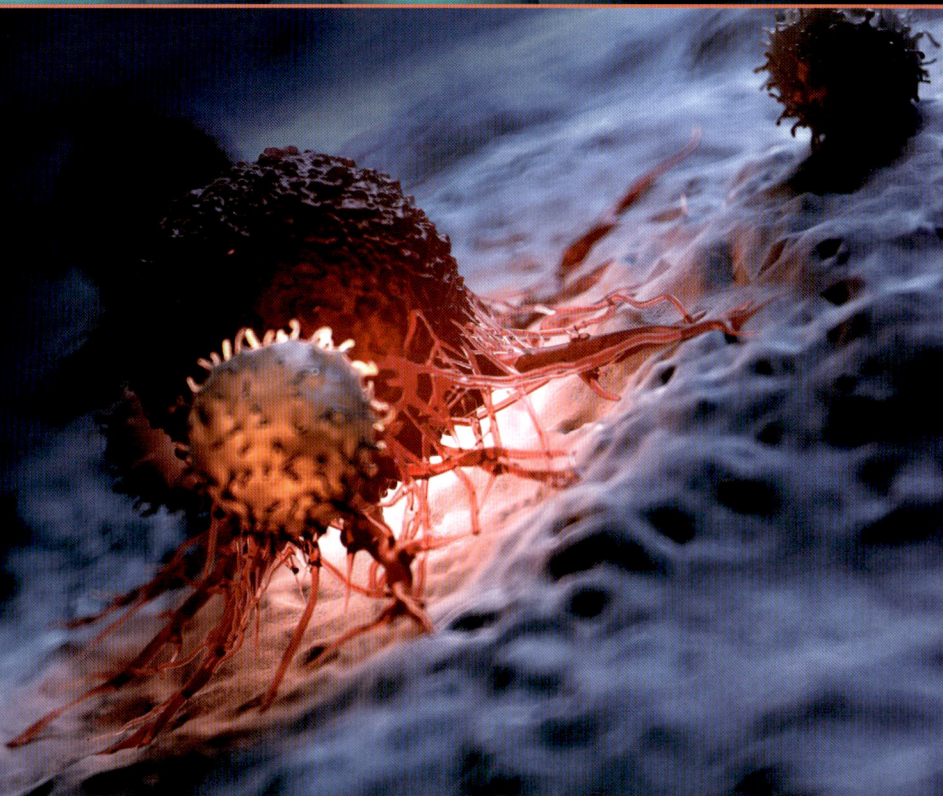

淋巴细胞是免疫系统的基本成分，在人体内分布很广泛，主要工作原理是T淋巴细胞、B淋巴细胞受抗原刺激而被活化，分裂增殖发生特异性免疫应答。

我是保护你身体的忠诚卫士，不管是什么"敌人"要来攻打你，我都会努力把它消灭呢！

T细胞来源于骨髓的多能干细胞，功能最复杂，既能与靶细胞特异性结合，破坏靶细胞膜后直接杀伤靶细胞，又能释放淋巴因子，最终使免疫效应得到强化。

B细胞由骨髓中的淋巴干细胞分化而来，受抗原刺激后，分化增殖为浆细胞，合成抗体，发挥体液免疫的功能。

吞噬细胞

具有吞噬功能的细胞统称为吞噬细胞，从形态上分为小、大两种吞噬细胞。前者是外周血中的中性粒细胞，后者是血中的单核细胞和多种器官、组织中的巨噬细胞，两者一起构成单核吞噬细胞系统。

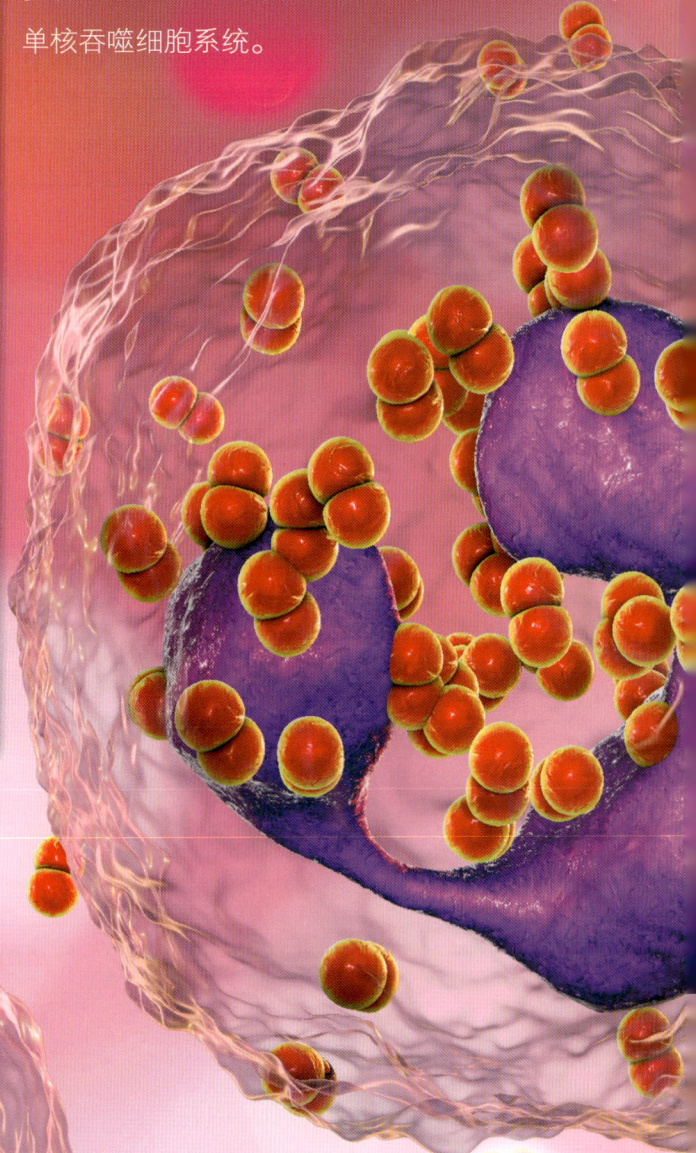

一旦病原体穿透皮肤或黏膜到达体内组织后，吞噬细胞立即从毛细血管中穿越出来，然后聚集到病原体所在部位，很快病原体就被吞噬杀灭。

吞噬细胞通过吞噬作用，在2至3天的存活期内，对病原体持续进行定向迁移、识别、吞噬和杀伤等环节活动。

免疫分子

免疫分子是指一切具有免疫能力的物质，主要是指抗原及抗体，包括免疫细胞、免疫蛋白、免疫因子等。在抗原的刺激下，免疫分子还能产生更多其他种类的免疫分子，在人体的免疫系统中发挥效能。

我会像你吃光美味的食物一样，一口一口地把病原体吃到肚子里，然后消灭这些坏蛋啊！

完善的系统

趣味小链接

花粉中含有油质和多糖等成分，当它们被人吸入后，会被鼻腔的分泌物消化，随后释放出大量不同种类的抗体。当这样的抗体和入侵的花粉结合并大量累积，从而就会引起皮肤过敏。

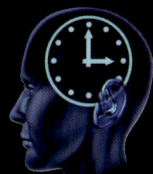

219

神经系统

　　神经系统可以调控人体的循环、呼吸、消化、泌尿、生殖等系统和感觉感官的生理功能，也可以调控人的生长、发育、睡眠、心理、感情、思维等众多生理现象。

> 我连接着你身体的各个部位，你知道吗？你做出的每一个决定、进行的每一个动作都有我的参与呢！

神经系统

　　神经系统主要由神经组织组成，是对生理功能活动的调节起主导作用的系统，分为中枢神经系统和周围神经系统两大部分。

　　人体的结构精密、功能复杂，各器官、系统的功能和各种生理过程都是在神经系统的直接或间接调节控制下，互相协调运作，使人体成为一个完整统一的有机体。

　　中枢神经系统的最主要功能是传递、储存和加工信息，产生各种心理活动，支配与控制机体的全部行为。而周围神经系统则是将外周感受器和中枢神经进行连接。

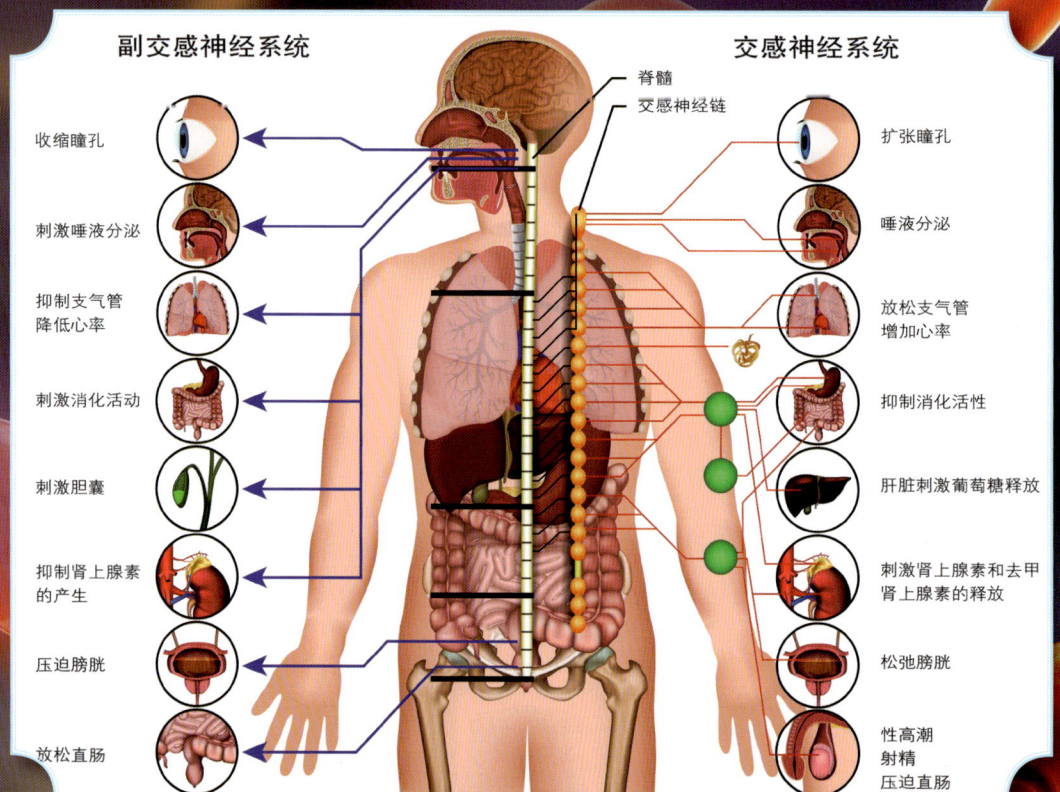

副交感神经系统　　　　　　　　　　交感神经系统

脊髓
交感神经链

收缩瞳孔　　　　　　　　　　　　　扩张瞳孔

刺激唾液分泌　　　　　　　　　　　唾液分泌

抑制支气管
降低心率　　　　　　　　　　　　　放松支气管
　　　　　　　　　　　　　　　　　增加心率

刺激消化活动　　　　　　　　　　　抑制消化活性

刺激胆囊　　　　　　　　　　　　　肝脏刺激葡萄糖释放

抑制肾上腺素
的产生　　　　　　　　　　　　　　刺激肾上腺素和去甲
　　　　　　　　　　　　　　　　　肾上腺素的释放

压迫膀胱　　　　　　　　　　　　　松弛膀胱

放松直肠　　　　　　　　　　　　　性高潮
　　　　　　　　　　　　　　　　　射精
　　　　　　　　　　　　　　　　　压迫直肠

中枢神经系统是神经系统的主要构成部分，由脑神经节、神经索或脑和脊髓以及它们之间的连接成分组成，位置常在人体的中轴。

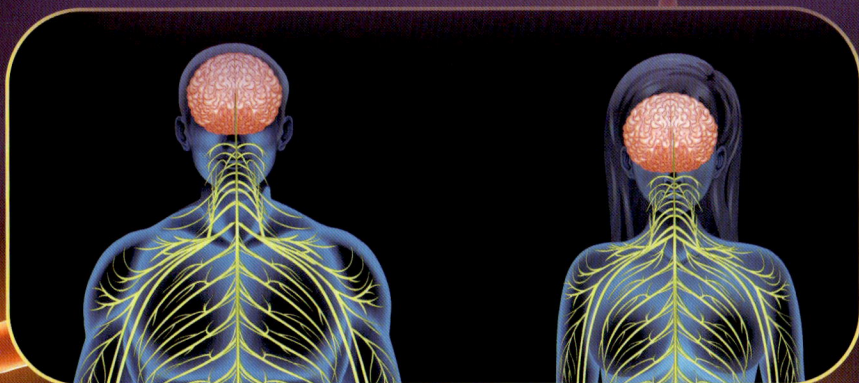

你做出的所有反应几乎都在我的指挥下进行，我在你的生命中扮演了重要的角色呢！

中枢神经系统是调节某一特定生理功能的神经元群，如呼吸中枢、体温调节中枢、语言中枢等。

中枢神经系统接受全身各处的传入信息，经它整合加工后成为协调的运动性传出，或者储存在中枢神经系统内成为学习、记忆的神经基础。

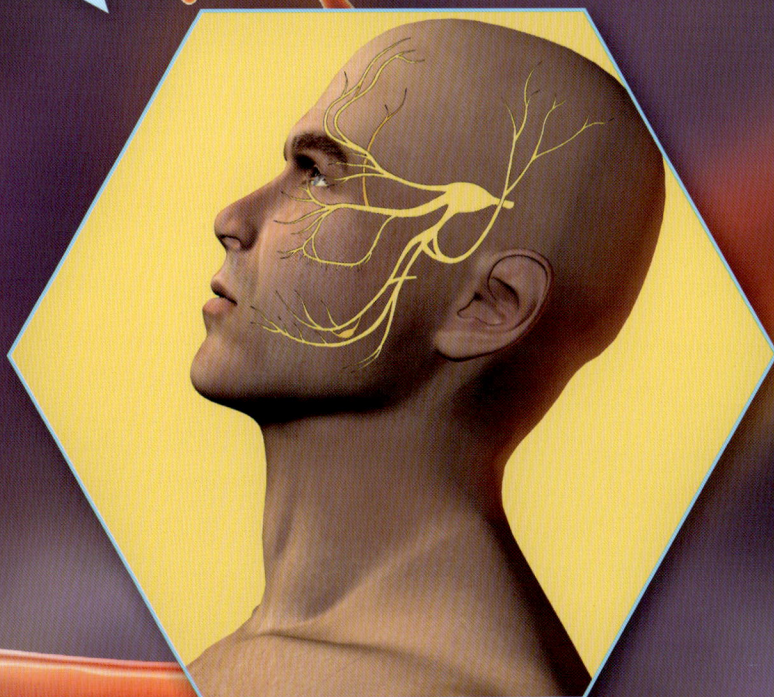

脑

人类的脑是由约140亿个脑细胞构成的重达1400克的海绵状神经组织，其是中枢神经系统的高级部分，位于颅腔之中。在构造上，按部位的不同分为前脑、中脑和后脑三部分，各部分的功能是不一样的。

前脑

大脑两半球与间脑合起来称前脑，是人脑最大的区域，包括大脑皮质、边缘系统、丘脑和下丘脑四部分。前脑是脑中最复杂也最重要的部分。

中脑

中脑位于脑桥之上，正处在整个脑的中间，并与后脑的脑桥和延脑相连接，是脑干中最短和分化最少的部分。

中脑是视觉和听觉的反射中枢。在中脑的中心有一个网状的神经组织，称为网状结构，其主要功能就是控制觉醒、注意力和睡眠等意识状态。

中脑中的网状结构的作用扩及脑桥、中脑和前脑。中脑与后脑的脑桥和延脑合在一起，称为脑干。脑干是生命中枢，一系列的重要生理功能的发生与作用都有脑干参与。

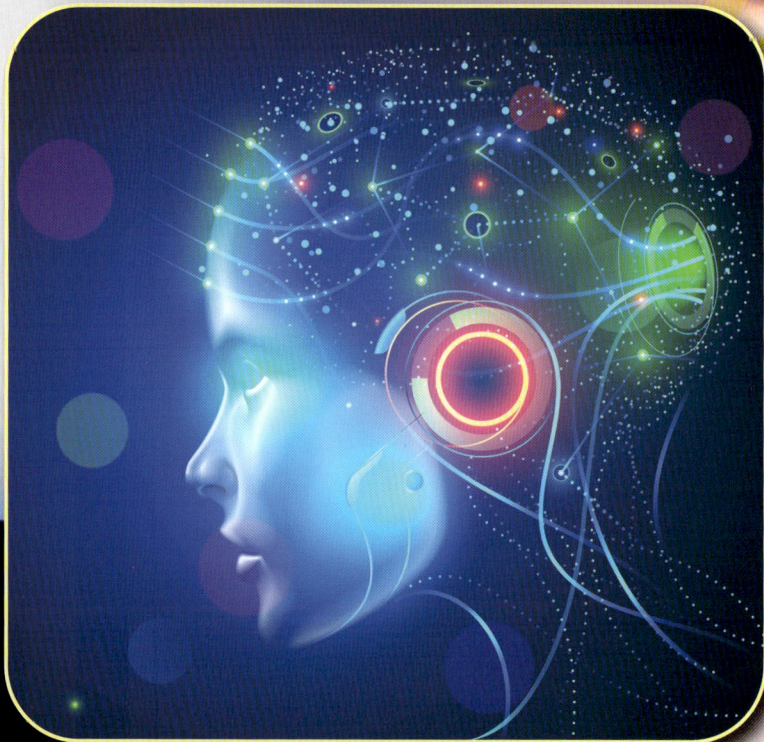

后脑

后脑位于脑的后下部，包括脑桥、延脑和小脑三部分，各部分的功能各不相同，都发挥着重要作用。

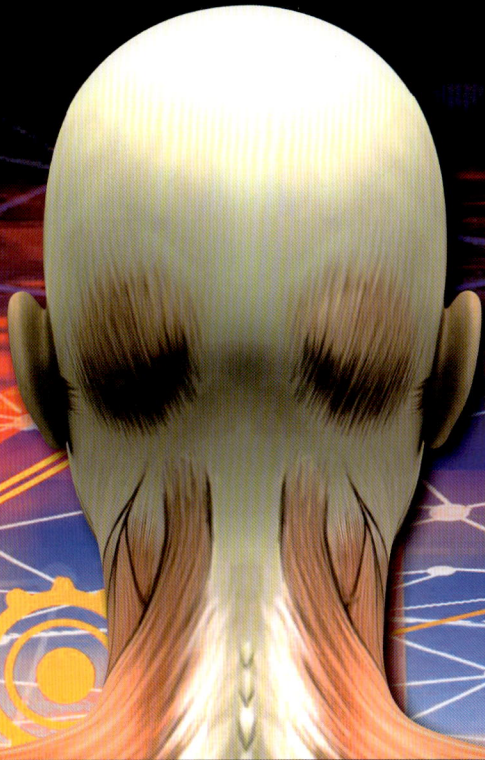

脑桥是脑干内由神经纤维构成的较为肥大的管状体，位于延脑之上、中脑和延髓之间，也就是小脑的腹侧。脑桥如果受损可能使睡眠失常。

延脑呈细管状，位于脊髓的上端，与脊髓相连，所以也叫延髓。它的主要功能是控制呼吸、心跳、吞咽及消化，一旦受到损伤就会危及生命。

小脑位于脑桥之后，形似两个相连的皱纹半球，它的主要功能是控制身体的运动与平衡。如果小脑受损，就会影响身体的自由灵活度。

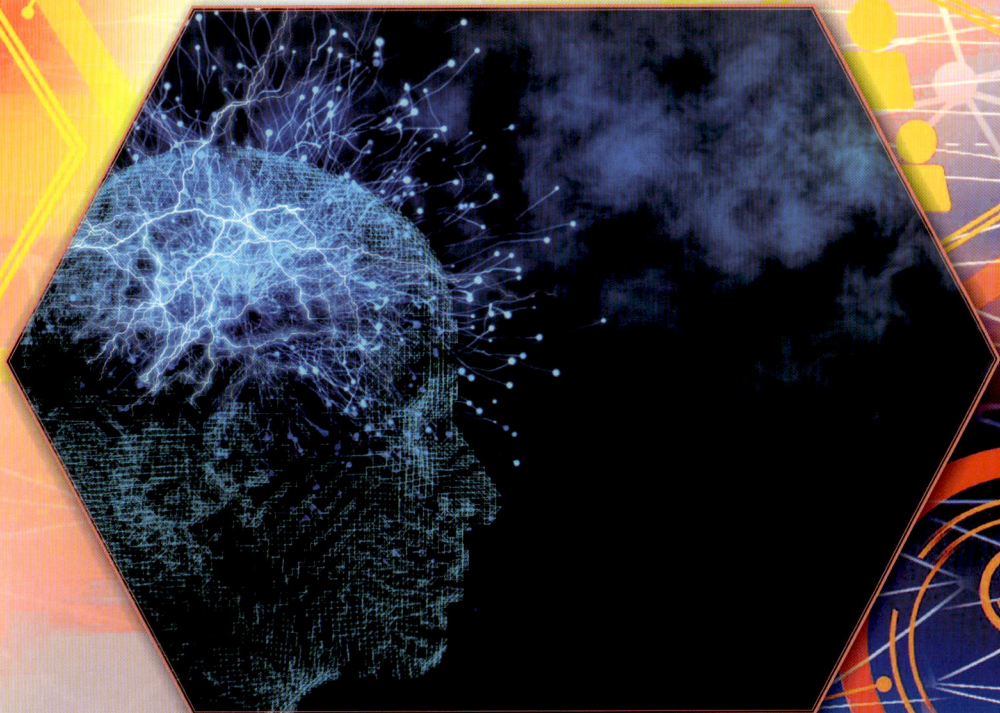

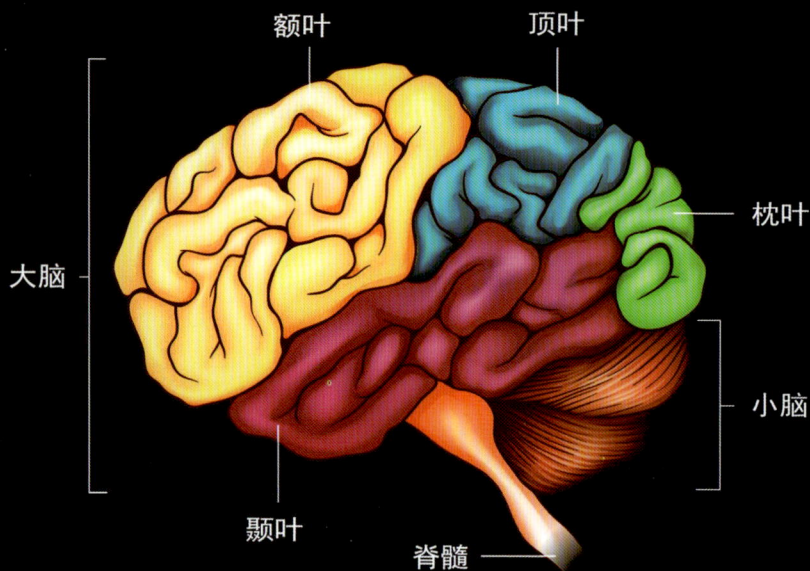
额叶　　　　顶叶

大脑

枕叶

颞叶

脊髓

小脑

大脑皮质

大脑皮质是覆盖在大脑半球表面的灰质，表面积为2200至2850平方厘米，体积约为300立方厘米。其深部是髓质，内含基底节。

大脑皮质是中枢神经系统中最重要的部分，上面布满了下凹的沟和凸出的回，分隔左右两半球的深沟称为纵裂。

大脑皮质可以分为额叶、顶叶、枕叶、颞叶与岛叶五个部分，各部分分工不同但相互联系，共同对身体的运动和感觉中枢以及视觉、听觉等发挥作用。

你身上发生的所有活动几乎都有我的参与，我受到了伤害，你的健康就无法保证哦！

EDGE
COMPUTING

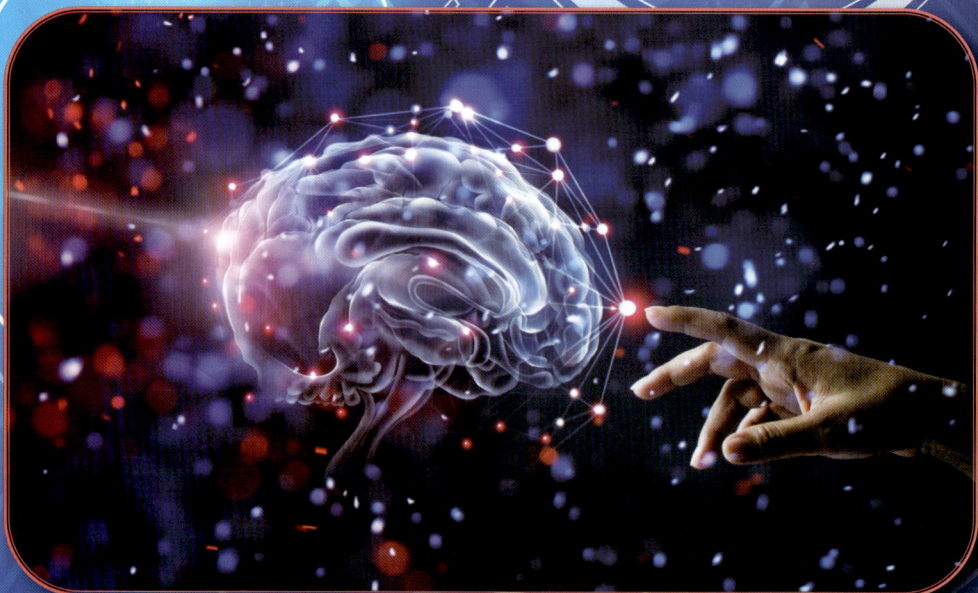

边缘系统是指人体中枢神经系统中的大脑组织以及和这些组织有密切联系的神经结构和核团的总称。边缘系统主要由海马结构、海马旁回及内嗅区、齿状回、扣带回、乳头体以及杏仁核组成。

边缘系统的作用是使中脑、间脑和新皮层结构之间发生信息交换；通过与下丘脑及植物神经系统的联系，参与调解本能和情感行为，最终实现自身生存和物种延续。

边缘系统中的海马结构对学习过程和记忆发挥着重要作用。如果海马结构或与它的功能相联系的结构受损，就会产生各种不同形式的记忆障碍。

丘脑

丘脑又称背侧丘脑，是间脑中最大的卵圆形灰质核团，左、右丘脑借灰质团块相连，是最重要的感觉传导站。

从脊髓传来的神经冲动，都先中转于丘脑，然后再由丘脑分别传送至大脑皮质的相关区域。一旦丘脑受损，神经冲动无法实现再次传递，这将使感觉扭曲，人就不能客观真实地了解周边世界。

除嗅觉外，全身各种感觉的传导通路，首先进入丘脑内，丘脑对各种感觉进行粗略的分析与综合，更换神经元，然后再将其投射到大脑皮质。

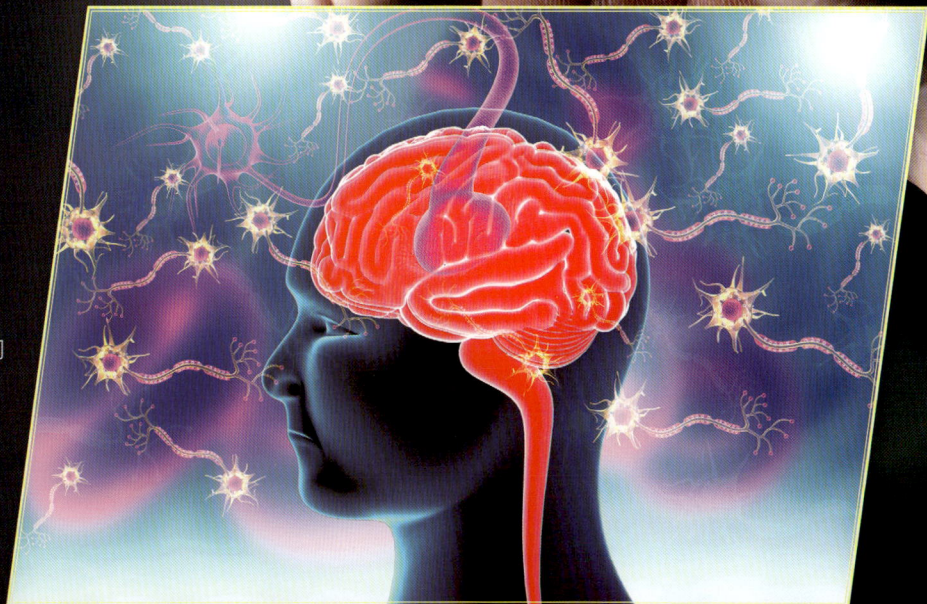

完善的系统

下丘脑

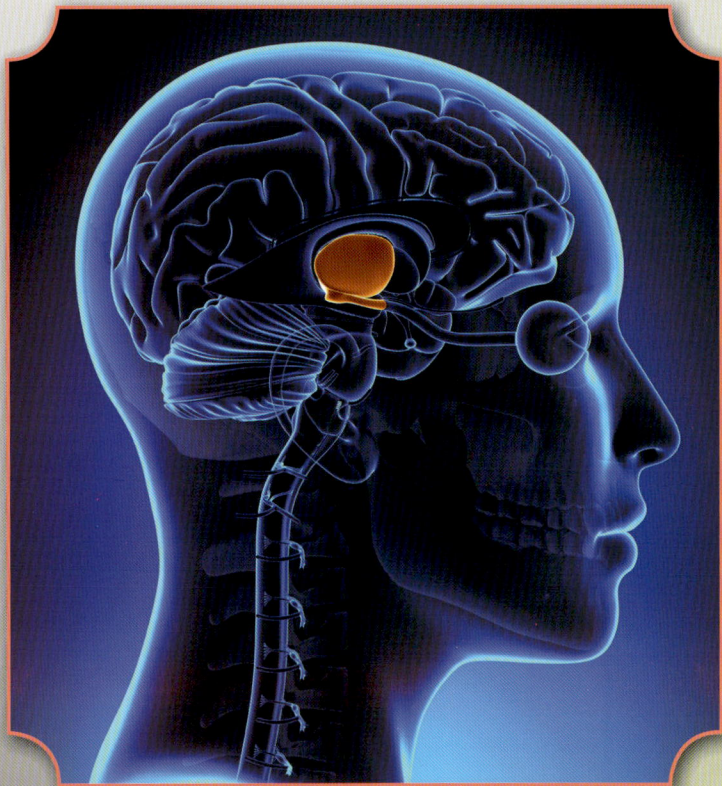

下丘脑位于丘脑的下面，重量仅仅为4克左右，占全脑重量的0.3%左右，是植物神经的皮质下最高中枢，是边缘系统、网状结构重要的连接点，垂体内分泌系统的激发处。

下丘脑体积比丘脑小，但功能比丘脑复杂。下丘脑是自主神经系统的主要控制中心，它直接与大脑皮质的各区和主控内分泌系统的脑垂体相连接。

下丘脑可以高效控制内分泌系统、维持新陈代谢、调节体温，并且与饥饿、口渴等生理性动机及情绪产生关联。一旦下丘脑受损，人体的饮食习惯与排泄功能会随之被破坏。

如果你感受到了饥饿，那是我在提醒你需要进食来维持正常的生理活动呢！

体温调节中枢

体温调节中枢是指在中枢神经系统内，对体温变化起调节作用的神经结构。体温调节的基本中枢位于下丘脑的前、后部，在下丘脑前部的是散热中枢，后部为产热中枢，两个中枢通过交叉抑制实现体温的相对稳定。

体温的自主性调节主要通过反射来实现。外部环境温度变化或由于机体活动的改变所引发的体表温度或深部温度变动，都会敏锐地刺激温度感受器。温度感受器的传入冲动经过下丘脑整合，中枢就会发出冲动，使全身各处效应器的活动发生改变，进而调整机体的产热过程和散热过程，最终实现对温度的自主调节。

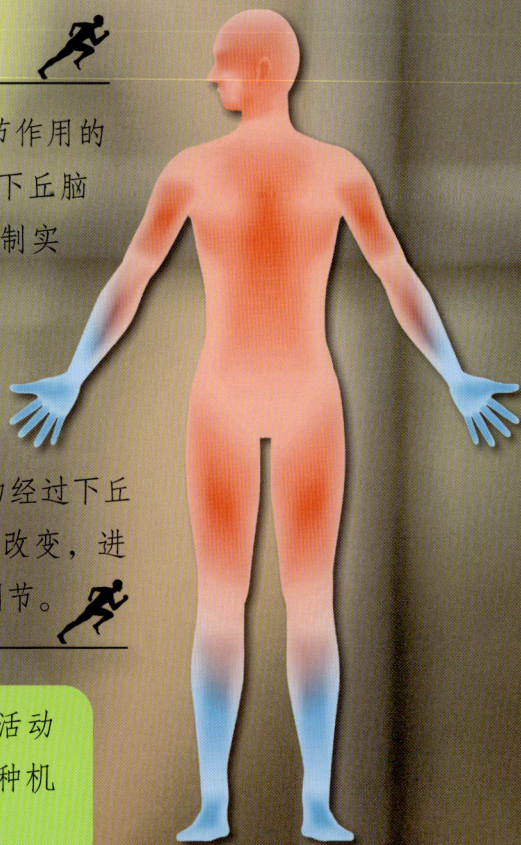

人体进入温度相对较高或较低环境时，身体各项生理活动均会发生显著变化，这些变化正是机体在快速调整它的各种机能，以适应环境温度的剧烈变化所带来的影响。

我能够指挥各个呼吸器官，帮助你进行正常的呼吸运动！

呼吸中枢

呼吸中枢作为中枢神经系统内产生和调节呼吸运动的神经细胞群，其主要分布在大脑皮质、间脑、脑桥、延髓和脊髓等部位，参与呼吸节律的产生和调节过程。

延髓中有产生节律性呼吸的基本中枢，其中呼与吸两部位有部分重叠。若单独刺激某个中枢部位，单独发生刺激反应，交替刺激两个部位，可引起相应刺激反应交替出现。延髓呼吸中枢具有内在节律活动，能够产生节律性呼吸，因此习惯上被称为基本节律中枢。

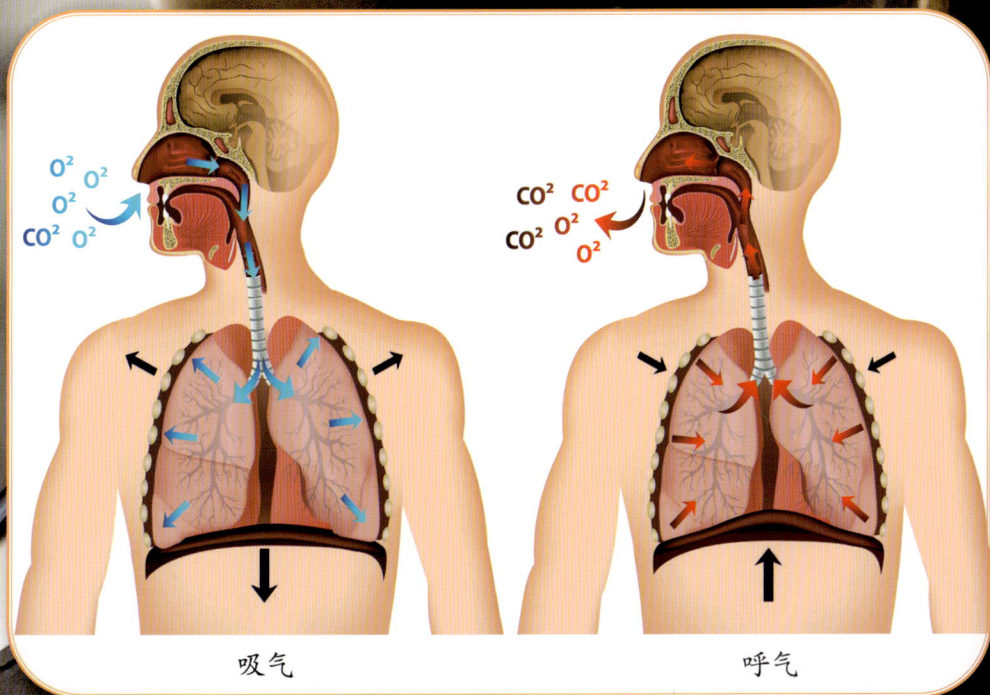

完善的系统

O^2 O^2 O^2
O^2 O^2
CO^2 O^2

CO^2 CO^2
CO^2 O^2
O^2

吸气

呼气

脑桥内神经元主要是吸气呼气神经元，它们与延髓呼吸神经元之间保持积极的双向联系。脑桥可以调整延髓呼吸神经元活动的结构，抑制吸气并使吸气向呼气转化，因此也常被称为呼吸调整中枢。

语言中枢的功能是控制人类进行思维和意识等一些高级活动，并进行语言的传达。儿童时期如在大脑优势半球尚未建立时，左侧大脑半球受到损伤，还有机会在右侧大脑半球皮质区再建立其优势，而使语言机能得到适当的恢复。

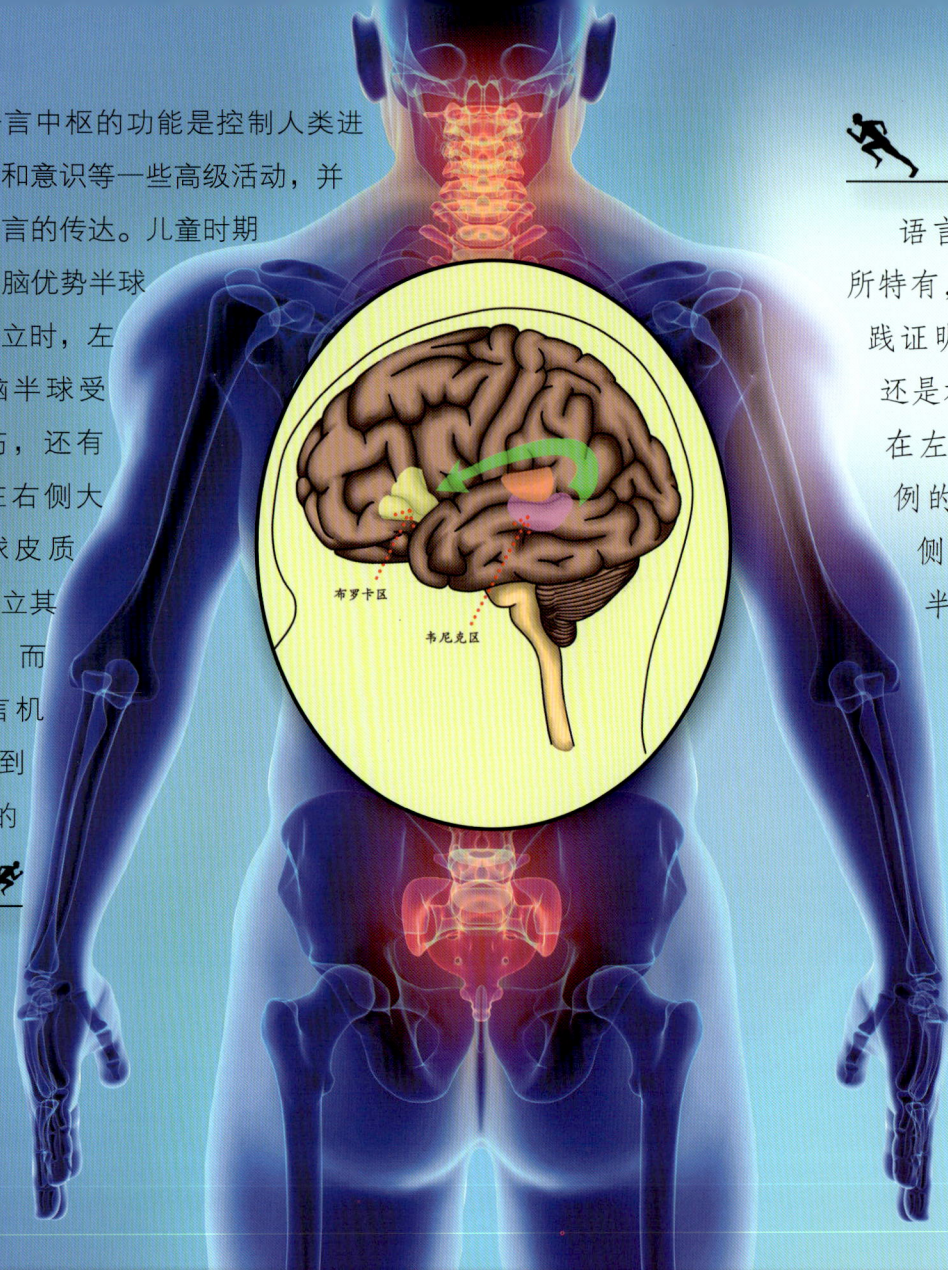

语言中枢为人类大脑皮质所特有，多位于左侧。临床实践证明，无论日常惯用左手还是右手的人，其语言区都在左侧半球。仅有少数特例的人，其语言区位于右侧半球。语言区所在的半球称为优势半球。

语言中枢有书写性、视觉性、运动性和听觉性语言中枢四部分。各部分密切联系、互相配合，才能发挥作用。

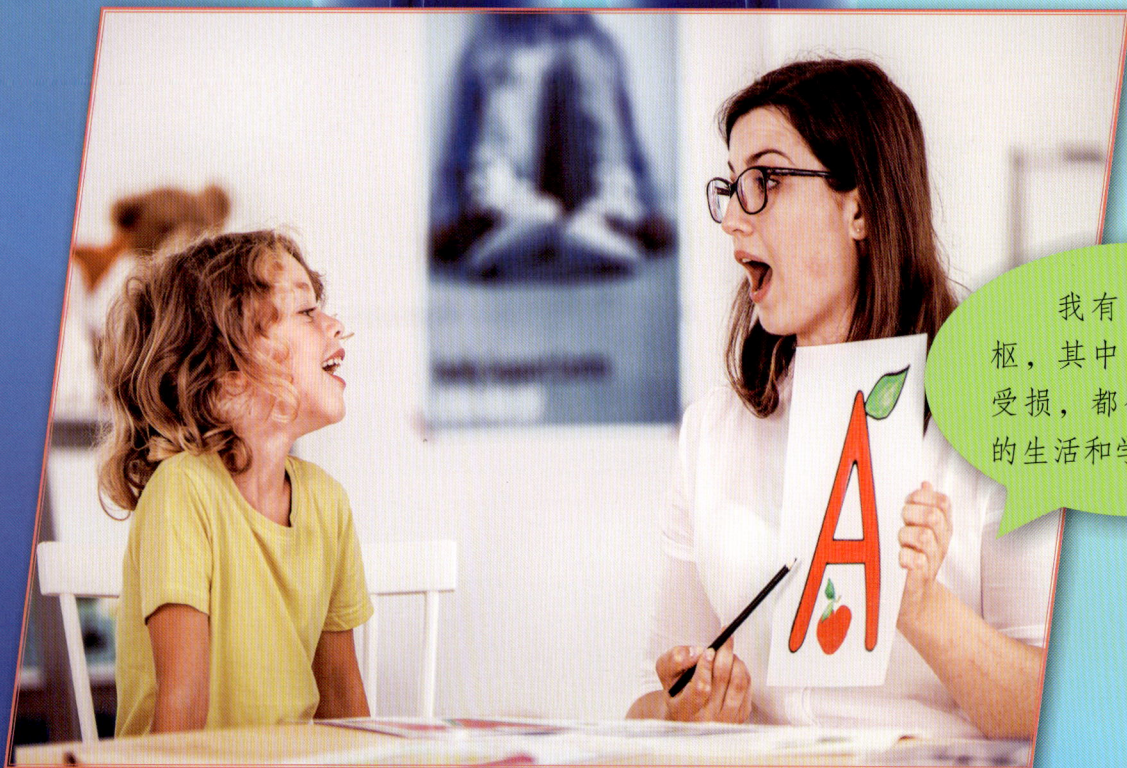

布罗卡区

韦尼克区

我有四大语言中枢，其中的任何一处受损，都会影响到你的生活和学习呢！

脊髓两旁含有大量丰富的神经，多以成对方式分布到全身皮肤、肌肉和内脏器官中。当脊柱受伤时，脊髓也会损伤，随之患者会伴有下肢瘫痪、大小便失禁等情况发生。

脊髓是位于椎管内，前后稍扁且粗细不等的圆柱体，成年人脊髓全长41至45厘米，其是中枢神经的一部分。

脊髓上端与颅内的延髓相连，下端呈圆锥形，随个体发育而各有差异，一般成人终止于第一腰椎下缘或第二腰椎上部。

周围神经系统

周围神经系统是指脑和脊髓以外的所有神经，这其中包含神经节、神经干、神经丛及神经终末装置。根据连于中枢的部位不同，周围神经分为脑神经和脊神经；根据分布的对象不同，可分为躯体神经和内脏神经。其中，躯体神经在体表、骨、关节和骨骼肌各处分布，内脏神经分布于内脏。

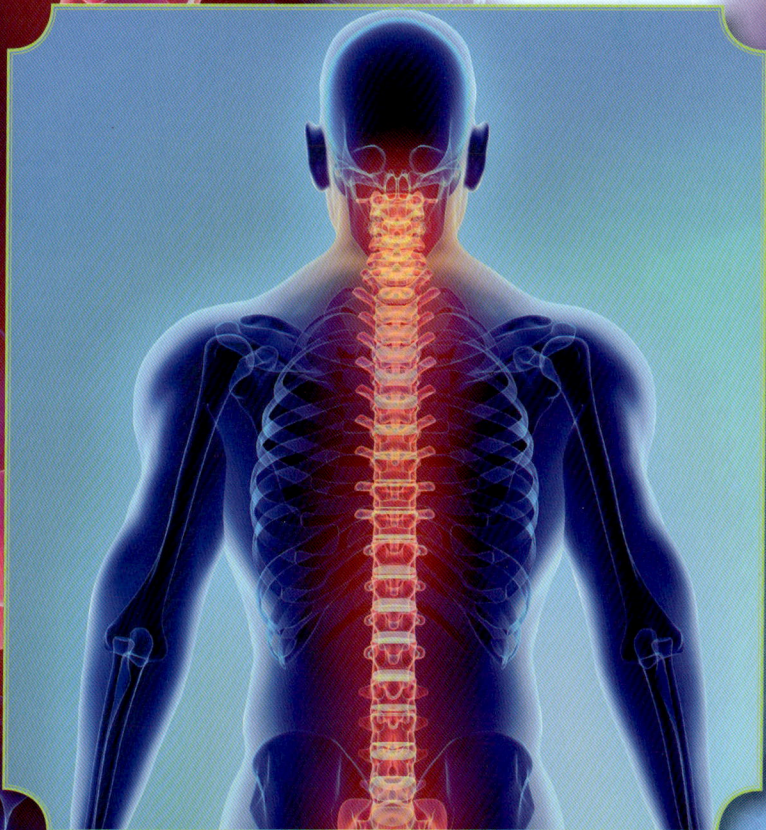

嗅神经

嗅神经是第一对脑神经，由特殊的内脏感觉纤维组成，包括20多条嗅丝，主要功能是将气味的感觉传递给大脑半球的嗅球，是特殊的感觉神经。

视神经

视神经是第二对脑神经，由特殊的躯体感觉纤维组成，属于感觉神经，主要功能就是传导视觉冲动。

脑神经

脑神经是从脑发出的左右成对的神经，因此也称为颅神经，共有12对，包括嗅神经、视神经、三叉神经及位听神经等。

位听神经

位听神经又称为前庭蜗神经，由蜗神经和前庭神经两部分构成，其是人体的第八对脑神经，属于感觉神经之一。它的功能是把与听觉和平衡觉有关的神经冲动传入大脑。一旦位听神经损伤，轻者会出现眩晕、眼球震颤和听力障碍，严重者会表现为伤侧耳聋及前庭功能的丧失。

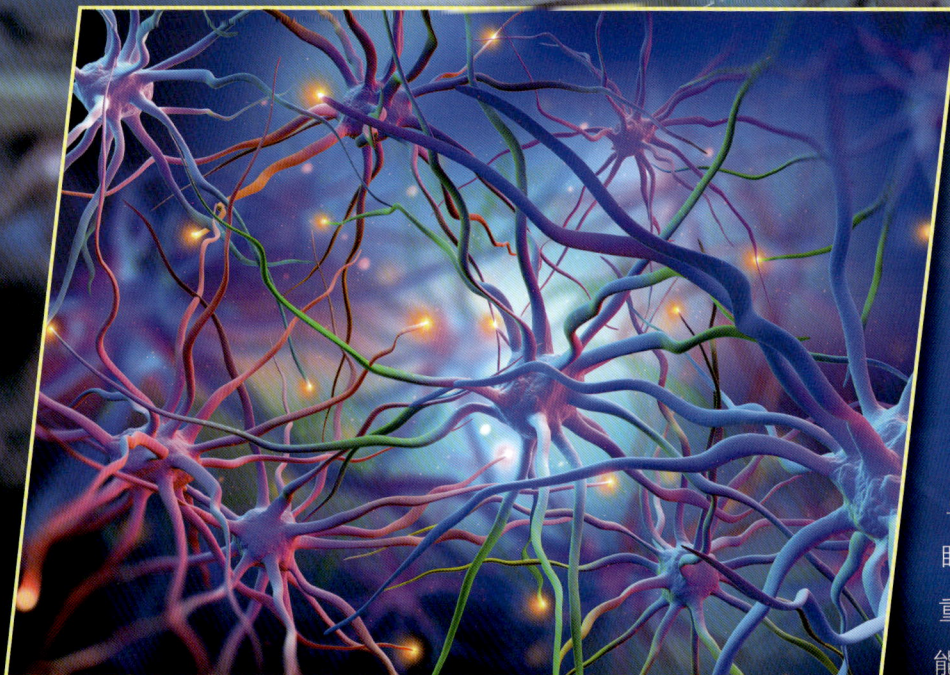

> 我的任何一部分神经受损，都会影响到你特定部位的功能，一定要注意安全啊！

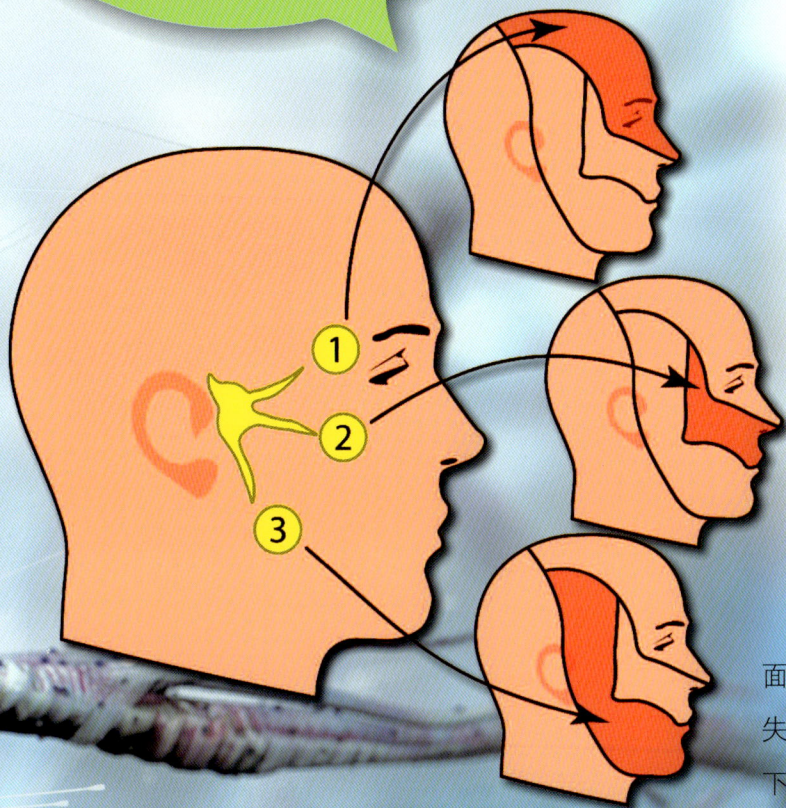

三叉神经

三叉神经是第五对脑神经，是混合性脑神经之一。按照部位，三叉神经的周围突分别组成三叉神经的三大分支：眼神经、上颌神经和下颌神经。

眼神经是感觉神经，主要支配眼球、泪腺、结膜、鼻黏膜及额鼻部皮肤的感觉；上颌神经也是感觉神经，主要支配同侧整个上颌骨及同侧鼻、下唇、下睑、牙齿和软硬腭的感觉功能；下颌神经是混合性神经，支配咀嚼肌等。

三叉神经受到损伤时，受到损伤一侧的头面部皮肤及舌、口、鼻腔黏膜的一般感觉会丧失，角膜反射消失，患侧咀嚼肌瘫痪，张口时下颌会偏向患侧。

脊神经

脊神经又称脊髓神经，是指由脊髓发出的成对神经，每一对脊神经由前根和后根在椎间孔处合成。包括颈神经8对，胸神经12对，腰神经5对，骶神经5对及尾神经1对。

脊神经的前根由源于脊髓前角运动神经元、侧角的交感神经元或副交感神经元的轴突构成，纤维随脊神经分布到骨骼肌、心肌、平滑肌和腺体，支配控制肌肉收缩和腺体的正常分泌。

脊神经后根由感觉神经元的轴突组成，后根上有由传入神经元细胞聚集而成的脊神经节，其末梢分布全身各处，因此能感受到各种刺激。

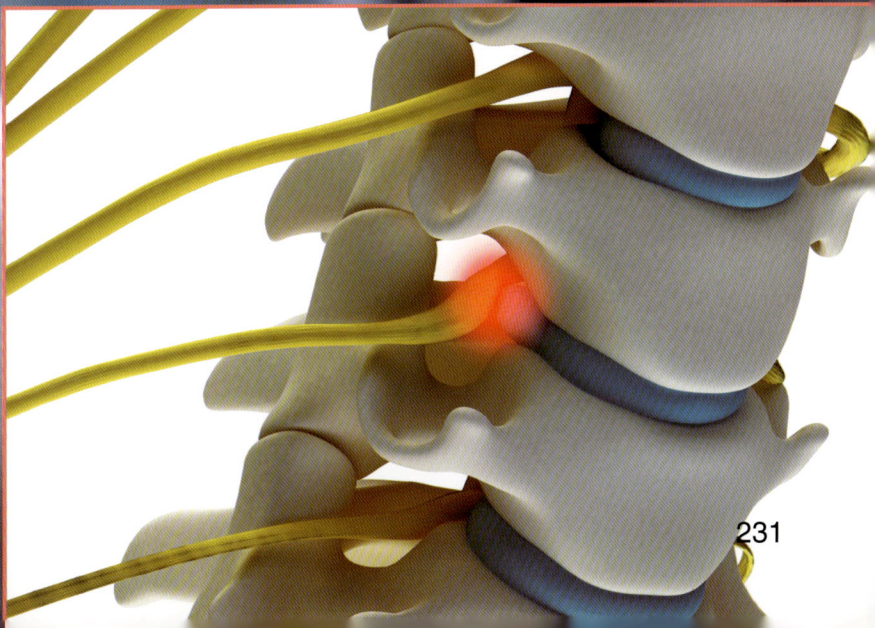

完善的系统

231

神经元

　　神经元是一种高度特化的神经细胞，是神经系统的基本结构和功能单位，包括细胞体和突起两部分，具有感受刺激和传导兴奋的功能。

　　细胞体的作用是联络和整合输入信息并传出信息。突起分树突和轴突两种，前者接受其他神经元轴突传来的冲动并传给细胞体，后者接受外来刺激，再由细胞体传出。

　　我存在于你的身体各处，如果你感觉到疼痛，就是我在提醒你你已经受伤了，你一定要好好保护自己啊！

　　细胞体的中央有细胞核，核的周围为细胞质。除了常见的细胞器如线粒体、内质网等，细胞质内还含有特有的神经原纤维及尼氏体。

儿童人体百科全书

突触

神经元之间的联络方式不是细胞质的互相沟通，而是互相接触。接触的进行通常是一个神经元的轴突与另一个神经元的树突或胞体借突触发生机能上的联系，接触部位的结构特化称为突触。通过这样的方式，实现神经冲动由一个神经元到另一个神经元的传递。

树突和轴突很容易从形态上分辨出来：树突是短而呈树枝状的分支，轴突是长而少，呈细索状的分支。前者可接受刺激并将冲动传向胞体，后者将冲动从胞体传向终末。

一般情况下，一个神经元的轴突只有一条，但树突可以是一个至多个不等。神经元的内部都是细胞质，外面都是细胞膜，胞体越大，其轴突越长，它们都属于神经细胞的突起。

在神经纤维中，传入纤维将神经冲动传到中枢神经系统；传出纤维将中枢神经系统的冲动传出，在传导冲动时还会释放神经递质。

神经纤维

神经纤维由神经元的轴突或树突、髓鞘和神经膜组成。其中神经元的突起细长如纤维，因此叫神经纤维；髓鞘由髓磷脂和蛋白质组成，因为包裹在轴突或树突的外面，因此有绝缘作用；神经膜是一种呈薄膜状的神经胶质细胞，它包在神经纤维外面，起保护和再生作用。

在人体所有器官和组织间隙中，都有神经纤维的分布，其主要功能是对冲动发生传导。传导的过程以生物电信号的形式，以每秒2至120米的速度进行。

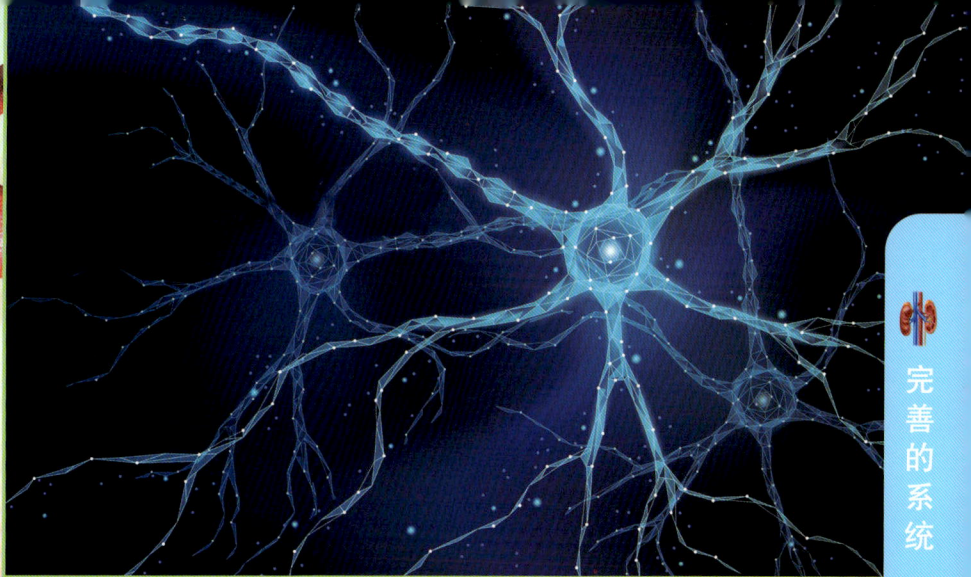

神经胶质

神经胶质细胞简称神经胶质，其是神经组织中除神经元外的另一大类细胞，以超过神经元10至50倍的数量分布在神经元之间，形成一种网状的支架。

神经胶质细胞突起很多，但没有树突和轴突之分，因此没有感受刺激和传导冲动的功能。尽管如此，它们也有不可忽略的作用来辅助神经元的正常工作。

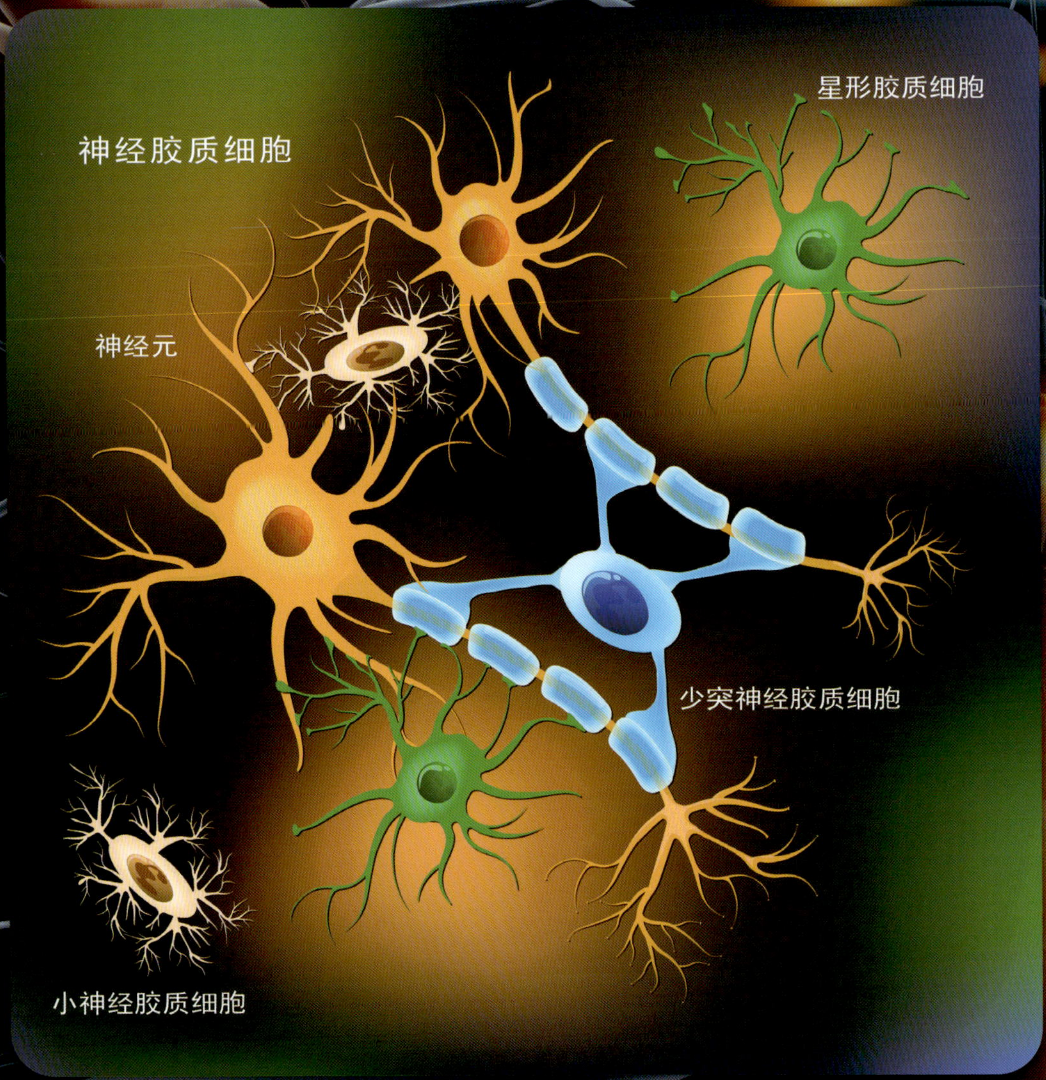

星形胶质细胞

神经胶质细胞

神经元

少突神经胶质细胞

小神经胶质细胞

神经胶质可以支持、滋养神经元，还可以吸收和调节某些活性物质，对神经元起到保护、营养、形成髓鞘和修复等多种作用。

儿童人体百科全书

神经冲动

神经冲动是指沿神经纤维传导兴奋或动作电位的传导，是一个极为复杂的过程。神经冲动以很快的速度在神经纤维上传播，本质上是膜的去极化过程。

正离子迅速移向细胞内，负离子则移到细胞外，这使细胞膜内外产生电位差，电位差使神经细胞膜的通道不断开放并允许某些离子通过。神经冲动就是以这种方式沿轴突传递。

神经冲动是一个电化学过程，包括电活动和化学反应两个过程。神经冲动与细胞膜内外正负离子的相随数量有关。当某些刺激神经使神经细胞膜上的部分微小通道开放时，就引发了神经冲动。

趣味小链接

紧张的感觉就来自神经。当我们得到一个信息时，在脑袋里就会产生一个下意识，被神经认定是一件危险的事，于是就会发出信号，命令肾上腺素分泌到血液里，使全身产生应急反应，表现为心跳加快、血压上升、呼吸急促、情绪反应等。

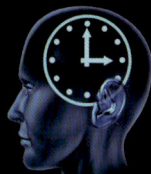

循环系统

循环系统是分布于人体全身的连续封闭管道系统，包括心血管系统和淋巴系统。在人体内，通过循环系统的运输，不同的组织器官之间可以进行能源物质、中间产物和废物等方面的科学传送。

心脏

心脏是人体中最重要的器官之一，位于胸腔中部偏左下方，体积大小和成年人的拳头相似，似前后略扁的倒置圆锥体。

血液循环的中心系统就是心脏，它把血液不断地"押送"到全身的血管中，这样血液就能发挥运输氧气、二氧化碳、营养素和废物的作用。

血液的循环是由于心脏"泵"的作用实现的。组成心脏的心肌有节律地收缩和舒张形成心脏的搏动。心肌收缩时，血液进入动脉，流向全身；心肌舒张时，血液由静脉流回心脏。

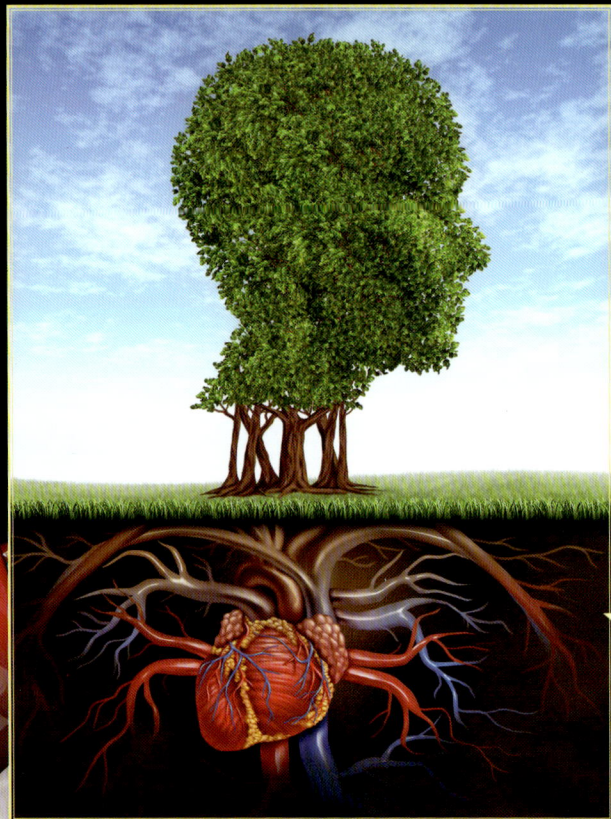

我就藏在你的左胸膛里面，一刻不停怦怦直跳的就是我啊！

心血管系统

心血管系统作为一个密闭的循环管道，由心脏、动脉、毛细血管和静脉等多个部分组成。血管是运输血液的管道，心脏通过有节律收缩与扩张，推动血液在血管中进行血液循环流动，以适应各组织和器官的需要，从而保证整个机体内环境的稳定和新陈代谢的正常。

动脉

动脉是介于心室与毛细血管之间的管道，从心脏发出不断分支成与毛细血管构造相似的毛细血管前小动脉，与毛细血管相接。血液由各级动脉导入毛细血管。

动脉管壁较厚，但弹力纤维较多，而且管腔断面呈圆形，所以具有很好的舒缩性和弹性，可随心脏的收缩、血压的高低而明显地搏动。动脉管壁的功能是通过管壁的扩张和管缩促使血液流动。

动脉管壁经常处于紧张状态，承受着相当高的血压，不断地受到血流的冲击，容易发生损伤。随着年龄的增长，动脉管壁可能发生不同程度硬化，尤其冠状动脉、脑动脉壁易于发生粥样硬化，使动脉管腔狭窄。

毛细血管

　　毛细血管是最微细的血管，平均直径7至9微米，但以极高的数量、以网状的方式分布在各器官的组织和细胞间。毛细血管是血液中的氧机营养物质深入组织间的通道，也是细胞和组织间的代谢物与血液进行物质交换的场所。

　　毛细血管数量很多，除了软骨、角膜、牙釉质及毛发上皮等处，基本分布于全身各处。由于毛细血管壁薄仅由一层上皮细胞构成，并且管内径极小，所以血流速度很慢，红细胞只能单行通过。

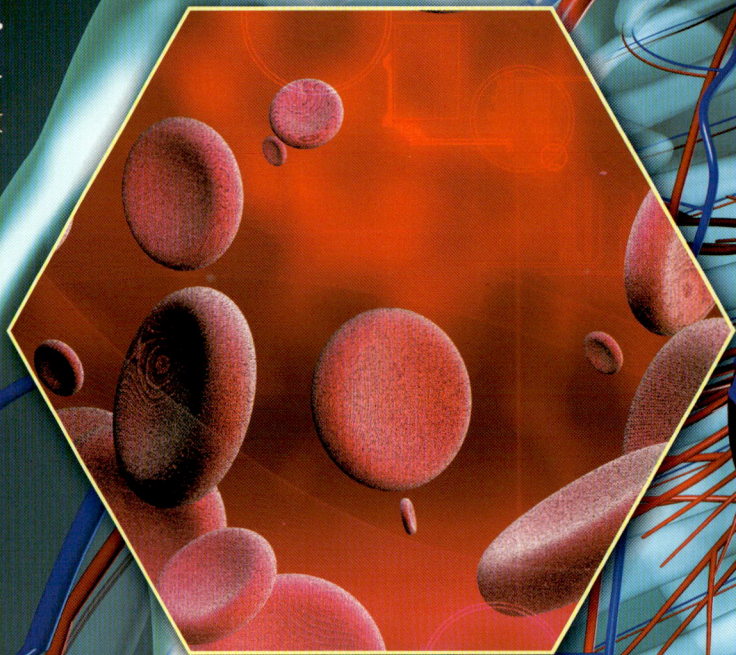

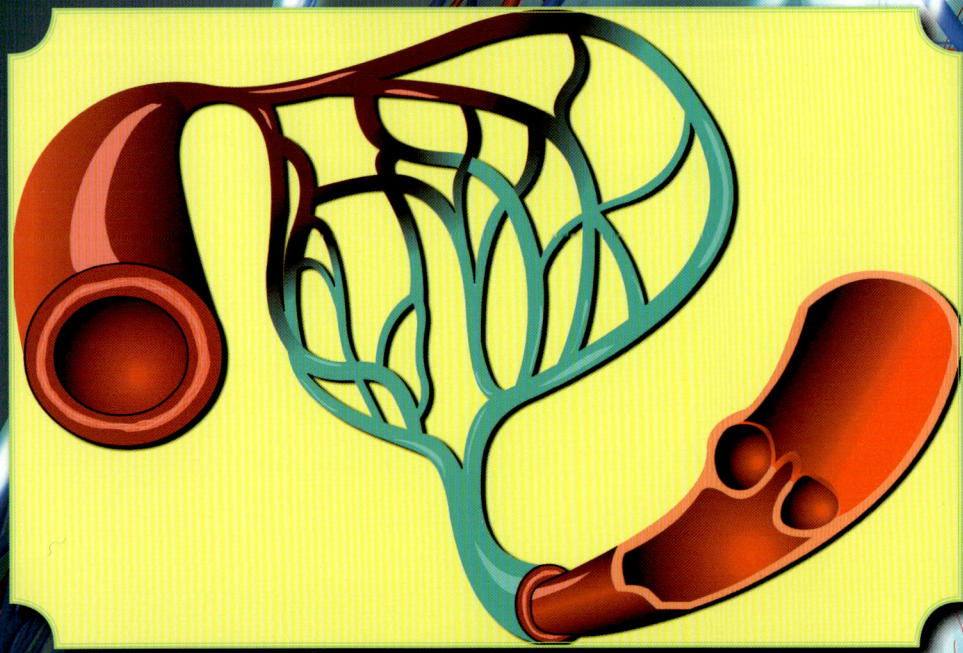

　　部分毛细血管的内皮细胞有窗孔，有的含有吞饮小泡，相邻的内皮细胞之间缝隙空间很大，这些前提条件都为毛细血管进行物质交换提供了形态学基础。

你伸出手臂，皮肤下面呈细条状，颜色呈紫色或者青色的就是我的一部分，和我打个招呼吧！

静脉

静脉是收集回流血液进入心脏的血管，一般与相应的动脉伴行，静脉的数量相比动脉要多，管径也更粗，容血量更多。但静脉管壁薄而弱，弹性也小，管壁多呈不规则形。

毛细血管随着静脉管径的扩大，内皮和结缔组织间开始出现排列稀疏的平滑肌，这就更好地承担起静脉血管的作用。

深静脉血栓形成

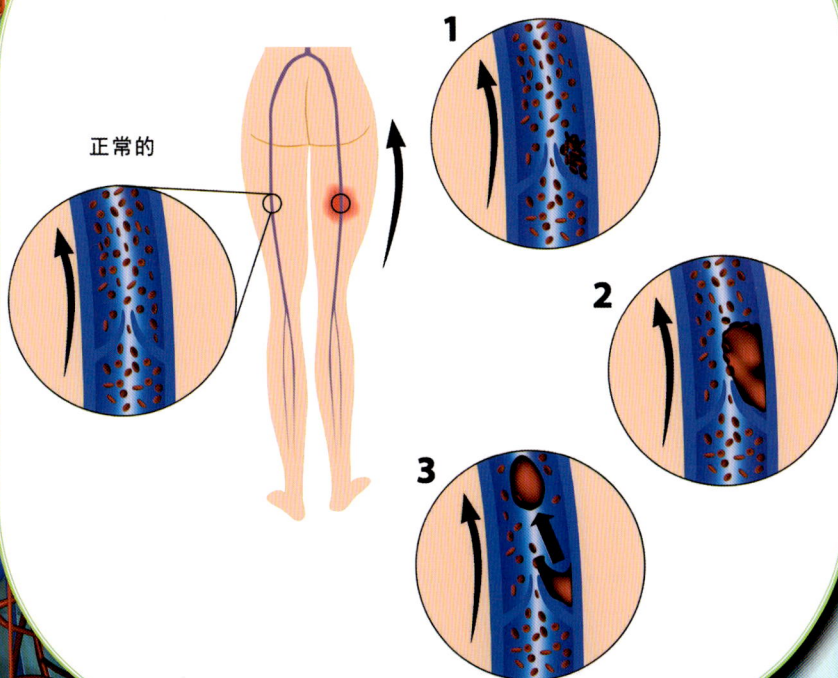

正常的

1

2

3

一般情况下，管径超过2毫米的静脉，尤其是下肢静脉，有间隔分布的静脉瓣。血液向心脏方向流动时，瓣膜贴靠管壁，一旦出现血液逆流情况，两瓣膜的游离缘开始快速相接，封闭管腔，防止血液倒流产生危险。

体循环

体循环又称为大循环，体循环的起点是左心室，终点是右心房。当心室收缩时，带有氧及营养物质的动脉血从左心室输出，经过主动脉及其各级分支，然后到达分布全身各部的毛细血管中，进行组织内物质交换和气体交换。此时的血液变成了含有组织代谢产物及较多二氧化碳的静脉血，然后经过各级静脉，最后汇入上、下腔静脉，流回右心房。

体循环可以有力地保证机体新陈代谢的进行。人体的各个组织从血液中获得各种营养物质、水分和氧等，并利用这些物质获得需要的热能。同时，又把代谢产生的废物排至血液，分别输送到呼吸器官及排泄器官，排出体外，以保持组织内部的稳定健康状态。

体循环的主要特点是路径长、范围广，并且组织细胞和毛细血管发生物质交换后，含氧量高的动脉血转为含氧稀少的静脉血，颜色也由鲜红转为暗红。

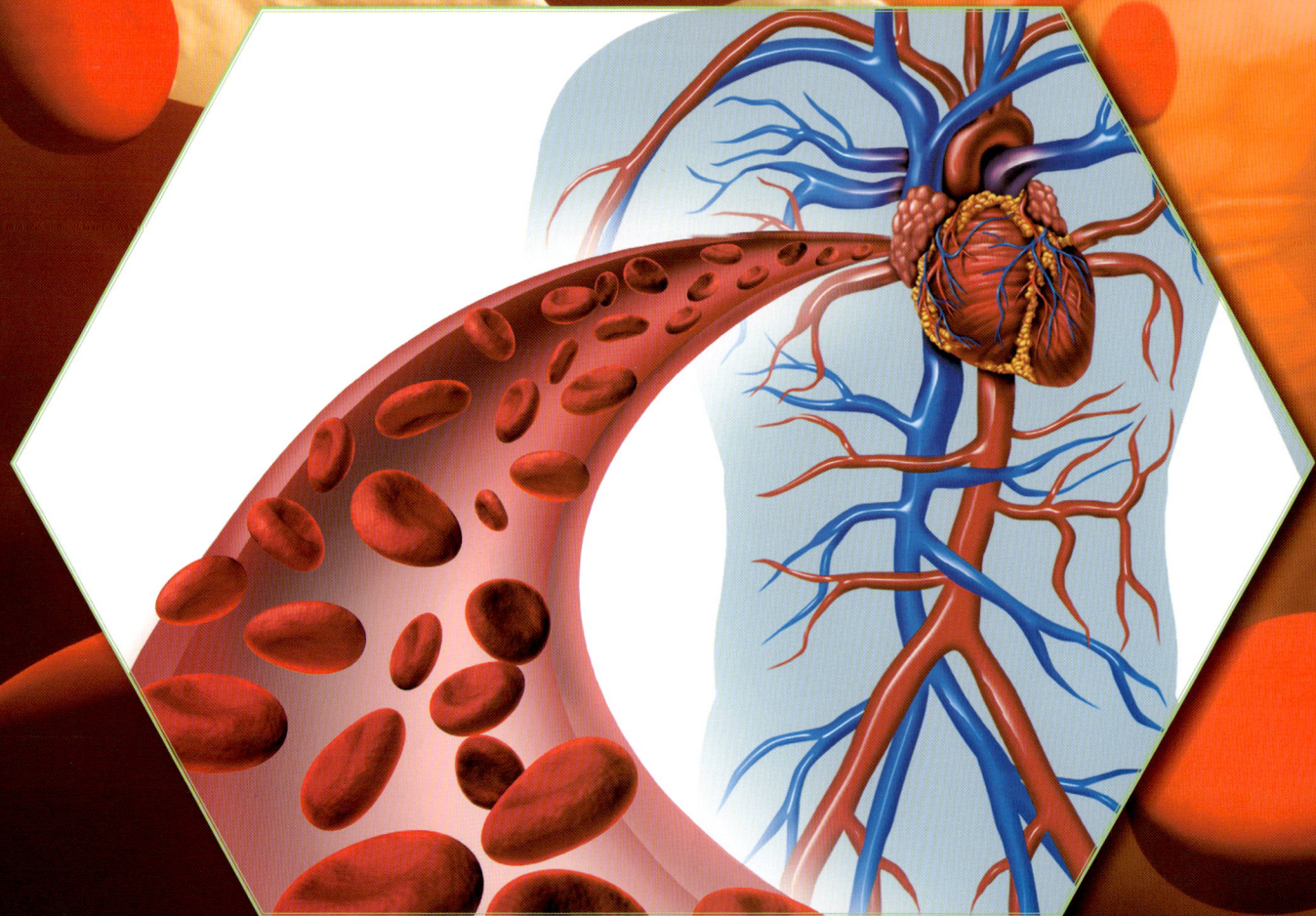

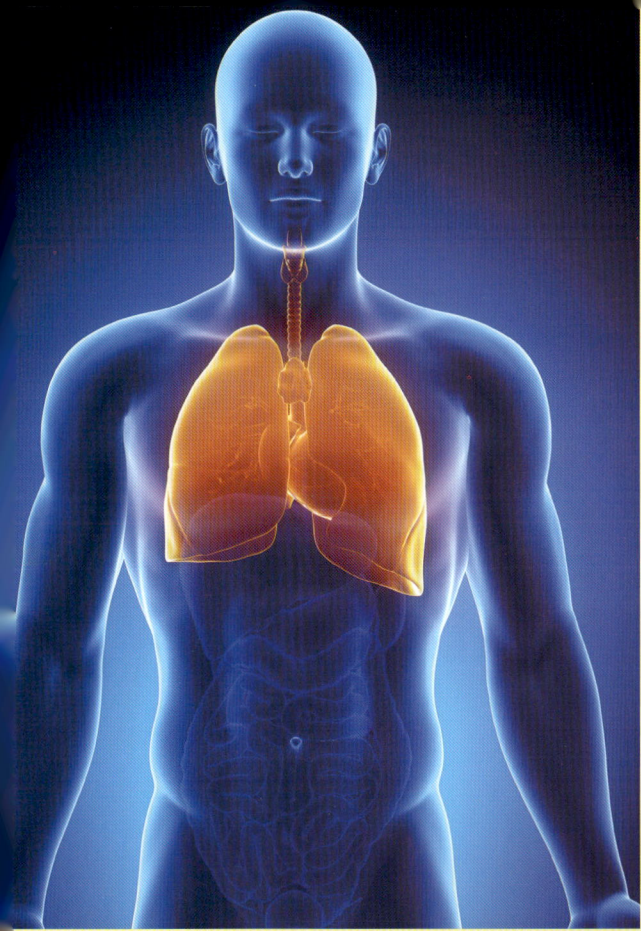

肺循环

肺循环又称为小循环。经过了体循环返回心脏的血液从右心房流入右心室后，当心室收缩时，血液从右心室进入肺动脉，然后经肺动脉分支到达肺毛细血管，开始在此进行气体交换。此时，交换后的静脉血变成动脉血，然后经肺静脉回流入左心房，再流入左心室，完成一次小循环。

肺动脉管壁薄，弹性纤维较少，容易扩张。肺血管分支多而短，并且口径粗，外周阻力小，肺动脉压只有主动脉压的六分之一，所以肺循环更快更易于进行。

我能够帮助你将静脉血变成动脉血，促进你的血液循环，保证你身体的正常机能呢！

淋巴管道

淋巴管道由毛细淋巴管、淋巴管、淋巴干及淋巴导管四个部分组成，是淋巴液回归血液循环的闭锁通道。

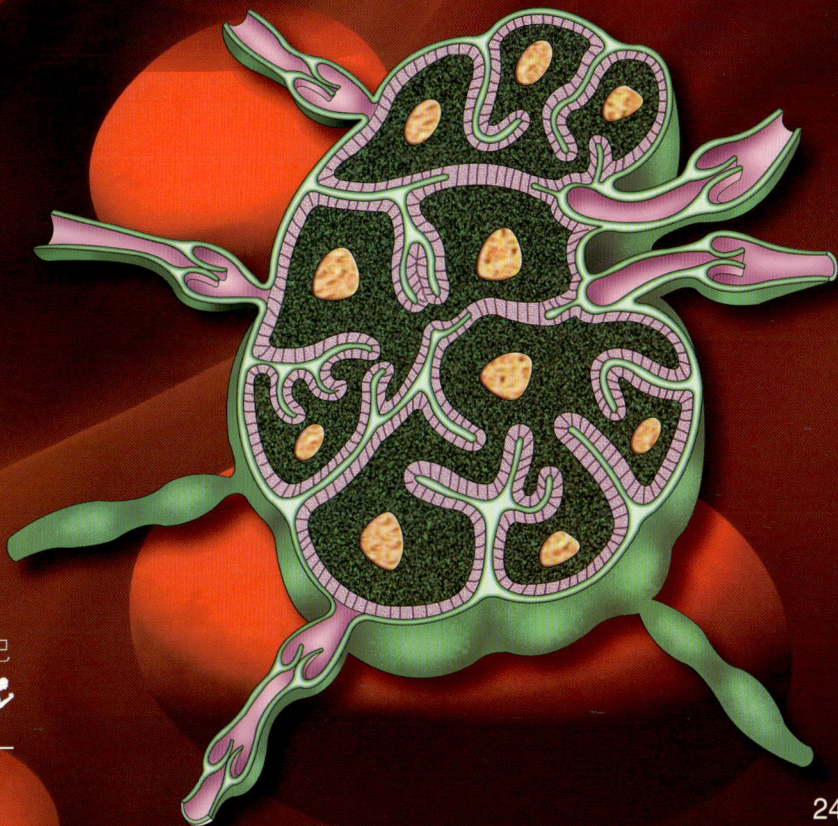

毛细淋巴管

　　毛细淋巴管是淋巴系统的起始部分，以膨大的盲端起始于组织间隙内，彼此交错编织形成网状。毛细淋巴管与毛细血管一样，几乎分布于全身各处器官和组织当中。

我能够吸收大分子物质和细胞代谢产物来帮助你维持身体稳态，还能参与免疫反应大展身手呢！

　　毛细淋巴管壁的通透性较大，水分和较难穿过毛细血管的大分子物质，如蛋白质、细菌、异物、癌细胞等都有可能轻易进入毛细淋巴管。

淋巴系统

　　淋巴系统由淋巴管道、淋巴器官和淋巴组织等共同构成，是近乎遍布全身各处的一个网状的液体系统，是人体内重要的防御功能系统。

　　淋巴系统在引流淋巴液的同时，一方面起着清除机体内的异物和细菌的作用；另一方面，分散在淋巴系统中的淋巴结，也如高效过滤装置一般，阻止需经淋巴管进入的一些微生物。

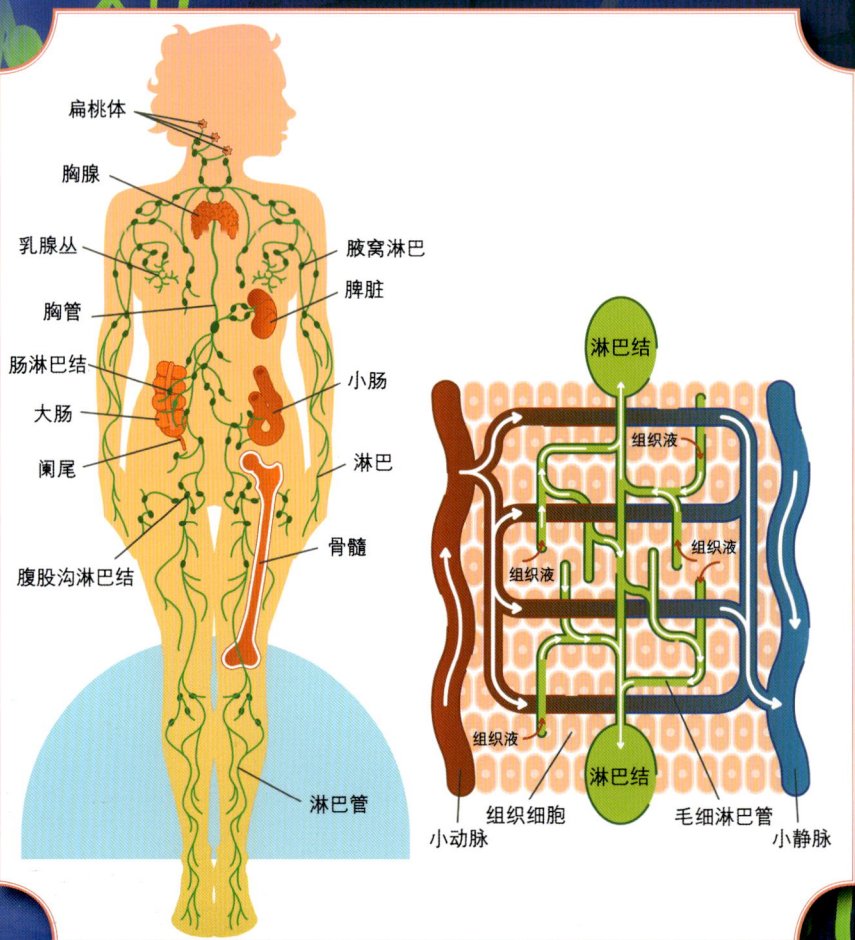

扁桃体
胸腺
乳腺丛
胸管
肠淋巴结
大肠
阑尾
腹股沟淋巴结

腋窝淋巴
脾脏
小肠
淋巴
骨髓
淋巴管

淋巴结
组织液
组织液
组织液
组织液
淋巴结
小动脉　组织细胞　毛细淋巴管　小静脉

我是你身体里淋巴流通的管道，能够帮助你收集身体的淋巴，维持你正常的生理功能呢！

淋巴干

淋巴管在经过一系列淋巴结群后，汇合成为一个较大的淋巴管道，即淋巴干。人体共有9条淋巴干，每一条淋巴干都可以根据所在位置和能力，收集到一定范围内的淋巴。

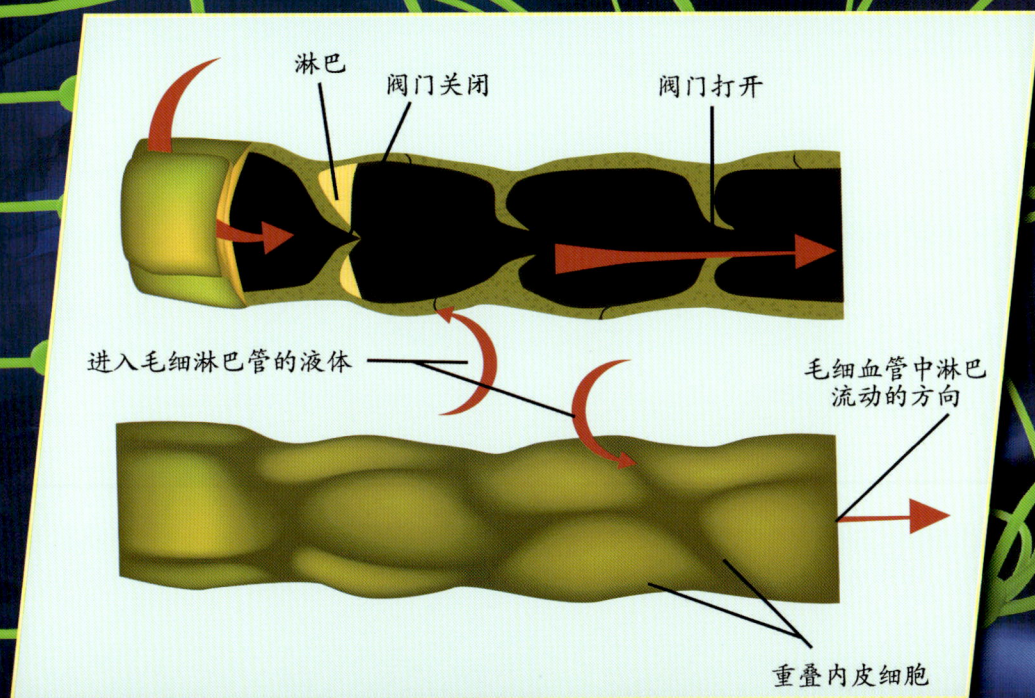

淋巴   阀门关闭   阀门打开

进入毛细淋巴管的液体

毛细血管中淋巴流动的方向

重叠内皮细胞

淋巴管

淋巴管由毛细淋巴管汇合而成，分为浅、深淋巴管两组。浅淋巴管在浅筋膜内，伴行于浅静脉；深淋巴管在深面，多伴行于深部的血管、神经等。

淋巴液

淋巴液又叫淋巴，是一种无色透明的液体，由部分组织液形成，含有淋巴细胞。淋巴液部分进入静脉系统，直接参与血液循环，同时因分布在人体各个部位，对于人体的整体免疫系统也有重要作用。

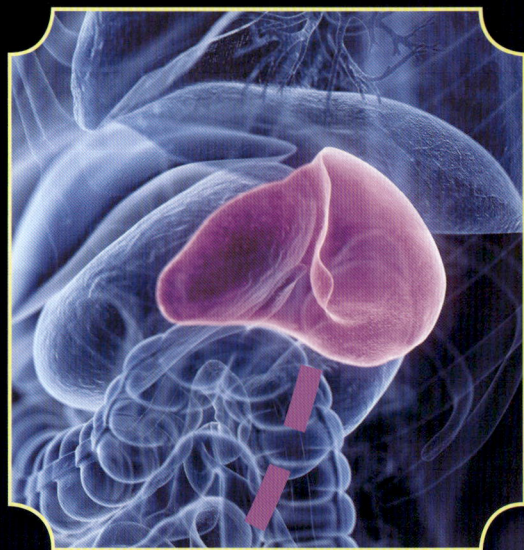

淋巴导管

　　淋巴导管有两条，包括右淋巴导管和胸导管。它们都是由9条淋巴干最后汇合形成的更为粗大的淋巴管道。

脾脏

　　脾脏作为人体中最大的淋巴器官，位于左上腹部，胃的后方、横膈膜的下方。

　　脾脏的主要作用是过滤和储存血液。脾的质地非常脆，一旦受到强大外力很容易因破裂导致大出血，出血严重者会死亡。

淋巴器官

　　淋巴器官包括淋巴结、扁桃体、脾和胸腺四个部分。其中淋巴结沿血管聚集分布；脾位于腹腔的左上方，是体内最大的淋巴器官；胸腺位于胸骨柄后方，分左右两叶。

趣味小链接

我们在日常生活中经常会看到有些人下巴处有两个比较夸张的肿块，这是为什么呢？原来啊，这是当病毒入侵人体时，与分布在下颌部血管中的淋巴相遇而导致淋巴发生了感染，然后迅速发生肿大，感觉就像橘子瓣贴在上面。但是不要担心，病毒慢慢消退后，身体就会恢复正常了。

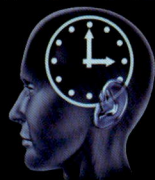

我很脆弱，如果我受到剧烈击打，你会非常疼痛，甚至失去生命啊！

生命周期

人的成长有四个主要阶段，每个阶段都有鲜明的特点。每个生长阶段心理和生理都有很大的变化，任何人的一生都不能脱离这四个阶段。

儿童期

儿童期通常指的是1至10岁这一时期，儿童在这一时期不断地生长发育，身体各部分所占的比例也在不断发生变化。婴儿时期时，婴儿的头占身体的比例是最大的。但到了儿童期，四肢的发育变快，四肢变得更长了，头与身体比起来便显得小了。这一时期，大脑内部发育很快，建立起了更多新的联系。儿童在这一时期会获得很多新的技巧，如学会说话、读书、写字，还学会走路、奔跑、骑自行车等。

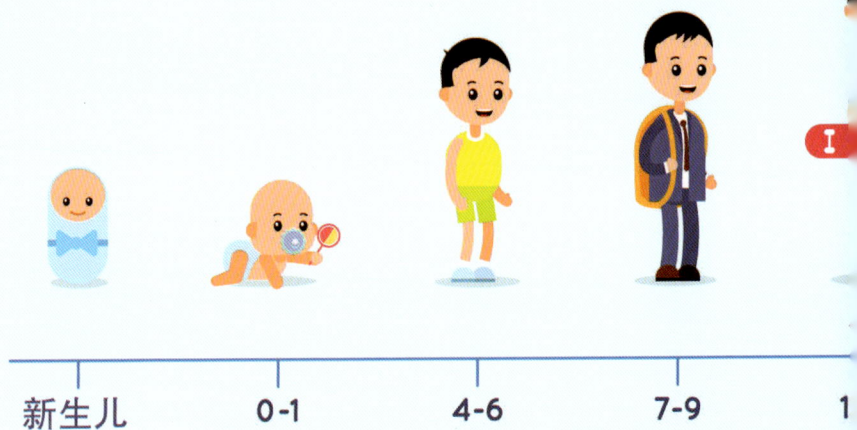

新生儿　　0-1　　4-6　　7-9　　1

青春期

青春期指的是十几岁开始到成年这一时期。青春期是人的身体生长发育非常迅速的时期，体型开始发生变化，生殖系统也慢慢发育成熟。不仅是身体上，青春期的一个大的变化还表现在心理的发育和行为的改变上。青少年开始慢慢摆脱父母的束缚，对父母的帮助要求更少了，凡事喜欢自己拿主意，自己去做。

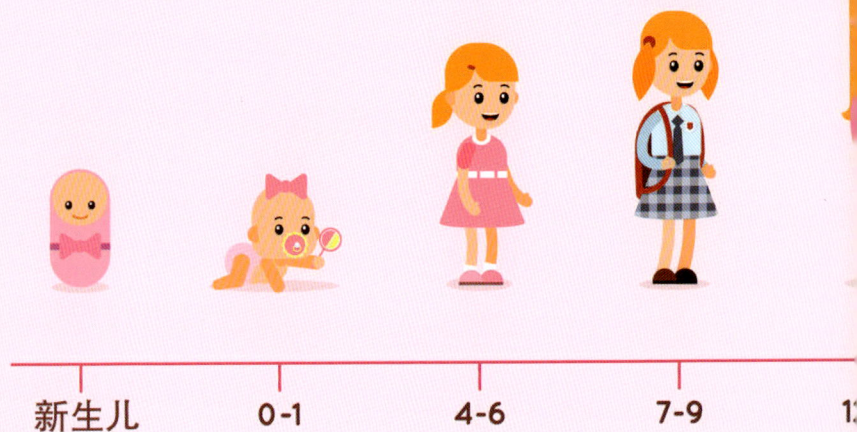

新生儿　　0-1　　4-6　　7-9　　1

成年期

在我们的一生中，我们的身体一直在发生着变化。人过了青少年时期，继而成为成年人。成熟的女人和男人结婚生子，又会生育属于自己的孩子。成年期，一般指个体从24、25岁起到60岁的时期。成年期身心发展变化的特点是比较平稳，这一时期相当于生理学上的成熟期。成年期是先前各阶段发展结果集中表现的时期，也直接影响到老年期的心理。

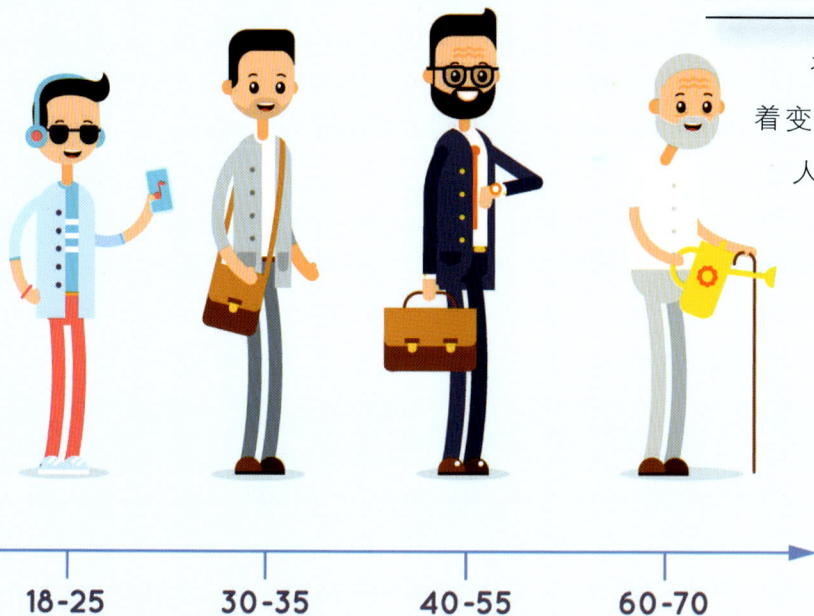

18-25　30-35　40-55　60-70

老年期

人总会步入老年期。随着年龄的增长，身体的自我修复和衰老细胞的更新开始需要更长的时间，这就是衰老的开始。衰老现象在60岁以后会变得非常明显。头发越来越白，越来越稀疏；皮肤不再光滑润泽，开始起皱；视力开始减弱，听力也开始衰退；肌肉不再那么有力，关节也不再灵活，骨质开始疏松，骨头变脆了，容易发生骨折。不过，在成年期如果有良好的膳食，有规律地进行运动，就可以大大降低老化的速度。

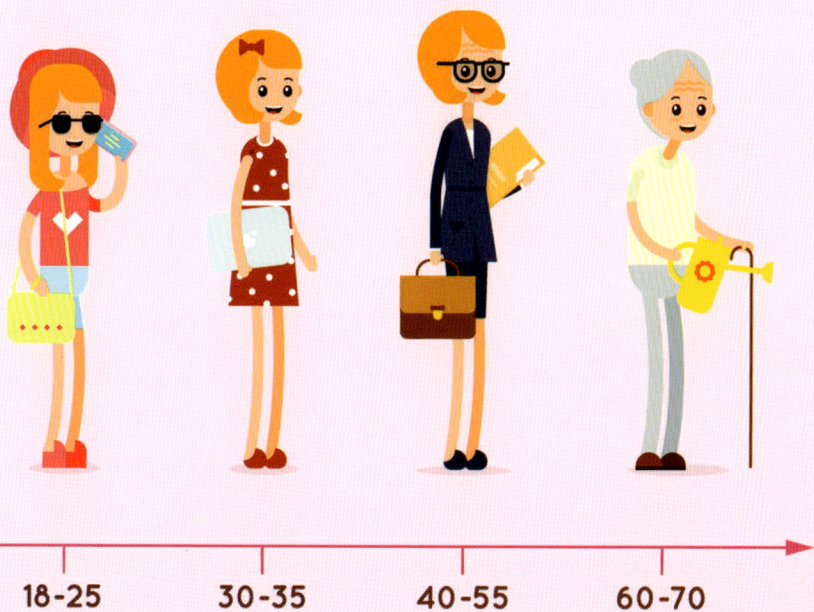

18-25　30-35　40-55　60-70

衰老

从生物学的角度讲，衰老是一个极为复杂的自然现象，同时也是一种必然的结果。随着时间的推移，生物开始表现出结构和机能上的衰退，各方面的适应性和抵抗力都有所下降。

人体器官和身体部位的衰老时间

对镜子中那个可以看到的自己，我们会比较了解，而对那些看不到的、一生都在默默工作的"零件"却不一定熟悉。其实在我们还年轻的时候，很多零件就开始变老了，让我们一起来了解一下它们的衰老时间吧。

人体各部分器官和组织衰老的开始时间并不相同，甚至相差很大。大脑和肺的衰老在20岁时就已经开始，皮肤的衰老是在25岁，头发、肌肉的衰老则在30岁，骨骼的衰老在35岁，牙齿、眼睛、心脏则是在40岁开始衰老，肾、肠和肝脏的衰老分别在50岁、55岁和70岁。

外表变化

大多数人在年老后，身体的脂肪比例会大幅增加，可增加30%以上。脂肪在体内的分布也在发生改变，皮下脂肪开始减少，腹部的脂肪却在增加。这样的结果就是皮肤变得更薄了，出现皱纹，变得更加脆弱，体型也开始发生变化。

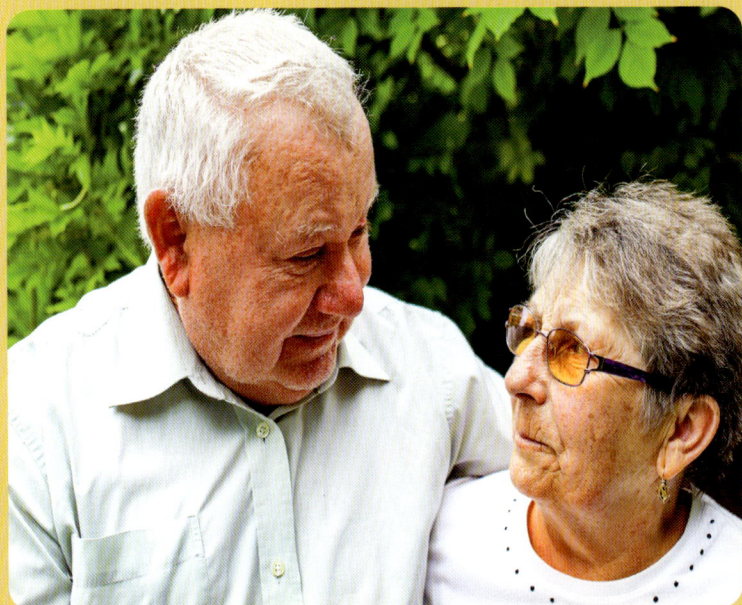

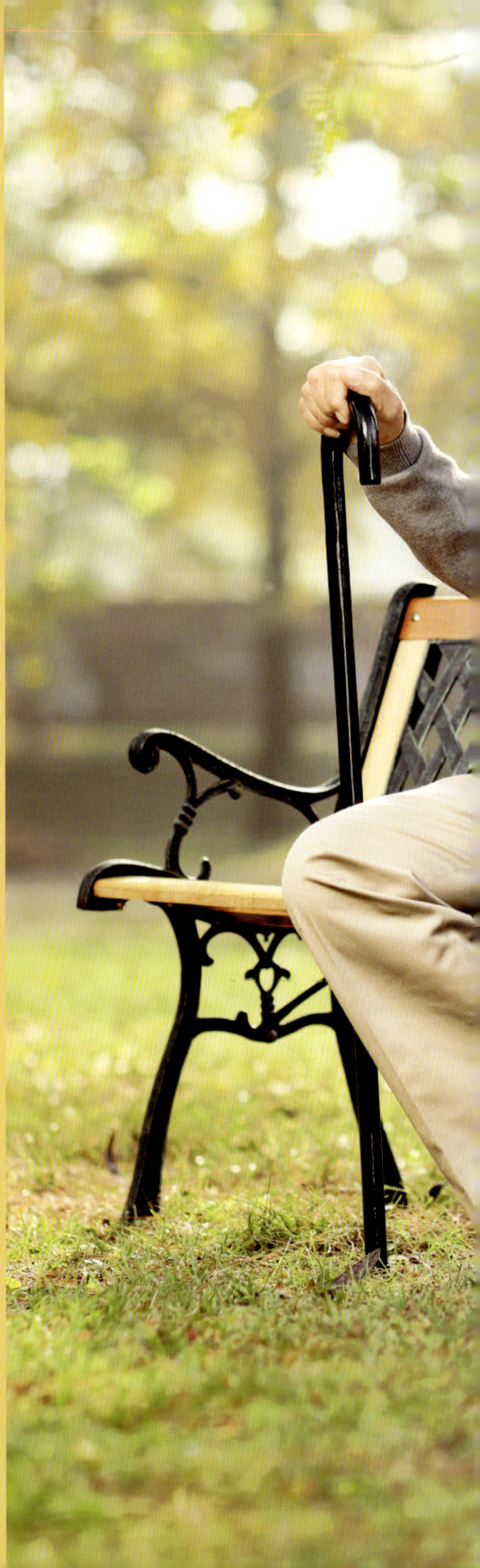

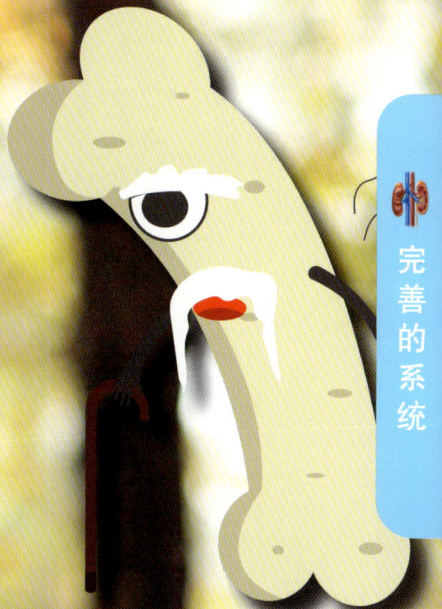
延缓衰老

衰老虽然是成长的必然结果，但健
康的生活方式可以延缓衰老。比如，不
吸烟，或者在任何年龄停止吸烟，
哪怕你已经80岁了，都是有助于
改善肺功能的，可以减少肺癌
的发生概率。不管在什么年
龄，适度的负重锻炼都可以
维持肌肉和骨骼的力量。

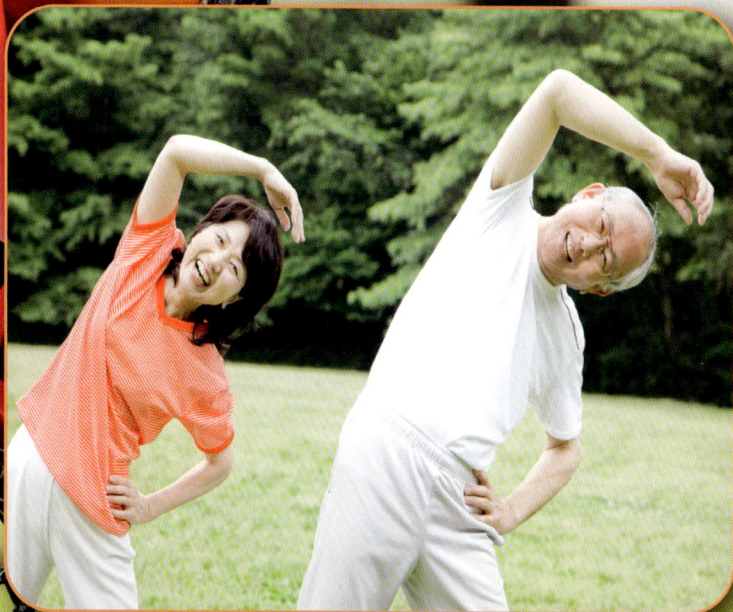

趣味小链接

有哪些我们不在意的行为加速了衰老？哪些已经
发生的变化属于自然衰老的结果呢？的确，我们很难
精准地对此做出具体而翔实的回答。但是经常久坐不
运动，经常偏于对一种食物的摄取，有吸烟、酗酒和
熬夜的习惯，比起自然而然的衰老所要损耗身体器官
的程度大得多。那些在空气污染环境中工
作和生活的人，那些在噪声环境中工作
的人，他们的肺部、肝部明显受损，听
力也会因为噪声有所下降。

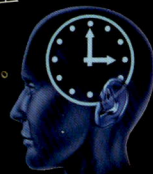

索引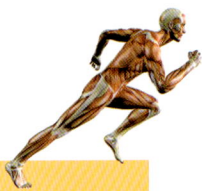

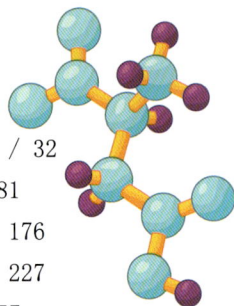

儿童人体百科全书

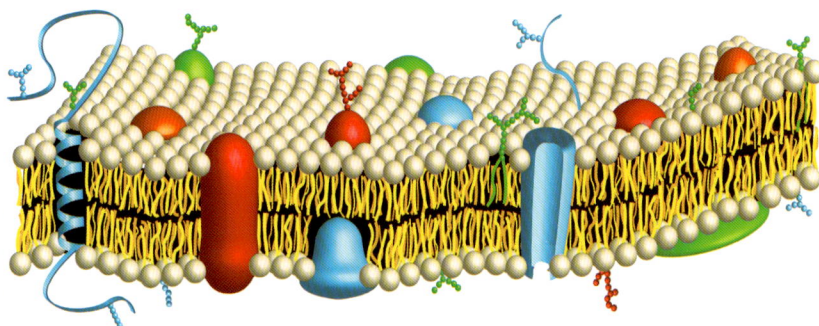

索引

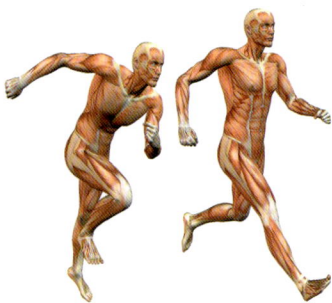

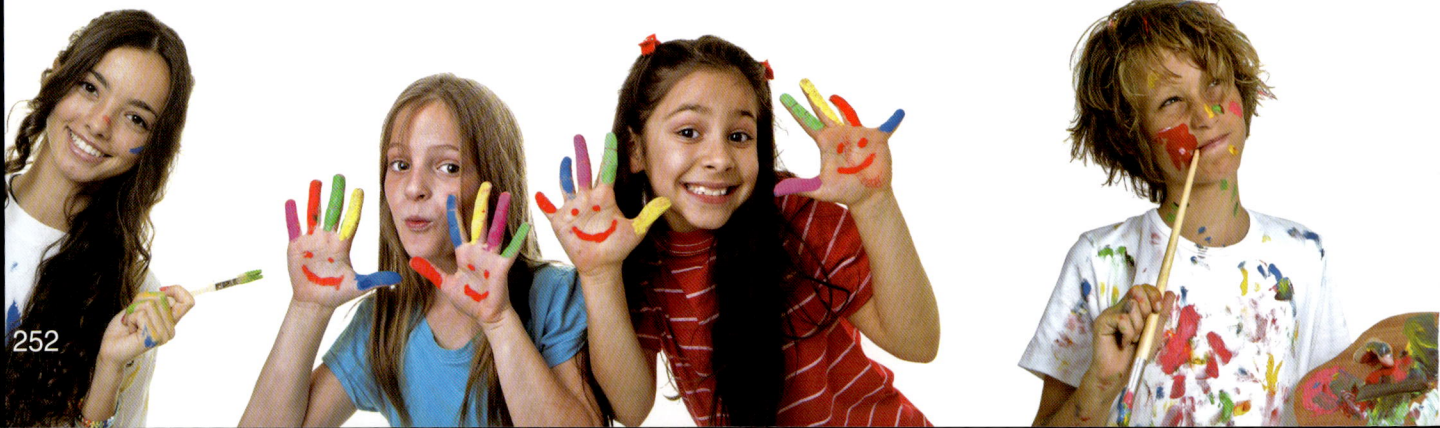

儿童人体百科全书